临床药物学基础与临床应用

郭英雪 等 主编

江西科学技术出版社

江西·南昌

图书在版编目（CIP）数据

临床药物学基础与临床应用 / 郭英雪等主编 .-- 南
昌：江西科学技术出版社，2019.11（2024.1 重印）
ISBN 978-7-5390-7073-5

Ⅰ . ①临… Ⅱ . ①郭… Ⅲ . ①临床药学 Ⅳ . ① R97

中国版本图书馆 CIP 数据核字 (2019) 第 264592 号

选题序号：ZK2019286

责任编辑：宋　涛　周楚倩

临床药物学基础与临床应用
LINCHUANG YAOWUXUE JICHU YU LINCHUANG YINGYONG

郭英雪　等　主编

出版发行	江西科学技术出版社	
社　　址	南昌市蓼洲街 2 号附 1 号	
	邮编：330009　　电话：（0791）86623491　　86639342（传真）	
经　　销	全国新华书店	
印　　刷	三河市华东印刷有限公司	
开　　本	880mm×1230mm　　1/16	
字　　数	348 千字	
印　　张	10.75	
版　　次	2019 年 11 月第 1 版　　2024年 1 月第1版第 2 次印刷	
书　　号	ISBN 978-7-5390-7073-5	
定　　价	88.00 元	

赣版权登字：-03-2019-412

获取临床医生的在线小助手

开拓医生视野
提升医学素养

微信扫码

📋 **临床科研** >	介绍医学科研经验，提供专业理论。	
🧬 **医学前沿** >	生物医学前沿知识，指明发展方向。	
📋 **临床资讯** >	整合临床医学资讯，展示医学动态。	
✍ **临床笔记** >	记录读者学习感悟，助力职业成长。	
💬 **医学交流圈** >	在线交流读书心得，精进提升自我。	

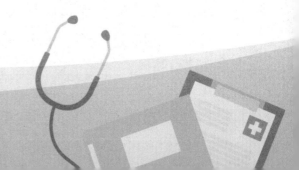

前　言

　　药物是防治疾病的主要武器，在现代医疗中占有重要的地位。由于科学技术的迅速发展，新药和新制剂不断出现，尤其在近年来更是以惊人的速度发展，许多新药被批准临床应用。与此同时，也有相当多的药物经临床应用因性能不佳而被淘汰，药物库处在不断的更新之中。为了适应医药领域的飞速发展，方便广大医药人员应用于临床，我们参阅了大量的国内外最新、最权威的文献资料，特编撰了此书。

　　本书首先介绍了绪论、药物代谢动力学、药物效应动力学等基础内容，然后详细介绍了传出神经系统药物、自主神经系统药物、神经系统其他药物、心血管系统药物、抗心律失常药物、呼吸系统用药、消化系统用药、抗菌药等常用药物。

　　本书内容新颖，简明扼要，实用性强，力求达到科学性、先进性、系统性、思想性和实用性的原则。坚持理论"必需、够用"的同时，还深入浅出地讲解各类疾病的发生和发展机理，有效整合药学与医学知识，对各个章节进行了有效融合。不仅适用于药学专业教学参考之用，而且亦可作为临床医师、药学专业技术人员的参考书。

　　由于参编人数较多，文笔不尽一致，加上篇幅和编者水平有限，书中难免会存在错误，殷切希望读者予以批评指正，也欢迎读者在使用本书的过程中提出宝贵的意见和建议，以便再版时修订。

编　者
2019 年 11 月

目 录

第一章 绪论 1

第一节 药理学概论 1

第二节 药理学发展简史 1

第三节 临床药理学 2

第四节 药理学的基本概念 4

第二章 药物代谢动力学 8

第一节 机体对药物的作用 8

第二节 药物的速率过程 11

第三章 药物效应动力学 13

第一节 药物对机体的作用效应 13

第二节 受体与药物效应 20

第三节 药效动力学研究方法及新动向 26

第四章 传出神经系统药物 30

第一节 传出神经系统概述 30

第二节 传出神经系统的递质 31

第三节 传出神经系统的受体与效应 32

第四节 传出神经系统药物的作用 33

第五章 自主神经系统药物 35

第一节 拟胆碱药 35

第二节 抗胆碱药 41

第三节 拟肾上腺素药 48

第四节 α、β 受体阻断药 49

第五节 α 受体阻断药 53

第六节 β 受体阻断药 58

第六章 神经系统其他药物 72

第一节 中枢兴奋药 72

第二节 镇痛药 76

第三节 解热、镇痛抗炎药 92

第七章 心血管系统药物 109

第一节 强心药 109

第二节 抗心律失常药 112

第三节 降血压药 116

第四节 抗心绞痛药 123

第五节 调节血脂药 130

第六节　抗动脉粥样硬化药 132

第八章　抗心律失常药物 135
　　第一节　心律失常的发病机制 135
　　第二节　抗心律失常药的分类及基本作用 135
　　第三节　抗心律失常药物 135

第九章　呼吸系统用药 139
　　第一节　呼吸系统疾病常见症状 139
　　第二节　镇咳药 139
　　第三节　祛痰药 140
　　第四节　平喘药 141

第十章　消化系统用药 144
　　第一节　消化系统疾病常见症状 144
　　第二节　抗消化性溃疡药 145
　　第三节　消化功能调节药 147

第十一章　抗菌药 151
　　第一节　抗生素概述 151
　　第二节　β-内酰胺类抗生素 153
　　第三节　大环内酯类抗生素 158
　　第四节　氨基糖苷类抗生素 159
　　第五节　四环素类与氯霉素抗生素 161
　　第六节　其他抗生素 162
　　第七节　合成抗生素 164

参考文献 167

第一章

绪论

第一节　药理学概论

一、基本概念

药物是指用来防治和诊断疾病的物质。从理论上说，凡是能影响机体器官生理功能及（或）细胞代谢活动的化学物质都属于药物的范畴。

药理学（Pharmacology）是一门为临床合理用药防治疾病提供基本理论的医学基础学科，研究的是药物与机体（包括病原体）相互作用的规律，以及在使用化学物质治疗疾病时对机体机能造成的影响。

药理学一方面研究在药物影响下机体功能如何发生变化，另一方面研究药物在体内的作用过程，前者称为药物效应动力学（Pharmacodynamics，简称"药效学"），后者称为"药物代谢动力学"（Pharmacokinetics，简称"药动学"）。

药理学是以生理学、生化学、病理学等为基础，为指导临床各科合理用药提供理论基础的桥梁学科，它与药物化学、药剂学、制药学等学科有着明显的区别。药理学经常将毒物作为研究对象，因此要注意将毒物学（Toxicology）与药理学区别开来，药理学指的是药物在医药治疗方面的应用。

二、研究内容

药理学是基础医学与临床医学、医学与药学之间的桥梁学科，人们在药理学科学的理论指导下进行临床实践，同时又在实验研究的基础上丰富药理学理论。

药理学的研究内容包括药效学和药动学，前者研究药物对机体的作用，包括药物的作用和效应、作用机制及临床应用等；后者研究药物在机体的作用下所发生的变化及其规律，包括药物在体内的吸收、分布、代谢和排泄过程，特别是血药浓度随时间变化的规律、影响药物疗效的因素等。

三、研究任务

药理学的学科任务是为了阐明药物作用机制、改善药物质量、提高药物疗效、开发新药和发现药物新用途，并为探索细胞生理、生化及病理过程提供实验资料。

其具体三大研究任务为：第一，药理学是医学院校学生必修的一门课，指导临床用药。第二，评价药物疗效以及在经济方面有些什么不同。第三，药理学是生命科学的重要组成部分，这其中包括两个方面：一方面是指药物研究通常除了指导临床用药，还对学术发展有极大的推动作用；另一方面是指药物研究本身就是生命科学的一个重要部分。

第二节　药理学发展简史

一、传统本草学阶段

远古时代，人们为了生存，从生活经验中得知某些天然物质可以治疗疾病与伤痛，这是药物的始源。

这些有用的实践经验流传至今，例如饮酒止痛、大黄导泻、楝实祛虫、柳皮退热等。民间医药实践经验累积集成书籍，这在我国及埃及、希腊、印度等国均有记载，例如在公元1世纪前后我国的《神农本草经》（记载药物365种）及埃及的《埃伯斯医药籍》（Ebers' Papyrus）等。

唐代的《新修本草》是我国的第一部药典，收载药物884种。明朝李时珍的《本草纲目》（1596）在药物发展史上有着巨大贡献，是我国传统医学的经典著作，全书共52卷，约190万字，收记载药物1892种，插图1 160帧，药方11 000余条，是现今研究中药的必读书，在国际上有7种文字译本流传，全世界广为传播，在世界药物发展史上留下了光辉一页。

二、近代药理学阶段

在欧洲文艺复兴时期（14世纪）后，人们的思维开始摆脱宗教束缚，认为事各有因，只要客观观察都可以认识。瑞士医生帕拉塞尔苏斯（Paracelsus）（1493-1541）批判了古希腊医生盖仑（Galen）恶病质唯心学说，结束了医学史上1 500余年的黑暗时代。后来英国解剖学家哈维（W. Harvey）（1578-1657）发现了血液循环，开创了实验药理学新纪元。意大利生理学家冯塔娜（F. Fontana）（1720-1805）通过动物实验对千余种药物进行了毒性测试，得出了天然药物都有其活性成分，选择作用于机体某个部位而引起典型反应的客观结论。这一结论后来为德国化学家苏特尔（F. W. Serturner）（1783-1841）首先从罂粟中分离提纯吗啡中所证实。18世纪后期，英国工业革命不仅促进了工业生产，也带动了自然科学的发展。其中有机化学的发展为药理学提供了物质基础，从植物中不断提纯其活性成分，得到纯度较高的药物，如依米丁、奎宁、士的宁、可卡因等。之后还开始了人工合成新药，如德国微生物学家P . Ehrlich从近千种有机砷化合物中筛选出治疗梅毒有效的新胂凡纳明。

三、现代药理学阶段

药理学作为一门学科的发展始于德国的布海姆（R. Buchheim）（1820-1879），他建立了第一个药理实验室，写出第一本药理学教科书，也是世界上第一位药理学教授。其学生斯米德伯格（O. Schmiedeberg）（1838-1921）继续发展了实验药理学，开始研究药物的作用部位，被称为器官药理学。受体原是英国生理学家兰利（J.N. Langley）（1852-1925）提出的药物作用学说，现已被证实是许多特异性药物作用的关键机制。此后，药理学得到飞跃发展，第二次世界大战结束后出现了许多前所未有的药理新领域及新药，如抗生素、抗癌药、抗精神病药、抗高血压药、抗组胺药、抗肾上腺素药等。近年来，药动学的发展使临床用药从单凭经验发展为科学计算，并促进了生物药学（Biopharmaceutics）的发展。药效学方面逐渐向微观世界深入，阐明了许多药物作用的分子机制，也促进了分子生物学本身的发展。展望今后，药理学将针对疾病的根本原因，发展病因特异性药物治疗，届时将能进一步受到药到病除的效果。

第三节 临床药理学

临床药理学是研究药物与人体相互作用规律的一门学科，是在20世纪60年代新崛起的学科，学科间相互渗透的特点尤为突出。在早期，临床药理学被简单地视为"用人体做试验"，如我国封建社会就有"君有病饮药臣先尝之"的记载。

不同于基础药理学研究，临床药理学的研究是在人体内进行的。种属差异，如人种间的差异，以及人与动物间的差异，使得临床药理学不支持将一种通过动物实验的药物直接推广进入到临床，如麻黄碱的扩瞳作用对于白种人较强，黄种人次之，黑种人则几乎没有作用。层出不穷的药品安全事件，使得临床药理学研究受到世界各国的关注，同时也确立了它在新药研究中的重要位置。

一、临床药理学与新药开发

新药是指化学结构、药品组分或药理作用不同于现有药品的药物。我国的《药品注册管理办法》规定，化学药品新药是指"未曾在中国境内上市销售的药品""改变给药途径且尚未在国内外上市销售的药品"等。新药的研究与开发是一项科技含量高、投资多、周期长、风险大、效益高的系统工程。不断发现和提供安全、高效、适应疾病谱及质量可控的新药，对于保护人民健康、发展国民经济具有重要的意义。新药从发现到生产直至临床应用，一般要经历创新阶段和开发阶段：在创新阶段要制定合成或分离提纯产物的有效成分，并在病理模型上进行筛选，从而发现有开发价值的化合物，即先导化合物；再研究先导化合物的构效关系，按国家关于新药审批办法的有关规定进行工艺学研究、制剂研究、质量控制、药效学评价、安全性评价、临床药理研究等。

药物科学的发展为新药开发提供了理论基础和技术条件，市场经济竞争也促进了新药快速发展。美国食品与药物管理局（FDA）近十年来每年批准上市的新药都在20种以上。我国近年来引进新药品种很多，但需要加快创新。临床有效的药物都具有相应的药理效应，但具有肯定药理效应的药物却不一定都是临床有效的药物。例如，抗高血压药都能降低血压，但降压药并不都是抗高血压药，更不一定是能减少并发症、延长寿命的好药。因此，新药开发研究必须有一个逐步选择与淘汰的过程。为了确保药物对病人的疗效和安全，新药开发不仅需要可靠的科学实验结果，各国政府还对新药生产上市的审批与管理制定了法规，对人民健康及工商业经济权益予以法律保障。

新药来源包括天然产物、半合成及全合成化学物质。过去选药主要方法是依靠实践经验，现在可以根据有效药物的植物分类学找寻近亲品种进行筛选或从有效药物化学结构与药理活性关系推断，定向合成系列产品，然后进行药理筛选。近年来对于机体内在抗病物质（蛋白成分）利用脱氧核糖核酸（DNA）基因重组技术，即将DNA的特异基因区段分离并植入能够迅速生长的细菌或酵母细胞，以获得大量所需的蛋白药物。此外，还可对现有药物进行化学结构改造（半合成）或改变剂型，也可获得疗效更好、毒性更小或应用更方便的药物。

新药研究过程大致可分为两个阶段：

（1）临床前研究 这一研究阶段包括用动物进行的系统药理研究及急慢性毒性观察。对于具有选择性药理效应的药物，在进行临床试验前还需要测定该药物在动物体内的吸收、分布及消除过程，以及要弄清新药的作用谱和可能发生的毒性反应。在经过药物管理部门的初步审批后才能进行临床试验，目的在于保证用药安全、有效、可控，临床前药理研究是整个新药评价系统工程中不可逾越的桥梁阶段，其所获结论对新药从实验研究过渡到临床应用具有重要价值。

（2）临床研究 临床研究一般分为四期：Ⅰ期临床试验是在20～30例正常成年志愿者身上进行的初步药理学及人体安全性试验，是新药人体试验的起始阶段，为后续研究提供科学依据；Ⅱ期临床试验为随机双盲对照试验，观察病例不少于100例，对新药的有效性、安全性做出初步评价，并推荐临床用量；Ⅲ期临床试验是在新药批准上市前进行的多中心临床试验，观察例数不少于300例，对新药的有效性和安全性进行社会考察，新药通过该期临床试验后，方能被批准生产、上市；Ⅳ期临床试验是在药品上市后，在社会人群较大范围内（>2 000例）继续进行的药品安全性和有效性评价，在广泛长期使用的条件下考察远期疗效（包括无效病例）和不良反应，也称为售后调研，该期对最终确立新药的临床价值有重要意义。

二、临床药理学在新药评价中的主要任务

观察新药在人体内的代谢特征是临床药理学在新药评价中的主要任务，必须在国家有关机构审批后才能由设备先进的医院在有经验的临床药理学家指导下进行。近年来，数学、物理、化学和电子技术的广泛应用，使得药效学评价达到微观的程度，而气相色谱、高效液相色谱、放射免疫等技术的应用，解决了过去无法解决的药物微量分析问题。

有目的、有计划、有组织地在群体病人中评价某一药物的长期疗效和不良反应，是临床药理研究的一项经常性工作。如美国糖尿病研究组从1961年开始到1966年，参加协作的12所大学共征集1 027名患者来观察预防糖尿病发展过程中的血管并发症，结果发现服用甲苯磺丁脲组的病人发生心血管病死率明显高于其他用药组，于是于1969年停止使用甲苯磺丁脲。

三、中药药理学

中药药理学是以中医基本理论为指导，用药理学的方法研究中药对机体各种功能的影响及其作用原理的学科，重点研究与中医理论有关的现代科学研究中药的成果，通过研究和实验了解中药药理的概貌。中药药理学的研究目的，主要是使医务工作者在用药时进一步认识中药防病治病的作用原理，以及产生疗效的物质基础，是中药学范畴中一个重要的组成部分。

利用现代科学方法研究中药，已有80余载。20世纪20年代初，中国学者首先对麻黄的成分麻黄碱、伪麻黄碱和麻黄定碱进行了系统的化学及药理研究，由于发现它的特异药理作用，其论文报告不仅震动国内，也受到国外的极大重视，并引起世界学者对麻黄碱及其他中药研究的兴趣，使麻黄碱成为世界性的重要药物。由于当时社会动荡、战乱不断、设备简陋，从事研究的人员极少，故研究进展缓慢，成果不多，主要进行了一些单味药的研究，而且没有化学、药理与临床三者的协作。化学方面主要对延胡索、钩藤、麻黄、常山、防己等数10种药材进行研究；药理则主要对麻黄、黄连、常山、延胡索、仙鹤草等数十种药材进行了研究。新中国成立后，政府对中医中药的整理研究和发展十分重视，做出继承、发扬、整理、提高中医中药的重要批示，建立了从中央到地方各省市的中医中药研究机构和各级中医医院，使中药药理和临床研究进入了一个新的阶段，研究范围从单方发展到复方，研究课题从资源调查到生药鉴定、炮制、化学、药理直至临床，单味药品种之多及研究范围之广，诚属空前。对延胡索、粉防己、人参、黄连、葛根、川芎、丹参、三七、枳实、枳壳、灵芝、莪术、大黄、青蒿、青木香、益母草、天花粉等研究均较深入，还从抗微生物、抗寄生虫、抗肿瘤、解热、镇痛、强心、利尿、抗高血压、抗心律不齐等方面进行了大量的筛选。不但对传统中药研究较多，还研究了很多草药，如穿心莲、四季青、毛冬青、矮地茶、福寿草、满山红等，并已提供临床应用，大大丰富了药物品种。综括中草药药理研究，其中部分阐明了中医药理论（如活血化瘀、扶正培本等治则），搞清了某些中药的有效成分（如延胡索乙素、青蒿素、川芎嗪等），改良了某些剂型（如感冒冲剂），发现了某些药的新用途（如枳实、青皮、鹤草芽等）。但中药的成分是复杂的，作用也是多方面的，一个成分绝不能代表一味中药，某个作用也不能概括其全部功效，中药很多问题有待进一步研究。

第四节　药理学的基本概念

一、药物的基本作用

（一）药理作用与药理效应

1. 药物作用：指药物与机体细胞间的初始作用，是动因，是分子反应机制，有其特异性。

2. 药理效应：药物作用的结果，是机体反应的表现，对不同脏器有其选择性。其最基本的药理学效应包括兴奋和抑制。

3. 药理效应的选择性：即药理效应的专一性，是药物引起机体产生效应的范围，是药物分类的依据，又是临床用药时指导用药和拟定治疗剂量的依据。药物的选择性与药物本身的化学结构有关。

4. 药物作用的两重性：

①治疗作用。指药物所引起的符合用药目的的作用。

②不良反应。指那些不符合药物治疗目的并给患者带来痛苦或危害的反应。

（二）药物的治疗作用及其分类

凡符合用药目的或达到防治效果的作用称为"治疗作用"。按治疗目的分为：

①对因治疗。针对病因治疗称为对因治疗，也称治本。用药目的在于消除原发致病因子，彻底治愈疾病。

②对症治疗。用药物改善疾病症状，但不能消除病因，称为"对症治疗"，也称"治标"。用药目的在于改善症状。

（三）药物的不良反应

凡不符合药物治疗目的并给患者带来病痛或危害的反应称为"不良反应"。药物不良反应一般是可以预知的，且停药后可以自行恢复。

1. 副作用：药物在治疗剂量时出现的与治疗目的无关的作用，一般不严重，难以避免。

2. 毒性反应：用药剂量过大或用药时间过长，药物在体内蓄积过多引起的严重不良反应，一般比较严重，是可以预知和可避免的。药物毒性可分为：

①急性毒性。短期内过量用药而立即发生的毒性。

②慢性毒性。长期用药在体内蓄积而逐渐发生的毒性。致癌、致畸胎、致突变三致反应也属于慢性毒性范畴。

3. 后遗效应：指停药后血药浓度已降至阈浓度以下时残存的生物效应。

4. 停药反应：突然停药后原有疾病加剧，又称"反跳反应"。

5. 变态反应（过敏反应）：是药物引起的免疫病理反应。

6. 特异质反应：某些药物可使少数患者出现特异性的不良反应，是一种遗传性生化缺陷。

7. 继发反应：由于药物治疗作用引起的不良反应，又称"治疗矛盾"。

二、药物的量效关系

（一）剂量的概念

1. 最小有效量（阈剂量或阈浓度）：出现疗效所需的最小剂量。

2. 治疗量：指药物的常用量是临床常用的有效剂量范围，一般为介于最小有效量和极量之间的量。

3. 最小中毒量：超过极量，刚引起轻度中毒的量。

4. 半数致死量（LD_{50}）：引起半数动物死亡的剂量。

（二）量效关系及量效反应

1. 量反应

药理效应呈连续增减的量变，可用数或量的分级表示，如血压升降、平滑肌舒缩等。

（1）效价强度：药物达一定药理效应所需的剂量，反映药物与受体的亲和力，其值越小则强度越大。常用产生 50% 最大效应时的剂量来表示，称半数有效剂量（ED_{50}）。

（2）效能：药物达最大药理效应的能力（增加浓度或剂量而效应量不再继续上升），反映药物的内在活性。

2. 质反应

药理效应表现出反应性质的变化，只能用全或无、阳性或阴性表示，如死亡与生存、惊厥与不惊厥等。

（三）药物的时间–效应关系

药物的效应随时间而变化的过程称为"药物的时效关系"。药物的经时过程分为：潜伏期、持续期、残留期。

三、药物的构效关系

构效关系（SAR）是指药物的结构与药理活性或毒性之间的关系，实验证明，化学结构相似的药物与相同的靶点可通过分子间的相互作用而结合，引起相似或相反的效应。药物与靶点之间相互作用存在必需的基本结构，如逐渐改变其骨架长短、侧链基团、立体异构或几何异构等，均可能影响药物的药效学和药动学性质，进而影响药效乃至毒性。因此，构效关系是药理学的重要概念，对于深入认识药物的作用机制以比较同类新、老药物的结构及效应的发展趋势，对于新药研制以定向设计药物结构，对于从本质上学习、掌握药物作用和指导临床合理用药，都有重要意义。

构效关系的阐明始于磺胺药的发现和后续研究工作。为了定向研制更好的药物，大量的磺胺结构类似物被合成和进行对比实验，从而认识到分子结构与药理活性之间的关系存在内在规律性，人们开始对药物的构效关系有了初步的认识。随后，构效关系的研究经发展为统计回归分析的定量结构活性关系（QSAR）研究，目前已应用高性能计算机辅助进行三维定量结构活性关系（3DQSAR）研究，即所谓的计算机辅助药物设计，极大地提高了药物研发的效率。随着对受体结构信息和药物三维结构认识的不断深入，分析药物分子三维结构与受体作用的相互关系，将更加深入地揭示药物与受体相互作用的机制。

四、药物安全性评价

1. 治疗指数：半数致死量和半数有效量的比值即 LD_{50}/FD_{50}，比值越大相对安全性越大，反之越小。该指标的药物效应及毒性反应性质不明确，这一安全指标并不可靠。

2. 安全范围：$ED_{95} - LD_5$ 之间的距离（ED_{95} 表示 95% 有效量；LD_5 表示 5% 致死量），其值越大越安全。药物的安全性与药物剂量（或浓度）有关。

3. 安全指数：5% 致死量与 95% 有效量的比值，即 LD_5/ED_{95}。

4. 安全界限：1% 致死量减去 99% 有效量的差与 99% 有效量的比值，即（LD_1-ED_{99}）$/ED_{99} \times 100\%$。

五、药物的作用机制

药物可通过以下多方面产生药理效应：

1. 改变细胞周围环境的理化性质。

2. 补充机体所缺乏的各种物质。

3. 影响神经递质或激素。

4. 作用于特定靶点受体、酶、离子通道、载体、核酸、免疫系统和基因等。

5. 非特异性作用药物作用主要与其理化性质有关，而不依赖于化学结构，并无特异性作用机制。

6. 参与或干扰细胞代谢。

7. 影响生理物质的转运。

8. 基因治疗。

六、受体学说

（一）受体的概念和特征

受体为糖蛋白或脂蛋白，存在于细胞膜、胞浆或细胞核内，能识别周围环境中的某种微量化学物质，与药物相结合并能传递信息和引起效应的细胞成分。

受体的特征：①饱和性；②高灵敏度；③可逆性；④高亲和性；⑤多样性。

能与受体特异性结合的物质称为配体，分为内源性配体和外源性配体。

（二）受体的类型

根据受体蛋白结构、信息传导过程、效应性质、受体位置等特点，受体分为 4 类：

1. 离子通道受体。

2. G 蛋白偶联受体。

3. 酪氨酸激酶受体。

4. 细胞内受体。

（三）药物与受体的相互作用

根据药物的亲和力和内在活性，可将药物分为激动药与拮抗药。

1. 激动药

激动药能与受体结合并激动受体而产生相应的效应，与受体有亲和力和内在活性（α）。

（1）完全激动药：具有较强的亲和力和内在活性（α=1）。

（2）部分激动药：与受体有较强的亲和力和较弱的内在活性（α<1）。

2. 拮抗药

拮抗药能阻断受体活性的配体，与受体有较强的亲和力，但无内在活性（α=0）。

（1）竞争性拮抗药：能与激动药互相竞争同一受体，与受体可逆结合，量效曲线平行右移，斜率和高度（Emax）不变。

（2）非竞争性拮抗药：不与激动药互相竞争同一受体，或与受体不可逆结合，量效曲线右移，斜率降低，高度压低。

（四）药物与受体相互作用后的信号转导

细胞间的通信要通过细胞间的信息传递完成，即由信息细胞释放"第一信使"，经细胞外液影响和作用于其他信息接收细胞。"第一信使"并不直接参与细胞的物质和能量代谢，而是将信息传递给"第二信使"，进而调节细胞的生理活动和新陈代谢。

配体作用于受体后，可诱导产生一些细胞内的化学物质，作为细胞内信号的传递物质将信号进一步传递至下游的信号转导蛋白，故称之为"第二信使"。

现已确定的第二信使包括：环磷腺苷（cAMP）、环磷鸟苷（cGMP）、磷酸肌醇（IP3）、甘油二酯（DG）和钙离子。

七、药物代谢动力学

药物代谢动力学，简称为"药动学"，研究药物体内过程及体内药物浓度随时间变化的规律。药物在体内虽然不一定集中分布于靶器官，但在分布达到平衡后药理效应强弱与药物血浆浓度成比例。医生可以利用药动学规律科学地计算药物剂量以达到所需的血药浓度并掌握药效的强弱久暂，这样可以比单凭经验处方取得较好的临床疗效。

少数与正常代谢物相似的药物，如5-氟尿嘧啶、甲基多巴等，是靠细胞中的载体主动转运（active transport）而被吸收的，这一主动转运机制与药物在体内分布及肾排泄关系比较密切。易化扩散是靠载体顺浓度梯度跨膜转运的方式，如葡萄糖的吸收，吸收速度较快。固体药物不能被吸收，片剂、胶囊剂在胃肠道必须先崩解、溶解后才可能被吸收。

生物转化的第二步反应是结合。多数经过氧化反应的药物再经肝微粒体的葡萄糖醛酸转移酶作用与葡萄糖醛酸结合。有些药物还能和乙酰基、甘氨酸、硫酸等结合。这些结合反应都需要供体参加，例如二磷酸尿嘧啶是葡萄糖醛酸的供体。

第二章

药物代谢动力学

药物代谢动力学，简称"药动学"，是定量研究药物在生物体内吸收、分布、代谢和排泄规律，并运用数学方法阐述血药浓度随时间变化规律的一门学科。在创新药物研制过程中，药动学研究与药效学研究、毒理学研究处于同等重要的地位，已成为药物临床前研究和临床研究的重要组成部分。

第一节 机体对药物的作用

一、药物的吸收

药物的吸收（absorption）是指药物从体外或给药部位经过细胞膜屏蔽进入血液循环的过程。大多数药物采取简单扩散机制进入体内，其扩散速度与细胞膜的性质和面积、细胞膜两侧的浓度梯度以及药物自身的性质有关，相对分子量小（≤ 200D）、脂溶性大（油水分布系数大）、极性小（不易离子化）的药物较易通过。

非离子型药物可自由穿透细胞膜，而离子型药物被限制在细胞膜的一侧，这种现象称为"离子障（ion trapping）"。以弱酸性药物为例，其在胃液的酸性环境中大多以非离子型状态存在，容易被胃液吸收，而弱碱性药物在胃液中大多以离子型状态存在，不易被吸收，少数与正常代谢物相似的药物，如5- 氟尿嘧啶、甲基多巴等，则是依赖细胞中的载体主动转运机制而被吸收的。

片剂和胶囊剂不能直接被机体吸收，必须在消化道中发生崩解并溶解后才能被吸收。

（一）胃肠道给药

口服给药（paros）是最常用的给药途径。小肠内 pH 接近中性，黏膜吸收面广，缓慢蠕动增加药物与黏膜接触机会，是主要吸收部位。药物吸收后通过静脉进入肝脏。有些药物首次通过肝脏可能就会发生转化，减少进入体循环量，而这种现象又被称为"首关消除（first pass elimination）"。因此，胃肠道给药途径不适用于容易被胃肠破坏的、对胃刺激大的、首关消除多的药物，也不适用于昏迷或婴儿等不能口服的患者。而在舌下（sublingual）和直肠（rectum）给药虽可避免首关消除，吸收也较迅速，但吸收不规则，较少应用。

（二）注射给药

静脉注射（intravenous）可使药物迅速而准确地进入体循环，没有吸收过程。肌肉注射（intramuscularim）及皮下注射（subcutaneous）也可使药物全部吸收，一般较口服药物的吸收快，其吸收速度取决于局部循环，局部热敷或按摩可加速吸收，在注射液中加入少量缩血管药可延长药物的局部作用。动脉注射（intraarterial）可将药物输送至该动脉分布部位，发挥局部疗效以减少全身反应，例如将溶纤药直接用导管注入冠状动脉以治疗心肌梗死。注射给药还可将药物注射至身体任何部位以发挥作用，如局部麻醉。此给药途径必须有医护人员跟进，如果计算剂量有误，过量注入将无法回收，严重时甚至有生命危险。

（三）呼吸道给药

肺泡表面积大（达 200 m²），与血液只隔肺泡上皮及毛细管内皮各一层，且血流量大，吸收极其迅速，适用于气体药物和挥发性药物（如全身麻醉药）。目前临床应用的气雾剂应严格控制所含液体或固体药物颗粒直径的大小，防止分散度过大或过细，造成滞留在咽喉或随气体排出，不能奏效。呼吸道给药，直径在 $5\mu m$ 左右的药物微粒在肺泡中迅速吸收，$2 \sim 5\mu m$ 直径以下的微粒可被呼出，$10\mu m$ 直径的微粒可在小支气管沉积。对于较大雾粒的喷雾剂，只能用于鼻咽部局部治疗，如抗菌、消炎、祛痰、通鼻塞等。

（四）经皮给药

除汗腺外，皮肤不透水，但脂溶性药物可以缓慢通透。因此，利用这一原理通过经皮给药以达到局部或全身药效。在近年来有很多促皮吸收剂加氮酮可与药物制成贴皮剂，如硝苯地平贴皮剂，可预防心绞痛发作，每日只可贴一次。

二、药物的分布

药物从血液循环通过多种生理屏障转运到各组织器官的过程称为药物分布（distribution）。多数药物在体内的分布都是不均匀的，存在着明显的选择性。其影响因素主要有以下两方面：

（一）药物与血浆蛋白的结合

药物进入循环后首先与血浆蛋白结合。其中，酸性药物多与清蛋白结合，碱性药物多与 α_1 酸性糖蛋白结合，还有少数药物与球蛋白结合。药物与血浆蛋白的结合是可逆性的，结合后会使得药理活性暂时消失，结合物分子变大不能通过毛细血管壁，暂时"储存"于血液中。

药理学书籍收载药物的血浆蛋白结合率，是指在常用剂量范围内对正常人测定的数值。其药物与血浆蛋白结合特异性低，而血浆蛋白结合点有限，两个药物可能竞争于同一蛋白结合而发生置换现象。如某药结合率达99%，当被另一种药置换而下降至1%时，则游离型（具有药理活性）药物浓度在理论上将增加100%，可能导致中毒。但一般药物在被置换过程中，游离型药物会加速被消除，以致血浆中游离型药物浓度难以持续增高。

（二）药物的理化性质和体液 pH

吸收的药物通过循环迅速向全身组织输送，首先向血流量大的器官分布，然后再向血流量小的组织转移，这种现象称为药物再分布（redistribution）。如硫喷妥钠先在血流量大的脑中发挥麻醉效应，然后向脂肪等组织转移，效应很快消失。经过一段时间后血药浓度趋向"稳定"，分布达到"平衡"，但各组织中药物并不均等，血浆药物浓度与组织内浓度也不相等。这是由于药物与组织蛋白亲和力不同所致。因此这种"平衡"称为假平衡（pseudoequilibrium），这时血浆药物浓度高低可以反映靶器官与药物结合量多少。药物在靶器官浓度决定药物效应的强弱，故测定血浆药物浓度可以估算药物效应强度。某些药物可以分布在脂肪、骨质等无生理活性组织而形成储库，或结合于毛发、指（趾）甲组织。药物的解离常数的负对数值 pK。及体液 pH 值是决定药物分布的另一因素，细胞内液 pH（约7.0）略低于细胞外液（约7.4），弱碱性药物在细胞内浓度略高，弱酸性药物在细胞外液浓度略高。根据这一原理，弱酸性药物苯巴比妥中毒时用碳酸氢钠碱化血液及尿液可使脑细胞中药物向血浆转移并加速自尿排泄，是重要救治措施之一。

三、药物的代谢

药物作为外来活性物质，机体首先要将之灭活，同时在自身体内也要将其消除。能大量吸收进入体内的药物多是极性低的脂溶性药物，在排泄过程中易被再吸收，不易消除。体内药物主要在肝脏发生生物转化（biotransformation）而失去药理活性，并转化为极性高的水溶性代谢物而利于排出体外。生物转化与排泄统称为消除（elimination）。

1. 代谢方式

生物转化分两步进行，第一步为氧化、还原或水解，第二步为结合。第一步反应使多数药物灭活，但少数例外反而活化，故生物转化不能称为解毒过程。第二步反应与体内物质结合后总是使药物活性降低或灭活，并使极性增加。各药物在体内转化过程不同，有的只经第一步转化，有的完全不变而自肾脏排出，有的经多步转化生成多个代谢产物。

2. 药物代谢酶（药酶）

肝脏微粒体的细胞色素 P－450 酶系是促进药物生物转化的主要酶系，故又简称"肝药酶"，现已分离出 70 余种。此酶系的基本作用是从辅酶Ⅱ及细胞色素 b5 获得两个 H^+，另外接受一个氧分子，其中一个氧原子使药物羟化，另一个氧原子与两个 H^+ 结合成水，没有相应的还原产物，故又名"单加氧酶"，能对数百种药物起反应（见图 2-1）。此酶系活性有限，在药物间容易发生竞争性抑制。但它又不稳定，个体差异大，易受药物的诱导或抑制。例如，苯巴比妥能促进光面肌浆网增生，其中 P－450 酶系活性增加，加速药物生物转化，这是其自身耐受性及与其他药物交叉耐受性的原因。西咪替丁抑制 P－450 酶系活性，可使其他药物效应敏化。该酶系统在缺氧条件下可对偶氮及芳香硝基化合物产生还原反应，生成氢基（见图 2-2）。微粒体内还存在水解酶及葡萄糖醛酸转移酶。

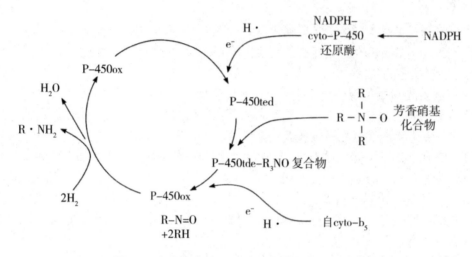

图 2-1　细胞色素 P-450 酶系对药物氧化过程示意图

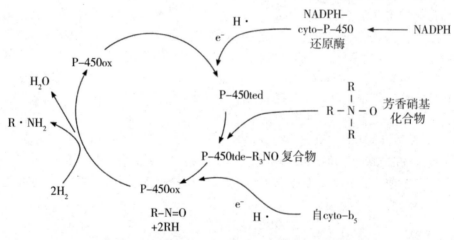

图 2-2　细胞色素 P-450 酶系对药物还原过程示意图

生物转化的第二步反应是结合。多数经过氧化反应的药物再经肝脏微粒体的葡萄糖醛酸转移酶作用与葡萄糖醛酸结合，有些药物还能和乙酰基、甘氨酸、硫酸等结合。这些结合反应都需要供体参加，例如，二磷酸尿嘧啶是葡萄糖醛酸的供体。

四、药物的排泄

药物在体内的最后过程是排泄（excretion），肾脏是主要排泄器官。游离的药物能通过肾小球过滤进入肾小管，随着原尿水分的回收，药物浓度上升，当超过血浆浓度时，那些极性低、脂溶性大的药物反向血浆扩散，排泄较少也较慢。只有那些经过生物转化后极性高、水溶性代谢物不被再吸收而顺利排出。有些药物在近曲小管由载体主动转运入肾小管，排泄较快。在近曲小管处有两个主动分泌通道，一是弱酸类通道，另一是弱碱类通道，分别由两类载体转运，同类药物间可能有竞争性抑制。例如，丙磺舒抑制青霉素主动分泌，使后者排泄减慢，药效延长并增强。碱化尿液使酸性药物在尿中离子化，酸化尿液使碱性药物在尿中离子化，利用离子障原理阻止药物再吸收，加速其排泄，这是药物中毒常用的解毒方法（图2-3）。

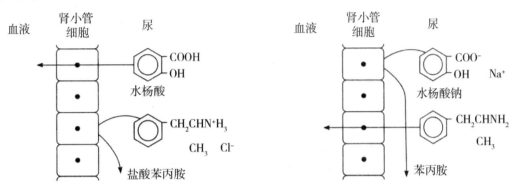

（a）酸性尿液对水杨酸（弱酸性）排泄　　　（b）碱性尿液对水杨酸钠（弱碱性）排泄

图2-3　尿液酸碱度对酸碱性药物的排泄情况

药物（如苯丙胺）在肾小管内再吸收的影响为药物可自胆汁排泄，原理与肾排泄相似，但不是药物排泄的主要途径。药物自胆汁排泄有酸性、碱性及中性3个主动排泄通道。有些药物在肝细胞与葡萄糖醛酸等结合后排入胆中，随胆汁到达小肠后被水解，游离药物被重吸收，称为"肝肠循环（hepatoenteral circulation）"。胆道引流患者，药物的血浆半衰期将显著缩短，如氯霉素、洋地黄等。乳汁pH略低于血浆，碱性药物可以从乳汁排泄，产妇服用碱性药物哺乳婴儿可能使婴儿受累。胃液酸度更高，某些生物碱（如吗啡等）注射给药也可向胃液扩散，洗胃是中毒治疗和诊断的措施。药物也可自唾液及汗液排泄。粪便中药物多数是口服未被吸收的药物。肺脏是某些挥发性药物的主要排泄通道，检测呼出气中的乙醇量是诊断酒后驾车的快速简便方法。

第二节　药物的速率过程

一、血药浓度变化过程

体内药量随时间而变化的过程是药动学研究的中心问题。药量与效应的关系（量效关系）将在药物效应动力学一章介绍。药量与效应的关系加入时间因素就引出时量关系（time-concentration relationship）与时效关系（time-response relationship）。大多数情况下，由于量效关系基本固定，在达到"平衡"后，这两条曲线平行。整体动物一次血管外给药的时量（时效）曲线见图2-4，如图所示，曲线升段主要是吸收过程（此时消除过程已经开始），曲线在峰值浓度（peak concentration，Cmax）时吸收速度与消除速度相等。从给药时间至峰值浓度时间称为"达峰时间（peak time，Tpeak）"，曲线降段主要是药物消除过程。血药浓度下降一半的时间称为消除半衰期（half-life time）。血药浓度超过有效浓度（低于中毒浓度）的时间称为"有效期（effective period）"。曲线下面积（area under the curve，AUC）与吸收入体循环的药量成比例，反映进入体循环药物的相对量。AUC是血药浓度（C）随时间（t）变化的积分值。剂量相等的A、B、C 3种制剂的生物利用度比较见图2-5。

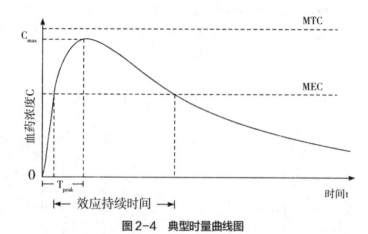

图 2-4 典型时量曲线图

MTC–最小中毒浓度；MEC–最小有效浓度

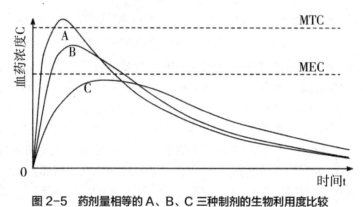

图 2-5 药剂量相等的 A、B、C 三种制剂的生物利用度比较

F（AUC）相等，但 Tpeak 和 Cmax 不等

二、药动学的基本概念

1. 药物消除半衰期：是血浆药物浓度下降一半所需要的时间。其长短可反映体内药物清除速度。

2. 清除率（clearance，CL）：是机体清除器官在单位时间内清除药物的血浆容积，即单位时间内有多少毫升的血浆中所含药物被机体清除。

3. 表观分布容积（apparent volume of distribution）：是当血浆和组织内药物分布达到平衡后，体内药物按此时的血浆药物浓度在体内分布时所需的体液容积。

4. 生物利用度（bioavailability）：是指经过肝脏首关消除过程后能被吸收进入体循环的药，即经任何给药途径给予一定剂量的药物后到达全身血液循环内药物的百分比。口服后测得的量效曲线，其 AUC 相等，但 Tpeak 和 Cmax 不等，吸收快的 Cmax 可能已超过最低中毒浓度，吸收慢的 Cmax 可能还在有效浓度以下。生物利用度是药物制剂质量的一个重要指标。

第三章

药物效应动力学

药物效应动力学（pharmacodynamics），又称"药效学"，是研究药物对机体的作用、作用原理及作用规律的一门分支学科。药效学研究主要探讨药物与机体的作用及机制，着重从基本规律方面讨论药物作用中具有共性的内容，以阐明药物防治疾病的原理及规律。研究药物效应的临床意义是明确药物对机体的药理作用特点及原理，研究影响药效的各种因素，选择最佳的用药方案，制定切合实用的药物联用组合，合理用药，发挥最佳疗效。对新药开发的意义在于通过其研究共同规律及机制，进行定性和定量的研究，从自然界及化学合成制备中获得更加有效、不良反应更少、成本更低的先导化合物，再经过后续一系列制剂制备，最终得到符合"三小五方便"（剂量小、毒性小、不良反应小；高效，速效，长效；服用方便，携带方便，生产方便，运输方便，储藏方便）的药物。

第一节　药物对机体的作用效应

药物是指用于治疗、预防和诊断疾病的化学物质。古代用药以动植物来源为主，其本质是化学物质。无论是来源于自然界的天然产物，还是采用人工合成修饰制备的药物，对机体均能产生一定的作用。

一、药物作用方式及特点

（一）药物作用基本概念及特点

药物作用（drug action）是指药物对机体各部位组织、器官的直接作用。药物效应（drug effect）或称"药理效应（pharmacological effect）"，是指药物初始作用后，引起机体组织器官生理形态、生化功能发生改变，是机体对药物作用的具体表现，是药物作用的反应结果。如临床眼科治疗青光眼常用的 M 胆碱受体激动剂毛果芸香碱，可兴奋眼睛虹膜中瞳孔括约肌（环状肌）的 M 胆碱受体，使括约肌收缩，进而引起瞳孔变小，虹膜周围前房角间隙变大，房水回流通畅，眼压下降。前者是药物作用，后者是药物效应，两者从不同角度描述药物—机体作用，一般可相互通用。

药理效应主要表现为机体器官原有形态、功能水平的改变。以机体器官功能改变为分类标准，其基本作用方式分为两种：功能水平升高称为兴奋（excitation）、激动（augmentation），功能水平降低称为抑制（depression）、麻痹（paralysis）。如强心苷可增强心肌收缩性，使心输出量增加，改善动脉系统缺血情况；又如巴比妥类药物可抑制中枢神经系统，用于镇静和催眠。药物对机体作用后，由过度兴奋转为衰竭（failure），则是一种特殊形式的抑制。

（二）药物作用途径及方式

药物通过与机体发生生理化学反应，体现其药物效应。药物进入机体的方式不同，发挥药物效应也不尽一致。常见给药途径（administration route）分为口服给药（oral）、静脉注射（intravenous injection）、肌内注射（intramuscular injection）、透皮吸收（penenated）、直肠吸收及其他直接吸入肺部的气雾剂、滴剂等。同一种药物采用不同的给药途径，其药理效果不同。如口服硫酸镁不易消化，可导致腹泻脱水；采用静脉注射可舒张血管收缩肌，使血管扩张，降低血压。不同药物采取合适的给药途径，可获得满意的治疗效果。如用于治疗糖尿病的胰岛素口服后无法经胃肠吸收，只能采用皮下注射方式产生药物作用。

根据药物作用部位不同，通过药物吸收进入血液循环系统，从而分布到相关部位、器官发生作用称为全身作用（general action）或系统作用（systemic action）。如静脉注射青霉素水溶液，可起到退热镇痛的效果。无须药物吸收，直接在用药部位发挥的作用称为"局部作用（local action）"，如大多数的中药贴膏剂型可直接缓解肌肉酸痛、关节疼痛，显示其药物效果。根据疾病生成原因进行药物治疗称为"对因治疗"，又称"治本"。如因缺少维生素 A 而导致的"夜盲症"，通过补充一定剂量的维生素 A 或维生素 A 制剂，即可治愈。对症治疗则是用药物改善疾病症状，使其病情缓解，症状减轻，但不能消除病因。一般来说，对因治疗与对症治疗相辅相成。但存紧急情况下，如在对危重患者的救治中，对症治疗优先于对因治疗，可稳定患者病情，阻止进一步恶化，为根除疾病争取宝贵时间。在中医药治疗原则中，"论证辨治"是对因治疗与对症治疗的结合。通过症状及其原因归结到某一类"证"，进一步仔细辨认其主要矛盾与影响因素，选择适合个体的药物进行治疗。

现代分子药理学从微观的角度解释药物效应，将药物作用看作是药物与其特定位点的结合，有的放矢，从分子机制上阐明药物的作用方式。近年来，这方面的研究发展十分迅速，一般认为药物作用靶点有酶、载体分子、离子通道、受体、免疫系统、相关基因及基因组等。有针对性地开发药物，可克服传统药物不良反应大、不良反应多的缺点，更具有选择性和特异性，极大地促进了新药研究，也提高了临床用药的目的性和有效性。

二、药物的构效关系、量效关系

药物本质是化合物，其理化性质与药物的药理作用密切相关。不同药物的化学结构决定了其药理效应，如官能团相同、结构相似的药物一般具有类似的药理效应，而同一化合物由于空间立体构象不同，则很可能是其药物效应完全不同。同时，药物效应也取决于药物的血药浓度，药物剂量与效果之间存在重要的关系。

（一）构效关系

药物小分子进入机体后，通过与相应的作用靶点结合发挥作用。构效关系是药物化学结构与其药物效应之间的关系。早期的构效关系研究以定性、直观的方式推测药物化学结构与药物作用结果的关系，从而推测靶活性位点的结构，设计新的活性物质结构。随着信息技术的发展，以计算机为辅助工具的三维模拟技术成为构效关系研究的主要手段，定量构效关系（QSAR）也成为合理药物设计的主要方法之一。

药效功能基团（functional group）理论认为，药物与靶点作用是靶点对药物的识别，继而结合并发挥药物作用，其功能基团是符合靶点对药物分子识别结合的主要立体空间化学分子结构要素——特定的基团或结构骨架。一般来说，具备功能基团的药物，就具备发挥特定药物效应特性的潜力，其具体效果可待进一步验证。早期的药物化学理论认为功能基团对于发挥药物效应是必要的，如苯二氮草类药物多为 1，4- 苯并二氮草衍生物，具有相同的母核化合物结构，种类很多，临床常用作镇静催眠药。随着计算机模拟技术的兴起，功能基团概念进一步扩充，从一系列特定的化学基团、相似的骨架结构，外延为具有相似化学基团在空间特定位置的组合，如吗啡与哌替啶并不具有相同的结构骨架，但却具有相同的药效团，因而可以产生相近的生理活性。

药物进入机体后以一定空间结构作用于机体，其空间立体构象对药物效应产生重要的影响。这种影响主要体现在光学异构、几何异构及空间构象异构这 3 个不同的方面。光学异构分子存在手性中心，两个对映体互为镜像和实物，除光学特性不一致，其理化性质相同，但药理活性则有许多不同的情况，如 D-（−）- 异丙肾上腺素作为支气管舒张剂，比 L-（＋）异丙肾上腺素作用强 800 倍（图 3-1）；D（−）- 肾上腺素的血管收缩作用比 L-（＋）- 肾上腺素强 10 倍以上。L-（＋）- 乙酰基 β 甲基胆碱治疗痛风的效果比 D-（−）- 乙酰基 -β - 甲基胆碱强约 200 倍。几何异构是由双键或环等刚性或半刚性系统导致基团旋转角度不同而产生的现象。如在雌激素构效研究中发现，顺式己烯雌酚中两个羟基距离为 0.72 nm，而反式己烯雌酚中两个羟基距离为 1.45 nm（图 3-2），药用效果显著增强。有些药物会以不同的空间立体构象与不同的靶点结合，所起药物作用亦不相同。例如，组胺可以偏转式构象与 H_2 受体结合，诱导炎症反应；又可以反式构象与 H_2 受体结合，抑制胃酸分泌。

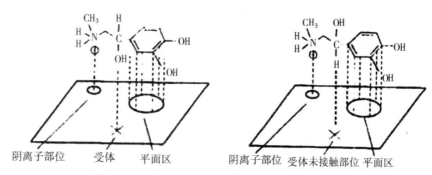

阴离子部位   受体   平面区   阴离子部位 受体未接触部位 平面区

图 3-1 D-（-）-异丙肾上腺素、L-（+）-异丙肾上腺素与受体结合示意图

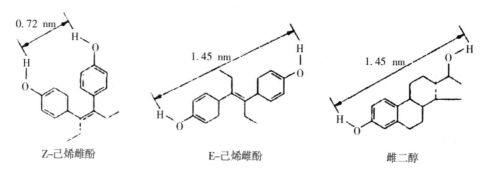

Z-己烯雌酚   E-己烯雌酚   雌二醇

图 3-2 己烯雌酚几何异构示意图

（二）量效关系

剂量 - 效应关系是指在一定剂量范围内，药物效应随药物剂量减小或浓度降低而减弱，随药物剂量增大或浓度升高而增强，药物剂量大小与血药浓度成正比的关系，简称"量效关系"。以药理效应为纵坐标、药物剂量或药物浓度为横坐标作图可以得到药物的量效曲线。

由于药物效应与血药浓度关系更为密切，在药理学研究中，常用血药浓度效应关系来直观表现这种关系。将药物剂量或药物浓度改用对数值作图，则呈典型的对称 S 形曲线，这就是通常所说的量效曲线。通过量效曲线，可直观分析药物剂量与效应之间的关系，有利于深入了解药物性质及用药规律，更好地指导临床用药。

根据不同的观测指标，可将量效曲线分为量反应和质反应两种。药物效应强度呈连续性量变，其变化量高低、多少可用具体数值或量的分级表示，称为量反应，如药物作用后血压的升降、平滑肌收缩或舒张的程度、脑部电流变化量等，可用具体数值或最大反应的百分率表示。有些药理效应只能用全或无、阳性或阴性表示则称为质反应，如死亡与生存、抽搐与不抽搐等，需用多个动物或多个实验标本以阳性反应率表示。

1. 量反应的量效曲线

以剂量或浓度为横坐标，药物效应为纵坐标做图，便得到量反应的量效曲线，它是一先上升、后平行的曲线（图 3-3）。能引起药理效应的最小剂量或最小浓度称"最小有效剂量"或"最低有效浓度"，亦称"阈剂量"或"阈浓度"。剂量或浓度增加，效应强度亦随之增加；当效应增加到一定程度后，若继续增加药物剂量或浓度而效应不再增加，此时的药理效应极限称为最大效应。在量反应中称为最大效能，它反映了药物的内在活性。如果反应指标是死亡，则此时的剂量称为"最小致死量"。如将剂量转化成对数剂量，将效应转换为最大效应百分率，则量效曲线为一左右对称的 S 形曲线。

2. 质反应的量效曲线

参照阳性观测指标，以药物剂量或药物浓度的区段出现的阳性频率作图，得到呈正态分布的曲线称为"质反应的量效曲线"。如以对数剂量为横坐标，随剂量增加的累计阳性反应率为纵坐标作图，同样也可得到一条典型的对称 S 形量效曲线（见图 3-3）。

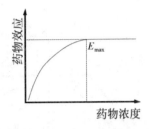 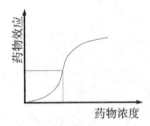

图 3-3　量反应的量效曲线与质反应的量效曲线

3. 半数有效量、半数致死量及治疗指数

半数有效量是能引起 50% 阳性反应（质反应）或 50% 最大效应（量反应）的浓度或剂量，分别用半数有效浓度（EC_{50}）及半数有效剂量（ED_{50}）表示。如果效应指标为中毒或死亡，则可改用半数中毒浓度（TC_{50}）、半数中毒剂量（TD_{50}）或半数致死浓度（LC_{50}）、半数致死剂量（LD_{50}）表示。LD_{50} 及 ED_{50} 常可通过动物实验从质反应的量效曲线上求出。在药物安全性评价中，TD_{50}/ED_{50} 或 TC_{50}/EC_{50} 的比值称为"治疗指数"，它是药物的安全性指标。治疗指数为 4 的药物相对较治疗指数为 2 的药物安全。

一般治疗指数越大，药物越安全。但只用治疗指数来衡量一个药物的安全性有时并不可靠。有的药物在未充分发挥疗效时，可能已经导致少数患者中毒，造成 TD 与 ED 两条量效曲线重叠，即 ED_{95} 有可能大于 TD_5。较好的药物安全性指标是 $ED_{95} \sim TD_5$ 间的距离，称为"安全范围"，其值越大越安全。药物安全性与药物剂量或浓度有关，因此一般应用时需将 ED 与 TD 两条曲线同时画出加以比较，见图 3-4。

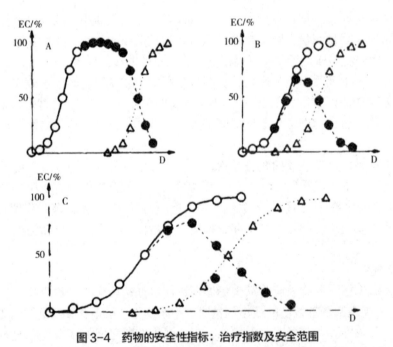

图 3-4　药物的安全性指标：治疗指数及安全范围

○有效量的量效关系；△中毒量的量效关系；●有效百分数减中毒百分数

从图 3-4 可以看出，A 药的治疗指数比 B 药大，A 药与 C 药的治疗指数相等，但 A 药的安全范围较大；C 药的治疗指数比 B 药大，而安全范围无区别。

对于药物剂量，各国药典都制定了常用的剂量范围；对于非药典药，一般在说明书上也有介绍。药典对于剧毒类药品还规定了极量（包括单剂量、一日量及疗程量），超限用药造成的不良后果及医生应负的法律责任等。

三、药物作用与不良反应

凡不符合治疗目的，并为患者带来不适或痛楚的反应统称为"不良反应"。多数药物不良反应是药物作用固有效应的延伸，通过药物安全性评价一般可以预知，但不一定都能避免。少数较严重的反应难以恢复，称为药源性疾病。例如，庆大霉素引起耳聋，肼苯嗪引起系统性红斑性狼疮等。近几年来，大型恶性不良反应事件频频发生，让人触目惊心。2006年7月底的"欣弗"事件涉及15个省份，9人死亡，80人出现不良反应，部分患者出现胸闷、心悸、心慌、寒战、肾区疼痛、腹痛、腹泻、恶心、呕吐、过敏性休克、肝肾功能损害等临床症状。2008年10月5日，云南省红河州第四人民医院患者在使用黑龙江省完达山制药厂生产的"刺五加注射液"时，突然出现昏迷、血压降低等症状。紧接着，红河州蒙自、泸西两县也相继出现了患者使用完达山制药厂生产的"刺五加注射液"出现不良反应情况。7日，卫生部通知停用该注射液。湖北累计150人发生不良反应，全国多地发现不良反应事例。

（一）不良反应

不良反应，是指药物在治疗剂量时产生与治疗目的无关，引起患者不适的药理效应。这主要是药理效应选择性不强造成的，除影响靶器官外，还影响其他多个组织器官。当某一效应用于治疗目的时，其他效应就成为不良反应。如阿托品用于解除胃肠痉挛时，可引起口干、心悸、便秘等不良反应。不良反应通常是较轻微的可逆功能性变化，常难以避免，一般不太严重，停药后能较快恢复，对身体危害不大。

（二）毒性反应

毒性反应是指在剂量过大、蓄积过多或作用时间过久时发生的危害性反应，一般比较严重，是应该避免发生的不良反应。药物毒性反应按照发生过程分为急性毒性和慢性毒性。急性毒性发生较快，损害循环、呼吸及神经系统功能，如一次性误服（或其他原因）巴比妥类药物，可导致严重急性中毒；慢性毒性一般较缓发生，多损害肝、肾、骨髓、内分泌等功能。致癌、致畸胎、致突变，即通常所说的"三致"反应也属于慢性毒性范畴，如长期超量服用含中药朱砂的药品，容易导致人体汞中毒，危害人体健康。

（三）后遗效应与停药反应

后遗效应是指停药后血药浓度已降至最低有效浓度（阈浓度）以下时，残存的药理效应。如治疗系统性免疫疾病，长期应用肾上腺皮质激素，停药后肾上腺皮质功能低下，数月内难以恢复。

突然停药后引起原有疾病或症状的加剧叫停药反应，又称"回跃反应"。如高血压患者长期服用降压药物，突然停药，次日血压将显著回升。

（四）变态反应

变态反应是一类免疫反应。常见为非肽类药物作为半抗原与机体蛋白结合为抗原后，经过接触10天左右敏感化过程而发生的反应，也称"过敏反应"。常见于过敏体质患者，临床表现反应从轻微的皮疹、发热至造血系统抑制、肝肾功能损害、休克等。依据各药及个体不同，反应严重度差异较大，反应性质也与药物剂量及原有效应有关。停药后，反应逐渐消失，再用时可能复发。变态反应致敏物质可能是药物本身、代谢物或者药剂中的杂质。临床用药前，常做皮肤过敏试验以预防变态反应，但仍有少数假阳性或假阴性反应。

（五）特异质反应

少数特异体质患者对某些药物反应特别敏感，反应性质也与常人不同，但与药物固有药理作用基本一致，反应严重度与剂量成比例，药理拮抗药救治可能有效，这类反应称"特异质反应"。它不是免疫反应，而与患者遗传异常有关。如对骨骼肌松弛药琥珀胆碱异质反应是由于先天性血浆胆碱酯酶缺乏所致。这些药理遗传异常不是遗传疾病，只在有关药物触发时才出现异常症状。

在药物早期研发过程中，应密切注意药物的不良反应，开发治疗作用好、不良反应少的药物能更有效地在后期临床应用中发挥作用，减少开发成本；在药物后期临床检验过程中，更应时刻监测不良反应，加大实验样本，扩大标本选择范围，多方面、多层次、多角度考虑实际用药情况，切实保证药品质量，保障人民群众的生命安全。特别值得一提的是，在药物生产制造过程中，应按GMP流程规范生产，严格把关药品原料、辅料的采购，严格控制药品质量。若质量控制不严、上级监管不到位，无意或刻意带人非药物成分，患者长期服用后会引起严重的毒性反应与变态反应，甚至危及生命。如 2006 年"齐二药"注射剂事件，由于生产供货商用工业级丙二醇代替药用级丙二醇，后来直接改成完全不一样的工业二甘醇，所以导致 13 人死亡，多达 80 人产生毒性反应，严重影响了群众的生命健康。

目前，世界上许多国家建立了不良反应报告体系（ADR）。近年来，我国也建立了层层监管、反应迅速的不良反应报告制度，并定期通报药物不良反应，收紧药品申报，切实保障人民群众切身利益，自下而上地建立起药物安全性评价网络，为保障人民群众健康安全筑起一道坚实的保护墙。

四、影响药效的因素

药物—机体作用产生药理效应，其影响因素来自多方面：如患者之间的个体差异、遗传因素、机体生理状态、性别、年龄、药物剂型剂量、给药方案，与其他药物联合使用等均能影响药物效应。无论是在临床应用上，还是在新药研发过程中，充分重视各种因素对药物效应的影响，能更好地指导合理用药，获得更加科学的实验结果。

（一）个体差异及遗传因素对药效动力学的影响

在给予剂量、给药途径及次数一致的情况下，绝大部分人服用正常治疗量的同一药物，可达到预期的相似治疗效果。然而在实验研究及临床工作中，人们会观察到个体差异十分明显的药理效应，包括各种不良反应。产生个体差异的原因是，由于药物在不同人体内效应及动力特性不一样，个别高敏性、特异性、耐受性体质的人，用药后会出现难以预料的结果。如极少数过敏体质的人，即便使用极少的青霉素，也可引起过敏反应，甚至引发过敏性休克。

某些人对药物的异常反应与遗传因素有关，遗传因素可影响药物的吸收、分布、代谢、排泄等，是决定药物效应的重要因素之一。细胞色素 P450 酶是一系列酶，参与药物在体内的氧化代谢，对药物在体内的氧化代谢，发挥药理效应起重要作用。由于机体先天 P450 酶缺陷或活性降低，导致对药物效应区别甚大的情况十分普遍。例如，属 P450 家族的异喹胍 -4- 羟化酶属常染色体隐性遗传病，可导致异喹胍类药物代谢变慢变弱，同时使 β 受体阻断剂（如美托洛尔、噻吗洛尔等）、抗心律失常药物（如普罗帕酮）、降压药（胍乙啶）等药物的代谢变慢变弱，从而使此类患者在服用上述药物的药理效应较普通人不一致。另外，缺少高铁血红蛋白还原酶的患者，不能使高铁血红蛋白还原成血红蛋白，从而出现发绀的症状。此类患者应该尽量避免使用硝酸盐、亚硝酸盐、磺胺类药物，以免病情加重。

（二）机体生理状态对药效动力学的影响

不同年龄、不同性别的人群对药物的反应不尽相同，其药物效应、药物剂量范围、不良反应的性质及严重程度均有一定差异。在使用药物时，应全面分析其共性与特性，采取针对性的给药方案。

年龄不同的人对药物的反应区别较大，尤其是婴幼儿及老年人这两类特殊人群，更应该特别注意。婴幼儿发育系统尚未完善，老年人处于器官不断退化的状态，这两类人群的生理生化功能较正常人虚弱，不能简单按一般规律折算，而要具体分析、具体对待。新生儿对药物的吸收、分布不规则，其血浆蛋白与药物结合率不高，服药后游离物浓度较大，易损伤肝、肾功能，甚至是中枢神经系统，导致药物毒性反应。在应用氨基糖苷类、苯二氮䓬类、巴比妥类药物时要特别小心。婴儿血脑屏障功能尚不完全，婴幼儿对吗啡特别敏感，小剂量吗啡即可引起中枢抑制，影响呼吸及生长发育。老年人对药物的吸收功能较正常人有所降注射液）、固体制剂（如片剂、胶囊剂、丸剂）、半固体制剂（如糖浆剂、贴膏剂、滴丸）、气体制剂等。按药物吸收和释放可分为速效制剂（如注射剂、气雾剂、散剂）、长效制剂（如片剂、丸剂、透皮制剂）、缓释制剂、控释制剂（如肠溶剂）等。一般来说，液体制剂吸收及起效均较固体制剂快，注射液比口服液易吸收和起效快，水溶液注射液较油剂和混悬剂快。如麻醉和手术意外、溺水、药物中毒等引起的心脏停搏，可心室内注射肾上腺素给药，及时进行抢救。又如当今较为流行的激素皮下埋植剂，是一种长效缓释剂型，可达到长期避孕的效果。近年来，药物剂型研究进展迅速，各种新剂型药物已进入人们的视野，如脂质体制剂、微囊制剂、纳米球制剂等新剂型的药物，在具有传统皮下埋植剂，是一种长效缓释剂型，可达到长期避孕的效果。近年来，药物剂型研究进展迅速，各种新剂型药物已进入人们的视野，如脂质体制剂、微囊制剂、纳米球制剂等新剂型的药物，在具有传统剂型优点的同时还具有靶向作用特点，可使药物在靶器官的分布及浓度更高，选择性强，针对性好，也减小了毒副作用，使用更为安全、有效。

同一药物在不同剂量、不同浓度时，作用强度不一样。如75%（体积分数）的乙醇杀菌能力最强，用于皮肤、医疗器械的消毒；浓度高于75%，杀菌能力反而降低。低浓度的乙醇则用作其他方面，浓度为40%～50%的用于防止褥疮的皮肤涂搽，浓度为20%～30%的乙醇涂搽可用于降低体温。

（三）给药方案对药效动力学的影响

医生根据患者病情病况，正常诊断给予药物治疗，给药方案对是否能迅速治愈疾病，是否会引起不良反应影响重大。给药方案一般包括：给药途径、给药强度等。不同的给药途径引起不同的药物效应。如采用氨茶碱类药物治疗哮喘时，其注射剂和片剂均能兴奋心脏，引起心率增加；改成栓剂给药，则可明显减轻对心脏的不良影响。药物的服用应选择合适的时间，一般来讲，饭前服用吸收较好，显效较快；饭后服用吸收较弱，显效较慢。有刺激性的药物宜在饭后服用，以减少对胃肠道的刺激。用药次数应根据病情需要以及药物代谢速率而制订。代谢快的药物要相应增加给药次数，长期给药应注意蓄积毒副作用及产生耐受性。

在连续用药过程中，某些药物的药理效应会逐渐减弱，需加大剂量才能显示出药物效应，称为耐受性。某些病原体或肿瘤细胞对药物的敏感度降低，需加大剂量甚至更换药物才能有效，称为耐药性或抗药性，大多是由于病原体基因变异而产生的。直接作用于中枢神经系统的药物，能兴奋或抑制中枢神经，连续使用后能产生生理或心理的依赖性。生理依赖性过去称成瘾性，是由于身体适应反复用药后产生愉悦感，突然中止用药，会出现严重的戒断综合征，患者烦躁不安，流泪出汗，腹痛腹泻。心理依赖性又称习惯性，是指用药者服药获得愉悦感后，渴望继续用药，甚至采用各种非法手段，以延续愉悦感。如应用镇痛药吗啡、哌替丁，催眠药甲喹酮，毒品海洛因等，使用者均可产生生理和心理依赖性，故在使用此类药物时一定要严格控制，合理使用，防止滥用。

（四）药物相互作用对药效动力学的影响

经相同或不同途径，合用或先后给予两种或多种药物，在体内所起药物作用效应的相互影响，称为药物相互作用。药物之间的相互作用，使药物效应发生变化，其综合效应增强或减弱。某些药物联合应用时，会出现毒副作用，对机体产生伤害应特别留意。目前研究得较多的是两种药物联用相互作用的效果，对两种以上的药物研究尚不多。

（五）药物体外相互作用对药物效应的影响

在临床给药时，常将几种药物同时使用，某些药物在进入机体前就混合以便于使用。由于制剂工艺、药用辅料、药物赋形剂、使用条件等不同，就可能导致药物与药物发生理化性质的相互影响，从而对药物效应产生一定作用。如在同时应用多种注射剂时，需提前混合药物，酸碱度比较大的药物可能对注射剂中使用的稳定剂等有影响，使其沉淀出来，造成医疗事故。

（六）药物体内相互作用对药物效应的影响

机体吸收药物进入体内，药物在体内进一步分布、代谢、排泄，完成整个起效过程。在这个过程中，不同药物在分布器官、作用位点、效应靶向、受体机制等水平上互相影响，发挥不同的药理效应。如抗酸剂碳酸氢钠可通过提高胃肠液的 pH 来降低四环素类药物的吸收；而含铝、镁等药物的抗酸剂，则能与四环素类药物形成螯合物，影响胃肠吸收，从而影响药物效应。药物吸收后，需与血浆蛋白结合，才能被运输分布到体内各组织器官，不同药物与血浆蛋白结合能力不同，其相互作用表现为药物结合之间的竞争。如乙酰水杨酸、苯妥英钠等药物结合能力强，可将双香豆素类药物从蛋白结合部位置换出来，药理活性增强，甚至引起毒副作用。某些药物具有诱导或抑制药物代谢酶的作用，可影响其他药物的代谢。如苯巴比妥可加速代谢口服抗凝药，使其失效；而氯霉素可使双香豆素类药物代谢受阻，引起出血。许多药物都通过肾小管主动转运系统分泌排泄，可发生竞争性抑制作用，干扰其他药物排出，从而发生蓄积中毒，如磺胺类药物、乙酰唑胺等均可抑制青霉素的消除；另一方面，这种竞争抑制有一定的治疗意义，可使药物持续保持一定的浓度发挥药物效应，例如丙磺舒可减慢青霉素和头孢菌素的肾脏排泄速度，提高血药浓度，增强药物效应。

一般来说，作用性质相近的药物联合应用，可使用药作用增强，称为协同作用。相加作用是两种药物联合应用效应等于或接近于单独使用药物效应之和，如对乙酰氨基酚与阿司匹林合用，可增强镇痛解热之功效。药物合用后效应大于单独使用药物的效果，称为增强，如甲氧苄啶（TMP）可抑制细菌二氢叶酸还原酶，与抑制二氢叶酸合成酶的磺胺药物合用，可双重阻断细菌叶酸合成，使抑菌活性增强20～100倍。在某些情况下，药物合并使用药效减弱，称为拮抗作用。常见的药物拮抗作用多发生在受体水平上，一种药物与特异性受体结合，阻止其激动剂与其受体结合，称为药理性拮抗；而不同激动剂与作用相反的两个特异性受体结合，其药物效应相反，称为生理性拮抗。如阿托品可与胆碱受体结合，阻滞乙酰胆碱发挥作用，是为药理性拮抗；组胺作用于 H_1 组胺受体，可引起支气管平滑肌收缩，使小动脉、小静脉和毛细血管扩张，血管通透性增加，是为生理性拮抗。

第二节　受体与药物效应

受体的概念是由药理学家 Langley 和 Ehrlich 于 19 世纪末，20 世纪初分别提出的。1905 年，Langley 发现南美箭毒抑制烟碱引起的骨骼肌收缩，但无法抑制电刺激引起的骨骼肌收缩反应，因此设想机体内存在与化合物结合的特殊物质。他随即提出在神经与其效应器之间有一种接受物质，并认为肌肉松弛的结果是由于烟碱能与此物质结合产生兴奋，而箭毒与烟碱竞争性与其结合导致的。1908 年，Ehrlich 发现一系列合成化合物的抗寄生虫作用和其引起的毒性反应有高度特异性，提出了"受体（receptor）"一词，并用"锁－钥匙"假说来解释药物－受体作用。此后，药物通过受体发挥作用的没想很快得到了广泛重视，20 世纪 70 年代初不但确证了 N 型乙酰胆碱的存在，而且分离、纯化出 N 型乙酰胆碱蛋白，验证了受体理论的科学性。受体研究从当初只是为了解释某些现象而虚设的一个概念，到目前已成功克隆出数以千计的受体基因，并对它们的结构和功能进行了充分的研究，阐释了种类繁多的各类抗体蛋白分子结构和作用机制，发展成专门的学科。

一、受体理论基本概念

受体是细胞内一类蛋白质大分子，由一个或多个亚基或亚单位组成，多数存在于细胞膜上，镶嵌在双层脂质膜中，少数位于细胞浆或细胞核中。能与受体特异性结合的生物活性物质称为"配体"，两者的特异性结合部位称为"结合位点"或"受点"。一般而言，每种受体在体内都有其内源性配体，如神经递质、激素、自身活性物等；而外源性药物则常是化学结构与内源性相似的物质。受体能识别和传递信息，与配体结合后，通过一系列信息转导机制，如细胞内第二信使激活细胞，产生后续的生理反应或药理效应。

受体具有以下特点：①灵敏性，受体只需与很低浓度的配体结合即可产生显著的药理效应，②特异性，引起某一类型受体反应的配体化学结构非常相似，而光学异构体所引起的反应可能完全不同，此外，同一类型的激动药与同一类型的受体结合后产生的效应也类似。③饱和性，细胞膜、细胞浆或细胞核中的受体数目是一定的，因此配体与受体结合在高浓度具有饱和性。④可逆性，受体与配体结合是可逆的，形成的复合物可以解离而不发生化学结构的改变。⑤多样性，位于不同细胞的同一受体受生理、病理及药理因素调节，经常处于动态变化中，可以有多个亚型，因此，使用对受体及亚型选择不同的药物作用可以产生不同的药理作用。⑥可调节性，受体的反应型和数量可受机体生理变化和配体的影响，因此受体的数目可以上调和下调。

二、受体类型及调节

常见受体的命名兼用药理学和分子生物学的命名方法。对已知内源性配体的受体，按特异性的内源性配体命名；对受体及其亚型的分子结构已了解的受体，按受体结构类型命名；在药物研究过程中发现，尚不知内源性配体受体的，则以药物名命名以及根据受体存在的标准命名。由于实验技术发展，特别是分子生物学技术在受体研究中的广泛应用，科学家已成功克隆出数以千计的特定受体，同时发现了许多受体亚型（受体亚型以字母及阿拉伯数字表示）。为进一步统一规范，国际药理学联合会（International Union of Pharmacology，IUPHAR）成立了专门的受体命名和药物分类委员会（简称 NC-IUPHAR），于 1998 年印发了《受体特征和分类纲要》，使受体命名更为科学可信、简易可行。

受体是一个"感觉器"，是细胞膜上或细胞内能特异识别生物活性分子并与之结合，进而引起生物学效应的特殊蛋白质。大多数药物与特异性受体相互作用，通过作用改变细胞的生理生化功能而产生药理效直。目前已确定的受体有 30 余种，位于细胞质和细胞核中的受体称为胞内受体，可分为胞浆受体及胞核受体，如肾上腺皮质激素受体、性激素受体是胞浆受体，甲状腺素受体存在于胞浆内或细胞核内；位于靶细胞膜上的受体，如胆碱受体、肾上腺素受体、多巴胺受体等称为膜受体，根据结构组成，膜受体又可分为 G 蛋白偶联受体、离子通道受体和受体酪氨酸激酶三个亚型。

（一）G 蛋白偶联受体（G-protein coupled receptor，GPCR）

此类受体是人体内最大的膜受体蛋白家族，因能结合和调节 G 蛋白活性而得名，介导许多细胞外信号的传导，包括激素、局部介质和神经递质等，如 M 乙酰胆碱受体、肾上腺素受体、多巴胺受体、5- 羟色胺受体、前列腺素受体以及一些多肽类受体等。这类受体在结构上都很相似，为七螺旋跨膜蛋白受体，其肽链由 7 个 α- 螺旋的跨膜区段、3 个胞外环及 3 ~ 4 个胞内环组成（图 3-5）。序列分析发现，不同 GPCR 跨膜螺旋区域的氨基酸比较保守，而 C、N 末端和回环区域氨基酸的区别较大，可能与其相应配体的广泛性及功能多样性有关。

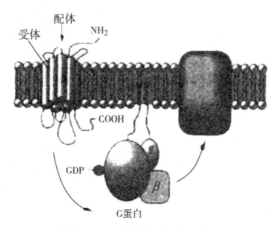

图 3-5 G 蛋白偶联受体示意图

（二）离子通道受体（channel-linked receptor）

离子通道受体又称"离子带受体（ionotropic receptor）"，受体激动时，离子通道开放使细胞膜去极化或超极化，产生兴奋或抑制效应。离子通道有 Na^+、K^+、Ca^{2+} 等通道。如 N 乙酰胆碱受体含有 Na^+ 通道，脑中的 γ- 氯基丁酸（GABA）受体、谷氨酸受体含有多种离子通道。此类受体由单一肽环往返 4 次穿透细胞膜形成 1 个亚基，并由 4 ~ 5 个亚基组成跨膜离子通道。

（三）酪氨酸激酶活性受体（tyrosine kinase-linked receptor）

酪氨酸激酶活性受体为一类具有内源性酪氨酸蛋白激酶活性的单次跨膜受体，目前已发现约 60 种，按照受体与配体特征将其分为 20 个亚家族。如胰岛素受体、胰岛素样生长因子、表皮生长因子受体、血小板生长因子受体、集落刺激因子 -1 受体、成纤维细胞生长因子受体等都属于这类受体。

（四）核受体（nuclear receptor）

核受体是配体依赖性转录因子超家族，与机体生长发育、细胞分化等过程中的基因表达调控密切相关。配体与相应核受体结合，诱导受体的二聚化并增强其与特定的 DNA 序列（激素反应元件）的结合，进而导致特定靶基因表达上调（图 3-6）。目前核受体超家族已有 150 多个成员，包括糖皮质激素受体、雌激素受体、孕激素受体、雄激素受体、维甲酸受体、甲状腺激素受体以及维生素 D 受体等。过氧化物酶体增殖物激活受体（PPAR）是该家族的新成员，PPAR 激活后对体内脂肪与糖类代谢以及细胞生长、分化和凋亡有重要的影响。

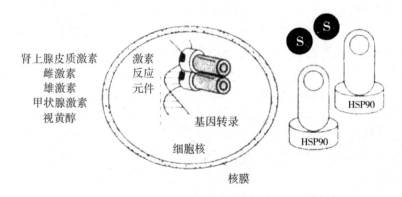

肾上腺皮质激素
雌激素
雄激素
甲状腺激素
视黄醇

激素反应元件
基因转录
细胞核
核膜

HSP90
HSP90

图 3-6 核受体示意图

（五）其他受体

孤儿受体（orphan receptor）是一类序列已知而配体未知的蛋白受体，配体未知的 GPCR 称为"孤儿 GPCR"。此外，还有孤核受体（orphan nuclear receptor）等。已发现配体的孤核受体有视磺酸 X 受体、视磺酸 Z 受体、法尼酸 X 受体等。通常采用反向药理学方法发现并确定其配体，即以获取受体 cDNA 为起点，结合功能测试，寻找相关的新配体，然后用配体和受体筛选新化合物进行新药研究，一旦找到孤儿受体的相关配体，则可能从中筛选出新的药物靶点，从而发现疗效优异的新药。

有些细胞具有多种受体，如心肌细胞具有 M 胆碱受体，β_1、β_2 肾上腺素受体，H_2 受体等。有时一种阻断剂还可阻断多种受体，如氯丙嗪可阻断多巴胺受体、α 肾上腺素受体，对胆碱受体、组胺受体和 5- 羟色胺受体也有较弱的阻断作用。受体除分布于突出后膜外，有些也分布于突触前膜。激动突触前膜受体可引起反馈作用，促进神经末梢释放递质，在局部调节功能平衡。

三、受体 – 配体调节

配体是指能与受体特异性结合的物质，受体只有与配体结合才能被激活并产生效应，配体与受体之间相互作用进行机体协调，发挥受体调节作用，保证机体处于正常的状态。内源性配体一般指体内存在的，能与受体特异性结合的调节物质，大致可分为：①神经递质类，如乙酰胆碱、5- 羟色胺等。②内分泌激素，如甲状腺素、雌激素等。③免疫或炎症活性物质，如免疫球蛋白、白介素类、肿瘤坏死因子等。④生长因子类等。药物进入机体，以配体 – 受体方式与特异性受体结合，发挥药理作用。

四、第二信使的概念及作用

细胞外的信号称为"第一信使"，细胞表面受体接受细胞外信号后转换而来的细胞内信号称为"第二信使"。第二信使学说是 E. W. 萨瑟兰于 1965 年首先提出的。他认为人体内各种含氮激素（蛋白质、多肽和氨基酸衍生物）都是通过细胞内的环磷酸腺苷（cAMP）而发挥作用，首次把 cAMP 叫作第二信使，激素等为第一信使。已知的第二信使种类很少，但能传递多种细胞外的不同信息，调节大量不同的生理生化过程，这说明细胞内的信号通路具有明显的通用性。

第二信使至少有两个基本特性：①第一信使同其膜受体结合后，最早在细胞膜内侧或胞浆中出现，是仅在细胞内部起作用的信号分子。②能启动或调节细胞内稍晚出现的反应信号应答。第二信使都是小的分子或离子。细胞内有 5 种最重要的第二信使：cAMP、cGMP、1, 2- 二酰甘油（diacylglycerol, DAG）、1, 4, 5- 三磷酸肌醇（inosositol 1, 4, 5-trisphosphate, IP3）和细胞内外的钙离子。第二信使在细胞信号转导中起重要作用，它能够激活级联系统中酶的活性以及非酶蛋白的活性。第二信使在细胞内的浓度受第一信使的调节，它可以瞬间升高，且能快速降低，并由此调节细胞内代谢系统的酶活性，控制细胞的生命活动，包括葡萄糖的摄取和利用、脂肪的储存和移动以及细胞产物的分泌。第二信使电控制细胞的增殖、分化和生存，并参与基因转录的调节。

部分内源性配体、受体及其第二信使见表 3-1。

表3-1 部分内源性配体、受体及其第二信使

环腺苷酸	Ca^{2+}/肌醇磷斯		
β 肾上腺素受体	促肾上腺皮质激素	M 胆碱受体	P 物质
H$_2$ 组胺受体	促卵泡素	α$_2$ 肾上腺素受体	缓激肽
5-HT^3 受体	促黄体生成素	H$_1$ 组胺受体	胃泌素
前列腺素 E$_2$	促甲状腺素	5-HT$_3$ 受体	降钙素
前列环酸	黑色细胞刺激素	抗利尿激素	促甲状腺释放激素
加压素	绒促性素	血管紧张素	上皮生长因子
高血糖素		阿片多肽	血小板来源的生长因子
		K$^+$ 去极化	
		电刺激	生长抑素

受体在识别相应配体并与之结合后需通过细胞内第二信使，如 cAMP、Ca^{2+}、肌醇磷脂、cGMP 等将获得的生物信息增强、分化、整合及传递，才能发挥其特定的生理功能或药理效应。受体蛋白经常代谢转换处于动态平衡状态，其数量、亲和力及效应力经常受到各种生理及药理因素的影响。连续用药后药效递减是常见的现象，一般分为耐受性、不应性、快速耐受性等。由于受体原因而产生的耐受性称为受体脱敏。β 肾上腺素（β-Adr）受体脱敏时不能激活腺苷酸环化酶（AC），是因为受体与 G 蛋白亲和力降低，或由于 cAMP 上升后引起磷酸二酯酶负反馈增加所致。具有酪氨酸激酶活性的受体可被细胞内吞而数目减少。这一现象称为受体数目的向下调节。受体与不可逆拮抗药结合后，其后果等于失去一部分受体，如被银环蛇咬伤中毒时，N$_2$-ACh 受体对激动药脱敏。与此相反，在连续应用拮抗药后，受体会向上调节，反应敏化。例如长期应用 β-Adr 受体拮抗药后，由于受体向上调节，突然停药时会出现反跳现象。

五、受体介导的信号转导途径

细胞内存在着多种信号转导方式和途径，各种方式和途径间又有多个层次的交叉调控，是一个十分复杂的网络系统，其最终目的是使机体在整体上对外界环境的变化发生最为适宜的反应。在物质代谢调节中，往往涉及神经一内分泌系统对代谢途径在整体水平上的调节，其实质就是机体内一部分细胞发出信号，另一部分细胞接收信号并将其转变为细胞功能上的变化的过程。所以，阐明细胞信号转导的机理就意味着认清细胞在整个生命过程中的增殖、分化、代谢及死亡等诸方面的表现和调控方式，进而理解机体生长、发育和代谢的调控机理。药物作用机体的本质是通过作用于细胞信号网络，影响细胞信号的传递. 从而发挥其药物效应。了解信号转导的过程，有助于深入了解药物作用机制，从而指导临床用药及新药开发。细胞信号转导的途径大致可分为以下几种：

（一）跨膜信号转导

1. G 蛋白介导的信号转导途径

G 蛋白可与鸟嘌呤核苷酸可逆性结合。由 x 和 γ 亚基组成的异三聚体在膜受体与效应器之间起中介作用。小 G 蛋白只具有 G 蛋白亚基的功能，参与细胞内信号转导。信息分子与受体结合后，激活不同 G 蛋白，有以下几种途径：①腺苷酸环化酶途径通过激活 G 蛋白不同亚型，增加或抑制腺苷酸环化酶（AC）活性，调节细胞内 cAMP 浓度，cAMP 可激活蛋白激酶 A（pKa），引起多种靶蛋白磷酸化，调节细胞功能。②磷脂酶途径激活细胞膜上磷脂酶 C（PLC），催化质膜磷脂酰肌醇二磷酸（PIP2）水解，生成三磷酸肌醇（IP3）和甘油二酯（DG），IP3 促进肌浆网或内质网储存的 Ca^{2+} 释放。Ca^{2+} 可作为第二信使启动多种细胞反应。Ca^{2+} 与钙调蛋白结合，激活 Ca^{2+}/钙调蛋白依赖性蛋白激酶或磷酸脂酶，产生多种生物学效应。DG 与 Ca^{2+} 能协调活化蛋白激酶 C（PKC）。

2. 受体酪氨酸蛋白激酶（RTPK）与信号非受体酪氨酸蛋白激酶转导途径

受体酪氨酸蛋白激酶超家族的共同特征是受体本身具有酪氨酸蛋白激酶（TPK）的活性，配体主要为生长因子。RTPK 途径与细胞增殖肥大和肿瘤的发生关系密切。配体与受体胞外区结合后，受体发生二聚化，自身具备（TPK）活性并催化胞内区酪氨酸残基自身磷酸化。RTPK 的下游信号转导通过多种丝氨酸/苏氨酸蛋白激酶的级联激活：①激活丝裂原活化蛋白激酶（MAPK）。②激活蛋白激酶 C。③激活磷脂酰肌醇 3 激酶（PI3K），从而引发相应的生物学效应。非受体酪氨酸蛋白激酶途径的共同特征是受体本身不具有 TPK 活性，配体主要是激素和细胞因子，其调节机制差别很大。如配体与受体结合使受体二聚化后，可通过 G 蛋白介导激活 PLC-β 或与胞浆内磷酸化的 TPK 结合激活 PLC-γ，进而引发细胞信号转导级联反应。

（二）核受体信号转导途径

细胞内受体分布于胞浆或核内，本质上都是配体调控的转录因子，均在核内启动信号转导并影响基因转录，统称核受体。核受体按其结构和功能，分为类固醇激素受体家族和甲状腺素受体家族。类固醇激素受体（雌激素受体除外）位于胞浆处，与热休克蛋白（HSP）结合存在，处于非活化状态。配体与受体的结合使 HSP 与受体解离，暴露 DNA 结合区。激活的受体二聚化并移入核内，与 DNA 上的激素反应元件（HRE）结合或其他转录因子相互作用，增强或抑制基因的转录。甲状腺素类受体位于核内，不与 HSP 结合，配体与受体结合后，激活受体并以 HRE 调节基因转录。

（三）细胞凋亡

细胞凋亡是一个主动的信号依赖过程，可由许多因素（如放射线照射、缺血缺氧、病毒感染、药物及毒素等）诱导。这些因素大多可通过激活死亡受体而触发细胞凋亡机制。死亡受体存在于细胞表面。属于肿瘤坏死因子的受体超家族，它们与相应的配体或受体结合而活化后，其胞浆区即可与一些信号转导蛋白结合，其中重要的是含有死亡结构域的胞浆蛋白。它们通过死亡结构域一方面与死亡受体相连，另一方面与下游的 capase 蛋白酶结合，使细胞膜表面的死亡信号传递到细胞内。

capase 蛋白酶家族作为细胞凋亡的执行者，它们活化后进一步剪切底物。如多聚（ADP-核糖）聚合酶（PARP），该酶与 DNA 修复及基因完整性监护有关。PARP 被剪切后，失去正常的功能，使受其抑制的核酸内切酶活性增强，裂解核小体间的 DNA，最终引起细胞凋亡。这个过程可概括为：死亡受体含有死亡结构域的胞浆蛋白 -capase 蛋白酶家族 - 底物 PARP- 染色体断裂 - 细胞凋亡。不同种类的细胞在接受不同的细胞外刺激后，引起凋亡的形态学改变是高度保守的，但是它们并不是遵循同一种固定的或有规律的模式进行，而是通过各自的信号转导途径来传递的胞膜上的死亡。

六、药物 - 受体相互作用

药物在机体内发挥作用的关键在于其在作用部位的浓度及其与生物靶点的相互作用（激动或拮抗）的能力。药物的结构决定了其理化性质，而理化性质决定了其与相应靶点的结合能力，进而直接决定了药物效应。药物通过作用于相应受体影响整个细胞信号通路，发挥对机体的作用效应，如何控制药物与相应受体的结合，是目前靶向给药研究的热点和难点。

（一）受体与药物的相互作用学说

1. 占领学说

占领学说（occupation theory）是由 Clark 于 1926 年，Gaddum 于 1937 年分别提出的。占领学说认为，受体必须与配体结合才能被激活并产生效应。效应的强度与被占领的受体数量成正比，全部受体被占领时，则产生药物的最大效应。1954 年 Ariens 修正了占领学说，提出了内在活性（intrinsic activity）概念，即药物与受体结合时产生效应的能力，其大小用 α 值表示。完全激动剂 α 值为 1，完全拮抗剂 α 值为 0，部分激动剂的，α 值则为 0 ~ 1。占领学说认为，药物与受体结合不仅需要亲和力，而且需要有内在活性才能激动受体产生效应。只有亲和力而没有内在活性的药物，虽然可以与受体结合，但不能激动受体产生效应。

2. 速率学说

Paton，于 1961 年提出速率学说（rate theory），认为药物与受体间作用最重要的因素是药物分子与受体结合与解离的速率，即单位时间内药物分子与受体碰撞的频率。完全激动剂解离速率大，部分激动剂解离速率小，拮抗剂的解离速率最小。效应的产生是一个药物分子和受体碰撞时，产生一定量的刺激经传递而导致的，与其占有受体的数量无关。

3. 二态模型学说

此学说认为受体蛋白大分子存在两种类型构象状态，即有活性的活性态 R' 和静息态 R，两者处于动态平衡且可相互转化。药物作用后均可与 R，和 R 两态受体结合，其选择性决定于药物与两态间的亲和力大小。激动药与 R，状态的受体亲和力大，结合后可产生效应，并且促进静息态转入活性态；而拮抗药与 R 状态的受体亲和力大，结合后不产生效应，并且促进活性态转入静息态。当激动药与拮抗药同时进入机体后，两者发生竞争性抑制，其作用效应取决于 R，– 激动药复合物与 R– 拮抗药复合物的比例。若后者浓度较高，则激动药的作用被减弱甚至阻断。由于部分激动药对 R，与 R 均有不同程度的亲和力，因而它既能引起较弱的激动效应，也能阻断激动药的部分药理效应。

（二）作用于受体的药物分类

根据药物与受体结合后产生的不同效应，将作用于受体的药物分为激动药和拮抗药（阻断药）两类。

1. 激动药

药物与受体相互作用的首要条件是必须具有受体亲和力，而要产生药理活性则需有内在活性。激动药（agonisl）是指既有受体亲和力也有内在活性的药物，能与受体特异性结合产生效应。按照内在活性大小，可将激动药分为完全激动药（full agnosit，$\alpha = 1$）和部分激动药（partial agonist，$0 < \alpha < 1$）。前者具有较强的亲和力和内在活性，而后者有较强的亲和力但只有较弱的内在活性。部分激动药和 R 结合的亲和力不小，但内在活性有限（$\alpha < 1$），量效曲线高度（Emax）较低。与激动药同时存在，当其浓度尚未达到 Emax 时，其效应与激动药协同；超过此限时，则因与激动药竞争 R 而呈拮抗关系，此时激动药必须增大浓度方可达到其最大效能。可见部分激动药具有激动药与拮抗药双重特性。

激动药分子与受体亲和力的大小可以用 pD2 定量表示，在数值上是激动药解离常数的负对数。pD2 越大，表明激动药时受体的亲和力越强。

2. 拮抗药

拮抗药（antagonist）是指能与受体结合，具有较强亲和力而无内在活性（$\alpha = 0$）的药物，本身不产生作用，因占据受体而拮抗激动药的效应。根据拮抗药与受体结合是否可逆，可分为竞争性拮抗药和非竞争性拮抗药。竞争性拮抗药能与激动药竞争相同受体，这种结合是可逆的。因此无论拮抗药浓度或剂量多大，通过逐渐增加激动药的浓度或剂量与拮抗药竞争相同受体，最终可以夺回被拮抗药占领的受体而达到原激动药的最大效能（效应）。此时，量效曲线将逐渐平行右移，但激动药的最大效能（效应）不变。竞争性拮抗药和受体的亲和力可用 pA2 定量表示。当加入一定量的竞争性拮抗药，使加倍的激动药所产生的效能（效应）刚好等于未加入拮抗药时，激动药所产生的效能（效应），则取所加入拮抗药物质的量浓度的负对数为拮抗参数 pA2。pA2 越大，表明拮抗作用越强，与受体的亲和力也越大。

pA2 还能判断激动药的性质。若两种激动药被一种拮抗药拮抗且两者 pA2 相近，说明这两种激动药作用于同一受体。

非竞争性拮抗药与受体的结合相对是不可逆的。它能引起受体构型的改变或难逆性的化学键、共价键的结合，从而使受体反应性下降，即使逐渐增加激动药的浓度或剂量也不能竞争性地与被占领受体结合。随着此类拮抗药浓度或剂量的增加，激动药量效曲线的最大效能达到原来未加入非竞争性拮抗药时的水平，使量效曲线逐渐下移，药物的效能（效应）逐渐减小。图 3-7 显示了激动药和拮抗药的量效曲线。图 3 –8 是竞争性和非竞争性拮抗作用的比较。

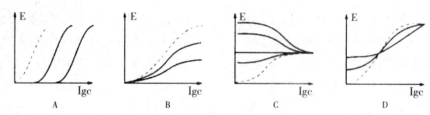

图 3-7　竞争性拮抗药（A）、非竞争性拮抗药（B）、部分激动药（D）对激动药（虚线）量效的影响及激动药（C）对部分激动药（虚线）量效曲线的影响

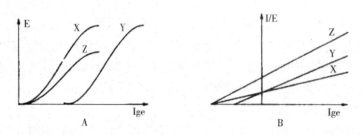

图 3-8　竞争性拮抗作用与非竞争性拮抗作用比较（A. 量效曲线；B. 双倒数曲线）

X 单用激动药；Y 竞争性拮抗药对激动药的拮抗作用；Z 非竞争性拮抗药对激动药的拮抗作用

第三节　药效动力学研究方法及新动向

药效动力学主要研究药物效应及动力过程，其目的一是为了确认药物的治疗效果，二是为了保证用药安全，为新药研发及临床用药提供科学依据。根据实验目的不同，可将药效动力学研究大致分为体外研究和体内研究两大部分，从细胞水平、器官水平、整体动物水平以及目前热门的分子基因水平等多方面多层次、全面地考察药物效应。

一、细胞水平研究

在新药研发初期，从细胞水平出发，利用细胞培养技术对先导化合物进行初步筛选，可获得快速、高通量、稳定的结果，为后续研发工作奠定良好的基础，在抗肿瘤药物、抗生素药物及免疫药理等多方面均有应用，是十分经典、可信度高的方法。以下为细胞水平药理研究代表性的研究方法。

（一）MTT 法

MTT 法又称 MTT 比色法，是一种检测细胞存活和生长的方法。其检测原理为活细胞线粒体中的琥珀酸脱氢酶能使外源性溴化 3（4，5- 二甲基噻唑 -2）-2，5- 二苯基四氮唑（MTT）还原为水不溶性的蓝紫包结晶甲䁆（Formazan）并沉积在细胞中，而死细胞无此功能。二甲基亚砜（DMSO）能溶解细胞中的甲䁆，用酶联免疫检测仪在 490 nm 波长处测定其光吸收值，可间接反映活细胞数量。在一定细胞数范围内，MTT 结晶形成的量与细胞数成正比。该方法已广泛用于一些生物活性因子的活性检测、大规模的抗肿瘤药物筛选、细胞毒性试验以及肿瘤放射敏感性测定等。它的特点是灵敏度高、经济。采用染色法区别活细胞还有 XTT 法、台盼蓝染色法、SRB 法等。

（二）克隆形成法

克隆原细胞质具有持续增殖能力的细胞。当单个细胞能连续分裂 6 代以上时，其后代所组成的群体（集落）便含 50 个以上的细胞，通过对集落计数可对克隆原细胞进行定量分析。由于集落反映了单个细胞的增殖潜力，故能灵敏地测定抗癌药物对肿瘤细胞的抑制能力，目前被认为是一种较为理想的方法。常用的克隆形成法可分为贴壁法与半固体法。

（三）Caco-2 细胞模型

Caco-2 细胞模型是最近十几年来国外广泛采用的一种研究药物小肠吸收的体外模型，帮助了解药物的吸收机制，预测体内吸收和药物相互作用，研究药物的小肠代谢情况. 从而促进新药研发，具有相对简单、重复性较好、应用范围较广的特点。Caco-2 细胞来源于人的直肠癌，结构和功能类似于人小肠上皮细胞，并含有与小肠刷状缘上皮相关的酶系。在细胞培养条件下，生长在多孔的可渗透聚碳酸酯膜上的细胞可融合并分化为肠上皮细胞，形成连续的单层，这与正常的成熟小肠上皮细胞在体外培育过程中出现反分化的情况不同。细胞亚显微结构研究表明，Caco-2 细胞与人小肠上皮细胞在形态学上相似，具有相同的细胞极性和紧密连接。胞饮功能的检测也表明，Caco-2 细胞与人小肠上皮细胞类似，这些性质可以恒定维持约 20 天，因此可以在这段时间进行药物的跨膜转运实验。另外，存在于正常小肠上皮中的各种转运系统、代谢酶等在 Caco-2 细胞中大都也有相同的表达，如细胞色素 P450 同工酶、谷氨酰胺转肽酶、碱性磷酸酶、蔗糖酶、葡萄糖醛酸酶及糖、氨基酸、二肽、维生素 B_{12} 等多种主动转运系统在 Caco-2 细胞中都有与小肠上皮细胞类似的表达。由于其含有各种胃肠道代谢酶，因此更接近药物在人体内吸收的实际环境，从而对药物在体内的作用给出较为准确的模拟情况，药物效应也更为可信可靠。

二、器官组织水平研究

随着药物效应研究手段的提高，与细胞水平研究相比较而言，器官水平研究药理作用更能直接反映药物的分布及药理作用。离体器官实验常用的离体器官有心脏、血管、肠段、子宫及神经肌肉标本，用离体标本可更为直观地观测药物的作用，检测药物在机体靶向器官发挥的药理效应。不同的动物标本用于测定不同类的药物作用。

（一）心血管类器官

离体蛙心和兔心是观测药物对心脏活动（包括心率、输出量、收缩力等）的影响最常用的标本。猫、兔、豚鼠和狗乳头肌标本的制备比较简单，在适宜条件下，可较长时间保持良好的实验状态，是观测药物对心肌基本生理特性（如收缩性、兴奋性、自律性）的影响较好的实验标本。兔主动脉条对 α 受体兴奋药十分敏感，是测定作用于 α 受体药作用的一个理想标本，已被广泛用来鉴定和分析拟交感药和其对耐药的作用。

（二）胃肠道类器官

豚鼠回肠自发活动较少，描记时有稳定的基线，可用来测定拟胆碱药的剂量反应曲线；而兔空肠具有规则律收缩活动，可观测拟肾上腺素药和抗肾上腺素药、拟胆碱药和胆碱药对活动的影响。

（三）其他类器官

未孕兔子宫对 α 受体兴奋药十分敏感，可用于鉴定 α 受体兴奋药或阻断药。豚鼠离体气管片主要含 β 受体，广泛用于鉴定和分析作用于 β 受体的药物作用。蛙坐骨神经腓肠肌标本、小鸡颈半棘肌、大白鼠膈神经标本常用来评价作用于骨骼肌的药物。而用离体脂肪组织研究作用于 β 受体的药物（脂肪组织存在 β 受体），如果药物对 β 受体有兴奋作用，则引起游离脂肪酸释放增加。预先加入 β 受体阻断剂，可使游离脂肪酸释放量明显减少，甚至完全阻断。因此通过测定游离脂肪酸含量，可评价作用于 β 受体的药物。

在离体器官研究中，不同动物的不同器官都要求最适宜的营养环境，对渗透压、离子强度、酸碱度等要求较高，因此各种动物的人工生理溶液成分和配制都有区别，应特别引起重视。

三、分子细胞生物水平研究

药效动力学研究目前已从细胞和器官水平深入到受体和分子水平，分子生物学研究理论及手段日新月异的发展，也为药物效应研究带来了新思路及新技术。生物大分子，特别是蛋白质和核酸结构功能的研究，是分子生物学的基础。现代化学和物理学理论、技术和方法的应用推动了生物大分子结构功能的研究，从分子水平和基因表达的角度阐释药物作用及其机制，使药效学研究更有针对性，能更科学地研究药物 – 机体之间的作用。

（一）受体及离子通道

受体是一种能够识别和选择性结合某种配体（信号分子）的大分子物质，多为糖蛋白，一般至少包括两个功能区域，与配体结合的区域和产生效应的区域。受体与配体结合后，构象改变而产生活性，启动一系列过程，最终表现为生物学效应。根据靶细胞上受体存在的部位，可将受体分为细胞内受体和细胞表面受体。细胞内受体介导亲脂性信号分子的信息传递，如胞内的甾体类激素受体；细胞表面受体介导亲水性信号分子的信息传递，可分为离子通道型受体、G 蛋白偶联型受体和酶偶联型受体。离子通道由细胞产生的特殊蛋白质构成，它们聚集起来并镶嵌在细胞膜上，中间形成水分子占据的孔隙，这些孔隙就是水溶性物质快速进出细胞的通道。离子通道的活性，就是细胞通过离子通道的开放和关闭调节相应物质进出细胞速度的能力，对实现细胞各种功能具有重要的意义。药物对机体细胞的作用需通过这样的生物大分子来实现。目前此类研究多集中在采用生物物理及生物化学手段，如光镜、电镜、激光共聚焦、膜片钳等，观察药物对其的作用以及引发的一系列生化反应等，从而说明其药理效应。

（二）信号转导及药物靶点

高等生物所处的环境无时无刻不在变化，机体功能上的协调统一要求有一个完善的细胞间相互识别、相互反应和相互作用的机制，这一机制可以称作细胞通信。在这一系统中细胞或者识别与之相接触的细胞，或者识别周围环境中存在的各种信号（来自于周围或远距离的细胞），并将其转变为细胞内各种分子功能上的变化，从而改变细胞内的某些代谢过程，影响细胞的生跃速度，甚至诱导细胞的死亡。这种针对外源性信号所发生的各种分子活性的变化，以及将这种变化依次传递至效应分子，以改变细胞功能的过程称为信号转导，其最终目的是使机体在整体上对外界环境的变化发生最适宜的反应。药物对机体作用后，其作用靶点及作用机制需要从信号转导的途径来解释，从而阐明药物如何对细胞在整个生命过程中的增殖、分化、代谢及死亡等诸方面进行调控，进而理解药物对机体病情病况的调控机理。如抗癌药物研究中，药物对凋亡调控基因 caspase 家族，Bcl-2 家族等级联反应、蛋白表达等作用，直接关系到药物对肿瘤的抑制效果。

（三）基因组学及蛋白质组学

基因组学（Genomics）出现于 1980 年代是研究生物基因组的组成，组内各基因的精确结构、相互关系及表达调控的学科，同时也是研究生物基因组和如何利用基因的一门学问。该学科提供基因组信息以及相关数据系统利用，研究基因以及在遗传中的功能，试图解决生物、医学和工业领域的重大问题。1990 年随着几个物种基因组计划的启动，基因组学取得了长足的发展。2001 年，人类基因组计划公布了人类基因组草图，为基因组学研究揭开新的一页。随着人类基因组草图的完成，现在许多学者开始探索基因与蛋白质如何通过相互作用来形成其他蛋白质，从而出现了蛋白质组学（Proteomics）。蛋白质组学是对蛋白质特别是其结构和功能的大规模研究，一个生命体在其整个生命周期中所拥有的蛋白质的全体或者在更小的规模上，特定类型的细胞在经历特定类型刺激时所拥有的蛋白质的全体。分别被称为这个生命体或细胞类型的蛋白质组。蛋白质组学比基因组学要复杂得多——基因组是相当稳定的实体，而蛋白质组通过与基因组的相互作用而不断发生改变。一个生命体在其机体的不同部分以及生命周期的不同阶段，其蛋白表达可能存在巨大的差异。鉴于药物在机体作用前后，基因及蛋白水平会发生一定变化，人们设计了一系列检测方法，尝试解释这种差异，从分子组学的角度说明药物效应。如近几年兴起的核酸探针、微阵列检测及高通量的基因芯片、蛋白芯片等，均从不同角度阐释了药物的作用及机制。

（四）整体动物水平研究

整体动物实验一般应用小鼠、大鼠、兔、狗、猴、猪等，根据实验目的及要求，在实验控制条件下，在动物身上制造出类似人体的毒理、药理、清理、生理过程，构建最大限度模拟病理过程及现象的模型，与正常动物及给药动物组比照，观察药物对动物生理及行为活动的影响，亦即药理效应、机制和规律。动物选择是否得当，直接关系实验的成功和质量高低。一般应选择某一功能高度发达或敏感性较强的动物，如鸽、狗、猫的呕吐反应敏感，常用来评价引起催吐和镇吐的药物的作用，而鼠类和兔模型则反应不明显；家兔对冷损伤易发生，狗则不能发生损伤；豚鼠对铜离子及汞离子的急性毒性很敏感，而大鼠、小鼠则较耐受。因此有人说，在评价动物选择是否得当时，主要看是否用"专家"式动物。一般来说，小动物模型多用于筛选实验，大动物模型多用于实验治疗和中毒机理的研究。

1. 小动物模型

新药研发中，常采用小鼠、大鼠、豚鼠、兔、猫、鸡等小型动物，进行动物水平筛选测试。抗肿瘤药物研究中，采用动物移植肿瘤，如 Lewis 肺癌小鼠、乳腺癌骨转移小鼠等用于评价研究抗肿瘤药，是目前肿瘤药物研发使用最广泛的途径。研究抗精神病药常用去水吗啡造成大白鼠舔、嗅、咬等定向行为，从而观测新药的安定作用。研究镇痛药物常用热刺激法，如小白鼠热板法、电刺激小白鼠尾部法以及化学刺激法，用酒石酸锑钾腹腔注射造成扭体反应，从而观测镇痛药的作用。在抗炎药物研究中，用定量的致炎剂如鸡蛋清、右旋糖酐、弗氏佐剂等注入大白鼠踝部皮下，造成关节肿胀，测定用药前后的肿胀程度，从而观测抗炎药物的作用。研究抗心律失常药物，用氯仿、肾上腺素、乌头碱等诱发小白鼠或大白鼠心律失常，或将电析直接连在心房或心室诱发房颤或室颤，是评价抗心律失常药的常用新方法。对抗溃疡药物的研究和评价，常采用大白鼠或豚鼠制备实验性溃疡模型，常用应激性刺激法（如将大白鼠浸于 20℃水中）、组织胺法、幽门结扎法等诱发溃疡，其中以应激法较优，成功率达 100%，更为常用。

2. 大动物模型

大型动物研究成本较高，多用于实验治疗及中毒机理的研究。如 1934 年，Goldblatt 等采用线结扎狗肾动脉，造成肾性高血压，开创了实验性高血压研究的新时代。也是研究抗高血压药物的经典模型。利用铜圈置入健康 Beagle 犬心脏中，制备急性心肌缺血动物模型，其机理可能在于铜圈作为异物被置入冠脉内，会诱发冠脉内血栓形成，堵塞冠脉而发生急性心肌缺血，是研究心肌缺血药物的模型。镇咳药研究中，猫静脉注射致咳物二甲苯基哌嗪，引起咳嗽；咳嗽次数在一定范围内与致咳物剂量呈线性关系，是研究评价镇咳药的好方法。研究抗糖尿病药，给狗、猫、猴、羊静脉注射四氧嘧啶，选择性地损伤胰腺口细胞。引起实验动物糖尿病，是经典的研究抗糖尿病的方法。目前，采用与人类最接近的恒河猴制造了多种模型，对许多疾病及药物的研发做出了重大贡献。

3. 转基因动物及基因敲除动物

近年来，随着人类对生命认识的深入，利用分子生物学技术使传统药理研究发展到分子甚至更微观的水平，可采用基因敲除、转基因技术等制作更符合疾病病理病情的动物模型。转基因动物就是用实验室方法将人们需要的目的基因导入其基因组，使外源基因与动物本身的基因整合在一起，并随细胞的分裂而增殖，在动物体内得到表达，并能稳定地遗传给后代的动物。整合到动物基因组上的外来结构基因称为转基因，由转基因编码的蛋白质称为转基因产品，通过转基因产品影响动物性状。如果转基因能够遗传给子代，就会形成转基因动物系或群体。转基因哺乳动物自 20 世纪 80 年代年代诞生以来，一直是生命科学研究和讨论的热点。随着研究的不断深入和实验技术的不断完善，转基因技术得到了更广泛的应用，如目前用于研究老年痴呆症，又称阿尔茨海默症（Alzhimer's disease）的 APP/PS1/PS2 多重转基因小鼠. 能较好地表现神经纤维缠结及斑块沉积的重要病理特征，同时一定程度体现了发病机制，被公认为模拟老年痴呆的最佳模型。基因敲除动物模型是通过运用基因工程技术的方法，将动物体内的某些特定基因在染色体水平剔除或使之失活，使得与该基因相关的蛋白质表达减少或不表达。从而使动物体内与该蛋白相关的功能丧失。这一技术为探讨基因在体内的功能和疾病的发病机制提供了一种很好的研究工具，这与早期生理学研究中常用的"切除部分观察整体推测功能"的三部曲思想相似。目前国内研究中，已有研究机构制作出肝脏葡萄糖激酶基因条件敲除的 2 型糖尿病小鼠模型，可作为 2 型糖尿病的动物模型，正式进入产业化应用阶段。这将有助于推动 2 型糖尿病的发病与治疗的研究，诠释筛选抗糖尿病药物的作用机制，并推进抗糖尿病药物的研发。

第四章

传出神经系统药物

第一节　传出神经系统概述

　　传出神经系统包括自主神经系统（也称"植物神经系统"，如图4-1所示）和运动神经系统（somatic motor nervous system）。自主神经系统又分为交感神经（sympathetic nervoussystem）和副交感神经（parasympathetic nervous system），主要支配心肌、平滑肌和腺体等效应器，其活动为非随意性的，如心脏排血、血流分配和食物消化等；运动神经系统则支配骨骼肌，通常为随意活动，如肌肉的运动和呼吸等。这两个系统均依赖化学物质进行信息传递。在神经系统，化学传递可发生于神经细胞与细胞之间、神经细胞与其支配的效应器细胞之间。化学传递通过神经末梢释放少量递质进入突触间隙，经转运方式跨越间隙，与特异性的受体分子结合兴奋或抑制突触后细胞的功能。药物可模拟或拮抗化学递质的作用，即可选择性修饰许多传出神经的功能，这些功能涉及许多效应组织，如心肌、平滑肌、血管内皮、外分泌腺和突触前的神经末梢等。

　　传出神经根据其末梢释放的递质不同，可分为以乙酰胆碱为递质的胆碱能神经（cholinergic nerve）和主要以去甲肾上腺素为递质的去甲肾上腺素能神经（noradrenergic nerve），胆碱能神经主要包括全部交感神经和副交感神经的节前纤维、运动神经、全部副交感神经的节后纤维和极少数交感神经节后纤维（支配汗腺分泌和骨骼肌血管舒张神经）。去甲肾上腺素能神经则包括几乎全部交感神经节后纤维。

　　近年来除交感神经系统和副交感神经系统外，肠神经系统（Enteric Nervous System）已日益受到人们的关注。该神经系统由许多神经元组成，其细胞体位于肠壁的壁内丛，是调节控制胃肠道功能的独立整合系统。肠神经系统在结构和功能上不同于交感神经系统和副交感神经系统，它与中枢神经系统相类似，但仍属于自主神经系统的一个组成部分。肠神经元的神经纤维可来自于交感神经和副交感神经末梢，并可直接分布到平滑肌、腺体和血管。胃肠道运动功能主要受局部的肠神经系统调节，而对中枢神经系统具有相对独立性。如肠道的蠕动反射可以在离体条件下进行，切断迷走神经或交感神经对胃肠道运动的影响也很小。肠神经系统的缺乏或功能异常，则导致胃肠道功能紊乱。肠神经系统可接受来自交感和副交感神经系统的冲动，并发送冲动至交感神经节和中枢神经系统。因此，该系统在药理学方面较交感神经或副交感神经系统更为复杂，其中涉及许多神经肽和其他递质，如5-羟色胺（5-HT）、一氧化氮（NO）、三磷酸腺苷（ATP）、P物质（SP）和神经肽（NP）。

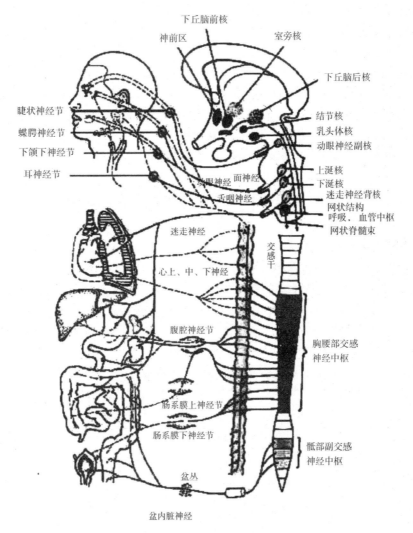

图4-1 自主神经系统分布示意图

第二节 传出神经系统的递质

当神经冲动达到神经末梢时，在突触部位从末梢释放出化学传递物，这种物质称为递质（transmitter）。通过递质作用于次一级神经元或效应器的受体（receptor）发生效应，从而完成神经冲动的传递过程。作用于传出神经系统的药物主要是在突触部位影响递质或受体而发挥作用。

传出神经系统通过神经递质完成神经冲动，在神经元之间或神经元与效应器之间的传递。传出神经的递质主要有乙酰胆碱、去甲肾上腺素（多巴胺在局部也起到递质作用）

一、乙酰胆碱

乙酰胆碱主要是在胆碱能神经末梢胞浆中由乙酰辅酶A和胆碱在胆碱乙酰化酶催化下合成，然后即进入囊泡贮存。当神经冲动到达时，神经末梢产生动作电位和离子转移，Ca^{2+}内流，使较多的囊泡与突触前膜融合，并出现裂孔，通过裂孔将囊泡内的乙酰胆碱递质排出至突触间隙，与突触后膜上的相应受体结合产生效应。乙酰胆碱释放后，在数毫秒内即被突触部位的胆碱醋酶水解成胆碱和乙酸，部分胆碱可被神经末梢再摄取利用。

二、去甲肾上腺素

去甲肾上腺素其合成主要在神经末梢进行。酪氨酸是合成去甲肾上腺素的基本原料，血液进入神经元后，在酪氨酸烃化酶催化下生成多巴，再经多巴脱羧酶脱羧后生成多巴胺，后者进入囊泡，又经多巴胺 β- 烃化酶的催化生成去甲肾上腺素，贮存于囊泡中。当神经冲动到达神经末梢时，囊泡中的去甲肾上腺素释放到突触间隙，与突触后膜上的受体结合产生效应。去甲肾上腺素释放后，75% ~ 95% 迅速被突触前膜主动摄入神经末梢内，而后被再摄入囊泡中贮存起来，供下次释放所用。这是去甲肾上腺素递质作用消失的主要方式；部分未进入囊泡的去甲肾上腺素可被线粒体膜所含的单胺氧化酶破坏。非神经组织如心肌、平滑肌等也能摄取去甲肾上腺素，这部分去甲肾上腺素被细胞内的儿茶酚胺氧位甲基转移酶（catechol -O- methyhransferase，COMT）和单胺氧化酶破坏。此外，亦有少部分去甲肾上腺素从突触间隙扩散到血液中，主要被肝、肾等组织的 COMT 和单胺氧化酶（MAO）所破坏。

第三节　传出神经系统的受体与效应

一、胆碱受体与效应

能选择性与乙酰胆碱结合的受体称胆碱受体。因这些受体对药物的敏感性不同，又分两类：①毒蕈碱型胆碱受体，因对以毒蕈碱为代表的拟胆碱药较敏感而得名，简称 M 受体。目前用分子克隆技术发现 M 受体有五个亚型，即 M_1、M_2、M_3、M_4 和 M_5 受体。②烟碱型胆碱受体，因对烟碱较敏感而得名，简称 N 受体。烟碱型胆碱受体目前分为两个亚型：N_1 与 N_2 受体。N_1 受体分布在神经节细胞膜上；N_2 受体分布在骨骼肌细胞膜上。胆碱受体被乙酰胆碱激动后的生理效应见表4-1。

表4-1　胆碱受体被乙酰胆碱激动后的生理效应

传出神经受体 效应器		肾上腺素能神经兴奋		胆碱能神经兴奋	
		效应	受体	效应	受体
心脏	心肌 窦房结 传导系统	收缩力加强 心率加快 传导加快	β_1	收缩力减弱 心率减慢 传导减慢	M
平滑肌	血管 皮肤、黏膜 腹腔内脏 骨骼肌 冠状动脉	收缩 收缩 舒张 收缩 舒张 舒张	α α β_2 β_2 β_2	舒张 舒张（交感神经）	M
	支气管、气管 胃肠壁 膀胱逼尿肌 胃肠和膀胱括约肌 胆囊和胆道	舒张 舒张 舒张 收缩 舒张	β_2 α，β_2 β_2 α β_2	收缩 收缩 收缩 舒张 收缩	M
	子宫	收缩 抑制	α β_2	不定	M
眼	虹膜 睫状肌	瞳孔扩大肌收缩（扩瞳） 舒张（远视）	α β_2	瞳孔括约肌收缩（缩瞳） 收缩（近视）	M

二、肾上腺素受体与效应

能选择性与去甲肾上腺素或肾上腺素结合的受体统称为肾上腺素受体。由于它们对药的敏感性不同，亦可分为两类：① α 肾上腺素受体，简称 α 受体，根据受体对特异性激动药或阻断药亲和力的不同，又可分为两种亚型 α_1 和 α_2 受体；② β 肾上腺素受体，简称 β 受体，可进一步分为 β_1、β_2 和 β_3 三种亚型。肾上腺素受体被去甲肾上腺素或肾上腺素激动后的生理效应见表 4-1。

三、多巴胺受体与效应

能与多巴胺受体结合的受体，简称 DA 受体。其外周主要分布于肾血管平滑肌和肠平滑肌上。

第四节 传出神经系统药物的作用

一、传出神经系统药物的作用

（一）直接作用于受体

许多传出神经系统药物能直接与胆碱受体或肾上腺素受体结合，产生激动或阻断受体效应，分别称为该受体的激动药或阻断药（拮抗药）。

（二）影响递质的化学传递

1. 影响递质的生物合成，如密胆碱抑制乙酰胆碱的合成。密胆碱目前仅用作实验研究的工具药，尚无临床应用价值。

2. 影响递质转化。胆碱能神经的递质乙酰胆碱主要被胆碱醋酶水解而失活；抗胆碱醋药能抑制胆碱醋酶活性，减少乙酰胆碱的水解失活，从而发挥拟胆碱作用。

3. 影响递质的释放和贮存。药物可促进神经末梢释放递质而发挥作用。例如，麻黄碱促进去甲肾上腺素的释放而发挥拟肾上腺素作用；有些药物通过影响递质在神经末梢的再摄取和贮存而发挥作用。例如，利血平主要抑制囊泡对去甲肾上腺素的主动再摄取，使囊泡内去甲肾上腺素逐渐减少以至耗竭，从而影响突触的化学传递，表现为拮抗去甲肾上腺素能神经的作用。

二、传出神经系统药物的分类

传出神经包括支配内脏活动的自主神经和支配骨骼肌活动的运动神经，自主神经又分为交感神经和副交感神经。交感神经和副交感神经在到达效应器官之前，分别在相应的神经节更换神经元，因此有节前纤维和节后纤维之分。运动神经自中枢发出后，中途不更换神经元，直接到达所支配的骨骼肌，故无节前和节后纤维之分（图4-2）。以上是传出神经的解剖学分类。传出神经末梢释放的递质主要为乙酰胆碱（acetylcholine，ACh）和去甲肾上腺素（noradren-aline，NA），根据神经末梢释放的递质不同，传出神经又可分为胆碱能神经和去甲肾上腺素能神经。

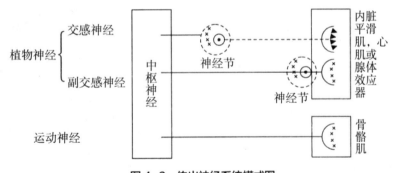

图4-2 传出神经系统模式图

▲ – 去甲肾上腺素 × – 乙酰胆碱

（一）胆碱能神经

胆碱能神经指能自身合成、贮存乙酰胆碱，兴奋时其末梢释放乙酰胆碱的神经。胆碱能神经包括：①运动神经；②交感和副交感神经的节前纤维；③副交感神经节后纤维；④极少数交感神经节后纤维，如支配汗腺分泌的交感神经、支配骨骼肌血管舒张的交感神经。

（二）去甲肾上腺素能神经

去甲肾上腺素能神经指能自身合成、贮存去甲肾上腺素，兴奋时其末梢释放去甲肾上腺素的神经。绝大多数交感神经节后纤维属于这种神经。

除上述两类神经外，还有多巴胺能神经、5-羟色胺能神经、嘌呤能神经和肽能神经，它们主要在局部发挥调节作用。

三、传出神经系统受体分布及效应

神经	受体类型	分布及效应	激动药	阻断药
胆碱能神经	M	M样作用： M_1：胃壁细胞、神经节、中枢； M_2：心脏（－）、血管扩张、血压↓； M_3：腺体分泌↑、平滑肌（＋）、缩瞳、眼内压↓、调节痉挛	乙酰胆碱	阿托品 哌仑西平 加拉碘铵
	N	N样作用： N_1：神经节（＋）、平滑肌、腺体、眼睛M样作用，心血管N样作用； N_2：骨骼肌收缩	去甲肾上腺素 烟碱	酚妥拉明 六甲双铵 筒箭毒碱
去甲肾上腺素能神经	a	A样作用： a_1：血管收缩、血压↑、瞳孔扩大； a_2：神经末梢NA释放↓	去氧肾上腺素 可乐定	哌唑嗪 育亨宾
	b	B样作用： b_1：心脏（＋）、肾素分泌； b_2：骨骼肌和冠状血管扩张、支气管和胃肠平滑肌松弛、代谢↑	异丙肾上腺素 多巴酚丁胺 特布他林	普萘洛尔 美托洛尔 布他沙明
多巴胺	DA	D样作用： D_1：肾、肠系膜、心、脑等血管平滑肌； D_2：交感神经节、突触前膜		

微信扫码
◆临床科研
◆医学前沿
◆临床资讯
◆临床笔记

第五章　自主神经系统药物

第一节　拟胆碱药

一、毛果芸香碱（Pilocarpine）

1. 其他名称

匹鲁卡品。

2. 药理作用

拟胆碱药物，通过直接刺激位于瞳孔括约肌、睫状体及分泌腺上的胆碱受体而起作用。毛果芸香碱通过收缩瞳孔括约肌，使周边虹膜离开房角前壁，开放房角，增加房水排出。同时本品还通过收缩睫状肌的纵行纤维，增加巩膜突的张力，使小梁网间隙开放，房水引流阻力减小，增加房水排出，降低眼压。此外，对平滑肌和各种腺体有直接兴奋作用，对唾液腺和汗腺作用尤为显著；对心血管系统有抑制作用。

3. 适应证

用于急性闭角型青光眼、慢性闭角型青光眼、开角型青光眼、继发性青光眼等。本品可与其他缩瞳剂、β受体阻滞剂、碳酸酐酶抑制剂、拟交感神经药物或高渗脱水剂联合用于治疗青光眼。散瞳后可用本品滴眼缩瞳以抵消睫状肌麻痹剂或扩瞳药的作用。

4. 用法用量

（1）滴眼液：①慢性青光眼：0.5%～4%溶液一次1滴，一日1～4次。②急性闭角型青光眼急性发作期：1%～2%溶液一次1滴，每5～10分钟滴眼1次，3～6次后每1～3小时滴眼1次，直至眼压下降（注意：对侧眼每6～8小时滴眼1次，以防对侧眼闭角型青光的发作）。③缩瞳：对抗散瞳作用，1%溶液滴眼每次1滴，用2～3次；先天性青光眼房角切开或外路小梁切开术前，1%溶液滴眼，一般用1～2次；虹膜切除术前，2%溶液滴眼，一次1滴，共4次。

（2）眼膏：一日1次，在临睡时涂入结膜囊内。

5. 不良反应

（1）眼刺痛，烧灼感，结膜充血引起睫状体痉挛，浅表角膜炎，颞侧或眼周头痛，诱发近视。眼部反应通常发生在治疗初期，并在治疗过程中消失。

（2）老年人和晶状体混浊的患者在照明不足的情况下会有视力减退。

（3）有使用缩瞳剂后视网膜脱离的罕见报告。

（4）长期使用本品可出现晶状体混浊、强直性瞳孔缩小、虹膜后粘连、虹膜囊肿及近视程度加深。

（5）局部用药后出现全身不良反应的情况罕见，但偶见特别敏感的患者，局部常规用药后出现流涎、出汗、胃肠道反应和支气管痉挛。

6. 禁忌

对本药过敏者、支气管哮喘者、急性角膜炎及虹膜睫状体炎等不应缩瞳的眼病患者禁用。

7. 注意事项

（1）定期检查眼压：如出现视力改变，需查视力、视野、眼压描记及房角等，根据病情变化改变用药及治疗方案。

（2）心血管疾病患者应监测本药诱导的心律改变或血流动力学改变。

（3）为避免吸收过多引起全身不良反应，滴眼后需用手指压迫泪囊部 1~2 分钟。

（4）瞳孔缩小常引起暗适应困难，应告知需在夜间开车或从事照明不好的危险职业的患者。

（5）以下情况慎用本药：胆石症或胆道疾病，慢性阻塞性肺疾病，甲状腺功能亢进，帕金森病，消化性溃疡或胃肠道痉挛，尿路梗阻，急性结膜炎、角膜炎。

（6）孕妇及哺乳期妇女用药的安全性尚未确定，故应慎用。FDA 对本药的妊娠安全性分级为 C 级。

（7）儿童要慎用本品，因患儿体重轻，易用药过量引起全身中毒。

8. 药物相互作用

（1）本品与 β 受体阻滞药、碳酸酐酶抑制剂、高渗脱水剂联合使用有协同作用。

（2）本品与拉坦前列素合用可降低葡萄膜巩膜途径房水流出的量，减低降眼压作用。

（3）与局部抗胆碱药合用将干扰本品的降眼压作用。与适量的全身抗胆碱药物合用，因全身用药到达眼部的浓度很低，通常不影响本品的降眼压作用。

9. 规格

滴眼液：10mL ：50mg；10mL ：100mg；10mL ：200mg。眼膏：1%；2%；4%。

二、卡巴胆碱（Carbachol）

1. 其他名称

氨甲酰胆碱、卡巴克。

2. 药理作用

人工合成的拟胆碱药，能直接作用于瞳孔括约肌产生缩瞳作用，同时还有抗胆碱酯酶间接作用，故缩瞳时间较长。

此外，本药还可增加胃肠道张力及收缩蠕动的作用，可加强膀胱逼尿肌的收缩，可扩张几乎所有的血管床，有负性肌力和负性变时作用，可导致支气管收缩。

3. 适应证

用于人工晶体植入、白内障摘除、角膜移植等需要缩瞳的眼科手术。

4. 用法用量

前房内注射，一次 0.02mg。

5. 不良反应

（1）可引起较强的调节痉挛及由此引起的暂时性视力下降和头痛等不良反应，还可见结膜充血、泪腺分泌增多以及眼睑瘙痒、抽动，并可增加虹膜及睫状体的血流。另外尚有引起白内障的报道。

（2）较少引起全身不良反应，偶可出现皮肤潮红、出汗、上腹部不适、腹部绞痛、呃逆、膀胱紧缩感、头痛和流涎等。

6. 禁忌

对本品过敏、甲状腺功能亢进、低血压、消化性溃疡、支气管哮喘、心律失常、癫痫、震颤麻痹、闭角型青光眼、机械性肠梗阻、尿路阻塞或痉挛等患者禁用。

7. 注意事项

（1）尚不清楚是否对胎儿有害，妊娠期间使用应权衡利弊。FDA 对本药的妊娠安全性分级为 C 级。

（2）尚不清楚本药是否分泌入乳汁，哺乳期妇女慎用。

（3）禁用于静脉或肌内注射。

8. 药物相互作用

局部（眼部）使用非甾体类抗炎药时，本品可失效。

9. 规格

注射液：1mL ：0.1mg。

三、新斯的明（Neostigmine）

1. 药理作用

本品通过抑制胆碱酯酶活性而发挥完全拟胆碱作用，还能直接激动骨骼肌运动终板上烟碱样受体（N_2 受体）。其作用特点为对腺体、眼、心血管及支气管平滑肌作用较弱，能促进胃收缩和增加胃酸分泌，并促进小肠、大肠，尤其是结肠的蠕动，从而防止肠道弛缓，促进肠内容物向下推进。本品对骨骼肌兴奋作用较强，但对中枢作用较弱。

2. 适应证

用于手术结束时拮抗非去极化肌肉松弛药的残留肌松作用，用于重症肌无力、手术后功能性肠胀气及尿潴留等。

3. 用法用量

皮下注射或肌内注射。①重症肌无力：一次 0.25 ~ 1mg，一日 1 ~ 3 次。②术后尿潴留：一次 0.25 mg，每 4 ~ 6 小时 1 次，持续 2 ~ 3 天。③术后腹胀：一次 0.5mg，可重复给药。极量，一次 1mg，一日 5mg。

4. 不良反应

（1）可致药疹，常见不良反应包括恶心、呕吐、腹泻、流泪、流涎等，严重时可出现共济失调、惊厥、昏迷、语言不清、焦虑不安、恐惧甚至心脏停搏。

（2）少见肌纤维自发性收缩，随之出现随意肌麻痹。

5. 禁忌

（1）对本品过敏者禁用。

（2）癫痫、心绞痛、室性心动过速、机械性肠梗阻或泌尿道梗阻及哮喘患者禁用。

（3）心律失常、窦性心动过缓、血压下降、迷走神经张力升高者禁用。

6. 注意事项

（1）甲状腺功能亢进症和帕金森症等慎用。

（2）孕妇用药后，由于子宫收缩，可引起早产。FDA 对本药的妊娠安全性分级为 C 级。

（3）尚不清楚本药是否分泌入乳汁，哺乳期妇女慎用。

7. 药物相互作用

（1）氨基糖苷类抗生素、卷曲霉素、林可霉素、多黏菌素、利多卡因静脉注射或奎宁肌内注射，均能作用于神经肌接头，使骨骼肌张力减弱，故对本药作用可产生不同程度的拮抗。

（2）阻断交感神经节的降压药（如胍乙啶、美卡拉明和咪芬），可减弱本药的效应。

（3）能抑制血浆中胆碱酯酶的活性，使酯族局麻药在体内水解缓慢，易致中毒反应。故在使用本药期间宜采用酰胺族局麻药。

（4）可减弱乙醚、恩氟烷、异氟烷、甲氧氟烷、环丙烷等吸入全麻药的肌松作用。

（5）阿托品作用于 M 胆碱受体，能减少胆碱酯酶抑制药过量时的不良反应，故当本药用于拮抗非去极化肌松药时，可与阿托品合用。

（6）即使是微弱的抗毒蕈碱样作用的药物（如普鲁卡因胺、奎尼丁等），也可减弱本药对重症肌无力的疗效，故不宜合用。

8. 规格

注射液：1mL：0.5mg；1mL：1mg。

四、溴吡斯的明（Pyridostigmine Bromide）

1. 其他名称

溴吡啶斯的明。

2. 药理作用

可逆性的抗胆碱酯酶药，能抑制胆碱酯酶的活性，使胆碱能神经末梢释放的乙酰胆碱破坏减少，突触间隙中乙酰胆碱积聚，出现毒蕈碱样（M）和烟碱样（N）胆碱受体兴奋作用。此外，对运动终板上的烟碱样胆碱受体（N_2 受体）有直接兴奋作用，并能促进运动神经末梢释放乙酰胆碱，从而提高胃肠道、支气管平滑肌和全身骨骼肌的肌张力。

3. 适应证

用于重症肌无力、手术后功能性肠胀气及尿潴留等。

4. 用法用量

口服。一般成人为 60 ~ 120mg，每 3 ~ 4 小时 1 次。

5. 不良反应

（1）可出现轻度的抗胆碱酯酶的毒性反应，如腹痛、腹泻、唾液增多、气管内黏液分泌增加、出汗、缩瞳、血压下降和心动过缓等，一般能自行消失。

（2）可出现溴化物的反应，如皮疹、乏力、恶心和呕吐等。

6. 禁忌

（1）对本药过敏者禁用。

（2）心绞痛、支气管哮喘、机械性肠梗阻及尿路梗塞患者禁用。

7. 注意事项

（1）心律失常（尤其是房室传导阻滞）、术后肺不张或肺炎者慎用。

（2）本品吸收、代谢、排泄存在明显的个体差异，其药量和用药时间应根据服药后效应而定。

（3）孕妇用药后，由于子宫收缩，可引起早产。FDA 对本药的妊娠安全性分级为 C 级。

（4）本药可少量分泌入乳汁中。常规剂量时，婴儿通过乳汁摄入的药物量极少，乳母可安全用药。

8. 药物相互作用

（1）能抑制血浆中胆碱酯酶的活性，使酯族局麻药在体内水解缓慢，易致中毒反应。故在使用本药期间宜采用酰胺族局麻药。

（2）氨基糖苷类抗生素、卷曲霉素、林可霉素、多黏菌素、利多卡因静脉注射或奎宁肌内注射，均能作用于神经肌接头，使骨骼肌张力减弱，故对本药作用可产生不同程度的拮抗。

（3）可减弱乙醚、恩氟烷、异氟烷、甲氧氟烷、环丙烷等吸入全麻药的肌松作用。

（4）阻断交感神经节的降压药（如胍乙啶、美卡拉明和咪芬），可减弱本药的效应。

（5）即使是微弱的抗毒蕈碱样作用的药物（如普鲁卡因胺、奎尼丁等），也可减弱本药对重症肌无力的疗效，故不宜合用。

（6）阿托品作用于 M 胆碱受体，能减少胆碱酯酶抑制药过量时的不良反应，故当本药用于拮抗非去极化肌松药时，可与阿托品合用。

9. 规格

片剂：60mg。

五、石杉碱甲（Huperzine A）

1. 药理作用

胆碱酯酶抑制剂，对乙酰胆碱酯酶具有选择性抑制作用，具有促进记忆再现、增强记忆、保持和加强肌肉收缩强度的作用。

2. 适应证

（1）用于良性记忆障碍，提高患者指向记忆、联想学习、图像回忆、无意义图形再认及人像回忆等能力。

（2）对多型痴呆和脑器质性病变引起的记忆、认知功能及情绪行为障碍亦有改善作用。

（3）亦可用于重症肌无力。

3. 用法用量

口服。一次 0.1 ~ 0.2mg，一日 2 次，可酌情调整剂量，一日量最多不超过 0.45 mg。1 ~ 2 月为一疗程。

4. 不良反应

少数患者给药后可出现头晕、耳鸣、恶心、多汗、乏力、腹痛、肌束颤动等。个别患者有瞳孔缩小、呕吐、视物模糊、心率改变、流涎、嗜睡等。大剂量可出现胃肠道不适、乏力、出汗等。

5. 禁忌

对本药过敏、癫痫、肾功能不全、机械性肠梗阻、尿路梗阻及心绞痛等患者禁用。

6. 注意事项

（1）心动过缓、支气管哮喘者慎用。

（2）本品用量有个体差异，一般应从小剂量开始给药。

（3）尚无资料证实孕妇用药的安全性，孕妇应慎用本药。

（4）尚不清楚哺乳期间用药的安全性。

7. 规格

片剂：0.05 mg。胶囊剂：0.05mg。

六、依酚氯铵（Edrophonium Chloride）

1. 药理作用

抗胆碱酯酶药物，类似新斯的明，对骨骼肌的作用特别突出。还有类似兴奋迷走神经作用，能延长心房肌的有效不应期，阻抑房室结传导，纠正阵发性室上性或房性心动过速。

2. 适应证

用于诊断重症肌无力和鉴别肌无力危象及胆碱能危象。也用作筒箭毒碱等非去极化肌松药的拮抗剂。

3. 用法用量

（1）用于重症肌无力的诊断

①肌内注射：①成人一次 10mg，重症肌无力患者此时应出现肌力改善，约可维持 5 分钟。②婴儿一次 0.5 ~ 1mg。③体重 34kg 以下儿童一次 2mg，34kg 以上儿童一次 5mg。

②静脉注射：①成人先静脉注射 2mg，如 15 ~ 30 秒无效，再静脉注射 8mg。重症肌无力患者此时应出现肌力改善，约可维持 5 分钟。②婴儿一次 0.5mg。③体重 34kg 以下儿童先注射 1mg，如 30 ~ 45 秒无效，再重复 1mg，直到总量达 5mg。体重 34kg 以上儿童先注射 2mg，如 30 ~ 45 秒无效，再重复 1mg，直到总量达 10mg。

（2）用于肌无力危象和胆碱能危象的鉴别：成人注射 1 ~ 2mg，密切注意患者反应，出现肌力改善者属于重症肌无力危象，进一步肌力减退者为胆碱能危象。

（3）用于筒箭毒碱等非去极化肌松弛药的拮抗剂：成人先静脉注射 10mg，如 30 ~ 45 秒无效，再重复。

4. 不良反应

（1）可见唾液增加、支气管痉挛、心动徐缓、心律失常等反应。

（2）偶见室性期前收缩、腹痛、流涎、恶心、视物模糊和腿痛。

5. 禁忌

心脏病患者、手术后腹胀或尿潴留以及正在使用洋地黄类药物患者禁用。

6. 注意事项

（1）术后肺不张或肺炎、房室传导阻滞、支气管哮喘患者慎用。

（2）孕妇用药后，由于子宫收缩，可引起早产。FDA 对本药的妊娠安全性分级为 C 级。

（3）尚不清楚本药是否分泌人乳汁，哺乳期妇女慎用。

7. 药物相互作用

（1）能抑制血浆中胆碱酯酶的活性，使酯族局麻药在体内水解缓慢，易致中毒反应。故在使用本药期间宜采用酰胺族局麻药。

（2）与地高辛等洋地黄类药物联用，会导致房室传导阻滞、心动过缓和心脏停搏。

（3）氨基糖苷类抗生素、卷曲霉素、林可霉素、多黏菌素、利多卡因静脉注射或奎宁肌内注射，均能作用于神经肌接头，使骨骼肌张力减弱，故对本药作用可产生不同程度的拮抗。

（4）可减弱乙醚、恩氟烷、异氟烷、甲氧氟烷、环丙烷等吸入全麻药的肌松作用。

（5）乙酰唑胺作为利尿药静脉给药，与本药合用可能导致患者的肌无力症状加重。

（6）阻断交感神经节的降压药（如胍乙啶、美卡拉明和咪芬），可减弱本药的效应。

（7）即使是微弱的抗毒蕈碱样作用的药物（如普鲁卡因胺、奎尼丁等），也可减弱本药对重症肌无力的疗效，故不宜合用。

（8）阿托品作用于 M 胆碱受体，能减少胆碱酯酶抑制药过量时的不良反应，故当本药用于拮抗非去极化肌松药时，可与阿托品合用。

8. 规格

注射液：1mL ：10mg；20mL ：20mg；10mL ：100mg。

七、加兰他敏（Galanthamine）

1. 药理作用

可逆性抗胆碱酯酶药。作用与新斯的明相似，可透过血脑屏障，对抗非去极化肌松药。对运动终板上的 N_2 胆碱受体也有直接兴奋作用，可改善神经肌肉传导，并有一定的中枢拟胆碱作用。

2. 适应证

用于重症肌无力、脊髓灰质炎后遗症以及拮抗氯化筒箭毒碱及类似药物的非去极化肌松作用。静脉注射可迅速逆转注射氢溴酸东莨菪碱所致的中枢抗胆碱作用。

3. 用法用量

（1）肌肉或皮下注射：①重症肌无力：成人一次 2.5 ~ 10mg，一日 1 次，26 周为一疗程。小儿按体重一次 0.05 ~ 0.1mg/kg，一日 1 次，2 ~ 6 周为一疗程。②抗筒箭毒碱非去极化肌松作用：成人肌内注射起始剂量 5 ~ 10mg，5 ~ 10 分钟后按需要可逐渐增加至 10 ~ 20mg。

（2）静脉注射：逆转注射氢溴酸东莨菪碱所致的中枢抗胆碱作用，一次 0.5mg/kg。

4. 不良反应

（1）神经系统：常见发热、疲劳、眩晕、头痛、发抖、失眠、嗜睡、抑郁、梦幻、意识错乱及晕厥。罕见有张力亢进、感觉异常、失语症和运动机能亢进、震颤、腿痛性痉挛、一过性缺血发作或脑血管意外等。

（2）胃肠系统：可见口干、恶心、呕吐、腹胀、反胃、腹痛、腹泻、厌食、消化不良、吞咽困难、消化道出血。

（3）心血管系统：可见心动过缓、心律不齐、房室传导阻滞、房性心律失常、心悸、心肌缺血或梗死，低血压罕见。

（4）血液系统：贫血可见，偶见血小板减少。

（5）内分泌和代谢系统：可见体重下降、脱水、低钾血症，偶见血糖增高。

5. 禁忌

癫痫、机械性肠梗阻、支气管哮喘、心绞痛和心动过缓者禁用。

6. 注意事项

（1）有消化性溃疡病史或同时使用非甾体类抗炎药、中度肝肾功能不全、病窦综合征及其他室上性心脏传导阻滞患者慎用。

（2）孕妇用药的安全性尚未确定，孕妇使用应权衡利弊。FDA 对本药的妊娠安全性分级为 B 级。

（3）尚不清楚本药是否分泌入乳汁，哺乳期妇女不推荐使用。

7. 药物相互作用

（1）与 CYP2D6 酶抑制药（阿米替林、氟西汀、氟伏沙明、帕罗西汀及奎尼丁）合用，可使本药的清除减少，不良反应发生率增加。

（2）肾上腺素 β 受体阻断药可明显减慢心率，与本药合用可致严重心动过缓。

（3）本药能加强麻醉过程中琥珀酰胆碱类药物的肌松作用。

（4）能抑制血浆中胆碱酯酶的活性，使酯族局麻药在体内水解缓慢，易致中毒反应。故在使用本药期间宜采用酰胺族局麻药。

（5）抗毒蕈碱样作用的药物（如普鲁卡因胺、奎尼丁等），可减弱本药对重症肌无力的疗效，不宜合用。

（6）红霉素可降低本药的疗效。

（7）阻断交感神经节的降压药（如胍乙啶、美卡拉明和咪芬），可减弱本药的效应。

（8）与地高辛等洋地黄类药物联用，会导致房室传导阻滞、心动过缓和心脏停搏。

（9）可拮抗氨基糖苷类抗生素、卷曲霉素、林可霉素、多黏菌素、利多卡因静脉注射或奎宁肌内注射产生的肌松作用。

（10）可减弱乙醚、恩氟烷、异氟烷、甲氧氟烷、环丙烷等吸入全麻药的肌松作用。

8. 规格

注射液：1mL ∶ 1mg；1mL ∶ 2.5mg；1mL ∶ 5mg。

第二节　抗胆碱药

一、阿托品（Atropine）

1. 其他名称

颠茄碱。

2. 药理作用

M 胆碱受体阻滞剂。具有松弛内脏平滑肌的作用，从而解除平滑肌痉挛，缓解或消除胃肠平滑肌痉挛所致的绞痛，对膀胱逼尿肌、胆管、输尿管、支气管都有解痉作用，但对子宫平滑肌的影响较少。治疗剂量时，对正常活动的平滑肌影响较小，但对过度活动或痉挛的内脏平滑肌则有显著的解痉作用。大剂量可抑制胃酸分泌，但对胃酸浓度、胃蛋白酶和黏液的分泌影响很小。随用药剂量增加可依次出现如下反应：腺体分泌较少、瞳孔扩大和调节麻痹、心率加快、膀胱和胃肠道平滑肌的兴奋性降低、胃液分泌抑制。中毒剂量则出现中枢症状。本品对心脏、肠和支气管平滑肌作用比其他颠茄生物碱更强而持久。麻醉前用药可减少麻醉过程中支气管黏液分泌，预防术后引起肺炎，并消除吗啡对呼吸的抑制。经眼部给药，可阻断眼部 M 胆碱受体，从而使瞳孔括约肌和睫状肌松弛，形成扩瞳效应。

3. 适应证

（1）用于各种内脏绞痛，对胃肠绞痛及膀胱刺激症状疗效较好，但对胆绞痛、肾绞痛的疗效较差。

（2）用于迷走神经过度兴奋所致的窦房传导阻滞、房室传导阻滞等缓慢型心律失常，也可用于继发于窦房结功能低下而出现的室性异位节律。

（3）用于锑剂中毒引起的阿一斯综合征、有机磷农药中毒、氨基甲酸酯类农药中毒、急性毒蕈碱中毒、乌头中毒、钙通道阻滞药过量引起的心动过缓。

（4）用于抗休克。

（5）用于麻醉前给药，以抑制腺体分泌，特别是呼吸道黏液分泌。

（6）眼用制剂可用于葡萄膜炎、散瞳。

4. 用法用量

（1）口服：成人一次 0.3 ～ 0.6mg，一日 3 次，极量每次 1mg，一日 3 次。儿童一次 0.01mg/kg，每 4 ～ 6 小时 1 次。

（2）静脉注射：①成人一般情况：一次 0.3 ～ 0.5mg，一日 0.5 ～ 3mg。极量：一次 2mg。②抗休克：成人一次 0.02 ～ 0.05mg/kg，用 50 % 葡萄糖注射液稀释后于 5 ～ 10 分钟注射，每 15 ～ 30 分钟一次，2 ～ 3 次后如情况未好转可逐渐增加用量，直到患者面色潮红、四肢温暖、瞳孔中度散大、收缩压在 75 mmHg 以上时，逐渐减量至停药。儿童 0.03 ～ 0.05mg/kg，每 15 ～ 30 分钟一次，2 ～ 3 次后如情况未好转可逐渐增加用量，至情况好转后可逐渐减量至停药。③抗心律失常：成人一次 0.5 ~ 1mg，按需可 1 ~ 2 小时 1 次，最大用量为 2mg。儿童一次 0.01 ~ 0.03mg/kg。④解毒：锑剂引起的阿－斯综合征一次 1 ~ 2mg，15 ~ 30 分钟后再注射 1mg，如患者无发作，按需每 3 ~ 4 小时皮下或肌内注射 1mg。有机磷农药中毒一次 1 ~ 2mg（严重有机磷农药中毒时可加大 5 ~ 10 倍），每 10 ~ 20 分钟重复，直到发绀消失，继续用药至病情稳定，然后用维持量，有时需连用 2 ~ 3 天。

（3）静脉滴注：抗休克，一次 0.02 ~ 0.05 mg/kg，用葡萄糖注射液稀释后滴注。

（4）肌内注射：①一般情况：剂量同静脉注射。②麻醉前用药：术前 0.5 ~ 1 小时给予，单次 0.5mg。③解毒：锑剂引起的阿一斯综合征剂量同静脉注射。有机磷农药中毒剂量同静脉注射。乌头中毒、钙通道阻滞药过量，一次 0.5 ~ 1mg，每 1 ~ 4 小时 1 次，至中毒症状缓解。

（5）皮下注射：①一般情况：剂量同静脉注射。②缓解内脏绞痛：一次 0.5mg。③麻醉前用药：成人单次 0.5mg。儿童体重 3kg 以下者，单次 0.1mg；7 ~ 9kg，单次 0.2mg；12 ~ 16kg，单次 0.3mg；20 ~ 27kg，单次 0.4mg；32kg 以上，单次 0.5mg。④解毒：剂量同静脉注射。

（6）经眼用药：①眼用凝胶：滴入结膜囊，一次 1 滴，一日 3 次。②滴眼液：滴入结膜囊，一次 1 滴，一日 1 ~ 2 次。③眼膏：涂少许在下穹隆，一日 1 ~ 3 次。

5. 不良反应

本药具多种药理作用，临床应用其中一种作用时，其他作用则成为不良反应。

（1）常见便秘、出汗减少、口鼻咽喉干燥、视物模糊、皮肤潮红、排尿困难、胃肠动力低下、胃－食管反流。

（2）少见眼压升高，过敏性皮疹或疱疹。

（3）眼部用药可出现皮肤黏膜干燥发热、面部潮红、心动过速、视物模糊、短暂的眼部烧灼感和刺痛、畏光、眼睑肿胀等；少数患者眼睑出现瘙痒、红肿、结膜充血等过敏反应。

6. 禁忌

青光眼及前列腺肥大者、高热者禁用。

7. 注意事项

（1）对其他颠茄生物碱不耐受者，对本品也不耐受。

（2）下列情况应慎用：①脑损害，尤其是儿童。②心脏病，特别是心律失常、充血性心力衰竭、冠心病、二尖瓣狭窄等。③反流性食管炎、食管与胃的运动减弱、下食管括约肌松弛。④ 20 岁以上患者存在潜隐性青光眼时，有诱发的危险。⑤溃疡性结肠炎。⑥前列腺肥大引起的尿路感染及尿路阻塞性疾病。

（3）孕妇静脉注射阿托品可使胎儿心动过速，孕妇使用需考虑用药的利弊。FDA 对本药的妊娠安全性分级为 C 级。

（4）本品可分泌至乳汁，并有抑制泌乳作用，哺乳期妇女慎用。

（5）婴幼儿对本品的毒性反应极敏感，特别是痉挛性麻痹与脑损伤的小儿，反应更强。环境温度较高时，因闭汗有体温急骤升高的危险，应用时要严密观察。

（6）老年人容易发生抗 M 胆碱样副作用，如排尿困难、便秘、口干（特别是男性），也易诱发未经诊断的青光眼，一经发现，应即停药。本品对老年人尤易致汗液分泌减少，影响散热，故夏天慎用。

（7）酚磺酞试验时本品可减少酚磺酞的排出量。

8. 药物相互作用

（1）与尿碱化药包括含镁或钙的制酸药、碳酸酐酶抑制药、碳酸氢钠、枸橼酸盐等合用时，本药排泄延迟，作用时间和（或）毒性增加。

（2）与金刚烷胺、吩噻嗪类药、其他抗胆碱药、扑米酮、普鲁卡因胺、三环类抗抑郁药合用，本药的毒副反应可加剧。

（3）与单胺氧化酶抑制剂（包括呋喃唑酮、丙卡巴肼等）合用时，可加强抗 M 胆碱作用的副作用。

（4）与甲氧氯普胺并用时，后者的促进肠胃运动作用可被拮抗。

（5）本药可加重胺碘酮所致的心动过缓。

（6）与奎尼丁合用，可增强本药对迷走神经的抑制作用。

（7）与异烟肼合用，本药抗胆碱作用增强。

（8）与哌替啶合用，有协同解痉和止痛作用。

（9）胆碱酯酶复活药与本药合用可减少本药用量和不良反应，增强治疗有机磷农药中毒的疗效。

（10）抗组胺药可增强本药的外周和中枢效应，也可加重口干、尿潴留及眼压增高等不良反应。

9. 规格

片剂：0.3mg。注射液：1mL ：0.5mg；1mL ：1mg；1mL ：5mg。滴眼液：10mL ：50mg。眼膏：0.5%；1%；2%。眼用凝胶：5g ：50mg。

二、东莨菪碱（Scopolamine）

1. 药理作用

外周作用较强的抗胆碱药，阻断 M 胆碱受体。本品的外周作用较阿托品强而维持时间短，能抑制腺体分泌，解除毛细血管痉挛，改善微循环，扩张支气管，解除平滑肌痉挛；对大脑皮质有明显抑制作用，对呼吸中枢有兴奋作用。

2. 适应证

用于麻醉前给药，震颤麻痹，晕动病，躁狂性精神病，胃、肠、胆、肾平滑肌痉挛，胃酸分泌过多，感染性休克，有机磷农药中毒。

3. 用法用量

皮下或肌内注射，一次 0.3 ~ 0.5mg，极量一次 0.5mg，一日 1.5mg。

4. 不良反应

常有口干、眩晕，严重时瞳孔散大，皮肤潮红、灼热，兴奋，烦躁，谵语，惊厥，心跳加快。

5. 禁忌

（1）对本品过敏者禁用。

（2）青光眼患者禁用。

（3）严重心脏病、器质性幽门狭窄或麻痹性肠梗阻者禁用。

6. 注意事项

（1）前列腺肥大者慎用。

（2）皮下或肌内注射时要注意避开神经与血管。如需反复注射，不要在同一部位，应左右交替注射。

（3）孕妇及哺乳期妇女用药的安全性尚不明确。

（4）老年患者用药需注意呼吸和意识情况。

7. 药物相互作用

（1）不能与抗抑郁、治疗精神病和帕金森病的药物合用。

（2）其他参见阿托品。

8. 规格

氢溴酸东莨菪碱注射液：1mL ：0.3mg；1mL ：0.5mg。

三、山莨菪碱（Anisodamine）

1. 其他名称

654-2。

2. 药理作用

M 胆碱受体阻断药，作用与阿托品相似或稍弱，有明显外周抗胆碱作用，能松弛平滑肌，解除微血管痉挛，故有解痉止痛和改善微循环作用。其扩瞳和抑制腺体分泌的作用是阿托品的1/20 ~ 1/10。因不能通过血脑屏障，故中枢作用较弱。

3. 适应证

用于感染中毒性休克、有机磷农药中毒、平滑肌痉挛、眩晕症。

4. 用法用量

（1）口服：一次 5 ～ 10mg，一日 3 次。用于缓解疼痛时一次 5mg，疼痛时服，必要时 4 小时后可重复一次。

（2）肌注：一次 5 ～ 10mg，每日 1 ～ 2 次。

（3）静脉用药：①感染中毒性休克：依病情决定剂量，成人一次 10 ～ 40mg，儿童一次 0.3 ～ 2mg/kg，稀释后静脉注射，也可将本品 5 ～ 10mg 加于 5% 葡萄糖液 200mL 中静脉滴注，每隔 10 ～ 30 分钟重复给药，随病情好转延长给药间隔，直至停药，情况无好转可酌情加量。②有机磷农药中毒的解救用量视病情而定。

5. 不良反应

与阿托品相似，但毒性较低。可有口干、面红、轻度扩瞳、视近物模糊等，用量较大时可有心率加快及排尿困难，多在 1 ～ 3 小时内消失。

6. 禁忌

（1）颅内压增高、脑出血急性期、前列腺增生、尿潴留及青光眼患者禁用。

（2）哺乳期妇女禁用。

7. 注意事项

（1）严重肺功能不全、严重心力衰竭慎用。

（2）可延长胃排空时间，能增加很多药物的吸收，使发生不良反应的危险性增加。

（3）孕妇慎用。

8. 药物相互作用

（1）与甲氧氯普胺、多潘立酮等合用，各自效用降低。

（2）与哌替啶合用，有协同解痉和止痛作用。

（3）可拮抗去甲肾上腺素所致的血管痉挛。

（4）可拮抗毛果芸香碱的促分泌作用，但抑制强度低于阿托品。

9. 规格

注射液：5mg。片剂 5mg。

四、托品卡胺（Tropicamide）

1. 其他名称

托品酰胺。

2. 药理作用

为 M 胆碱受体阻断药，作用类似阿托品。能阻滞乙酰胆碱引起的瞳孔括约肌及睫状肌的兴奋作用，使瞳孔括约肌及睫状肌松弛，出现扩瞳和调节麻痹。其 0.5% 溶液可引起瞳孔散大，1% 溶液还可引起睫状肌麻痹。

3. 适应证

用于散瞳和调节麻痹。

4. 用法用量

0.5% ～ 1% 溶液滴眼，一次 1 滴，间隔 5 分钟滴第 2 次。

5. 不良反应

（1）有类似阿托品样作用，可使闭角型青光眼眼压急剧升高，也可能激发未被诊断的闭角型青光眼。

（2）本药 1% 溶液可能产生暂时的刺激症状。若溶液浓度过高或滴药次数过多，可引起口干、便秘、排尿困难、心动过速等不良反应。

（3）偶有报道可导致过敏性休克。

6. 禁忌

（1）闭角型青光眼者禁用。

（2）婴幼儿有脑损伤、痉挛性麻痹及先天愚型综合征者禁用。

7. 注意事项

（1）前列腺增生患者慎用。

（2）为避免药物经鼻黏膜吸收，滴眼后应压迫泪囊部 2 ~ 3 分钟。

（3）婴幼儿对本药极为敏感，药物吸收后可引起眼周局部皮肤潮红、口干等。

（4）高龄患者易产生阿托品样毒性反应，也可能激发未被诊断的闭角型青光眼，一经发现应立即停药。

（5）FDA 对本药的妊娠安全性分级为 C 级。

（6）药物对哺乳的影响尚不明确。

（7）如出现口干、颜面潮红等阿托品样毒性反应，应立即停用，必要时予拟胆碱类药物解毒。

（8）如出现过敏症状或眼压升高应停用。

8. 药物相互作用

尚不明确。

9. 规格

滴眼液：6mL ： 15mg；6mL ： 30mg。

五、樟柳碱（Anisodine）

1. 药理作用

本品具有明显的中枢抗胆碱作用，它和乙酰胆碱在 M 胆碱受体部位竞争，阻止乙酰胆碱与 M 胆碱受体结合，从而阻断神经冲动传递，达到干扰由胆碱能神经传递引起的生理功能。能解除血管痉挛，改善微循环，有抗震颤、解痉、平喘、抑制腺体分泌、散瞳及对抗有机磷酸酯类农药中毒的作用。作用强度较阿托品为弱，而毒性小。

2. 适应证

用于偏头痛、血管性头痛、视网膜血管痉挛、缺血性视神经病变、神经系统炎症及脑血管所引起的急性瘫痪、震颤麻痹等，亦可用于有机磷酸酯类农药中毒的解毒。

3. 用法用量

口服。常用量：一次 1 ~ 4mg，一日 1~10mg。

4. 不良反应

（1）可有口干、头昏、面红、瞳孔散大、尿失禁、疲乏等。

（2）偶见暂时性黄疸、意识模糊，减药或停药后可自行消失。

5. 禁忌

青光眼、出血性疾病、脑出血急性期患者禁用。

6. 注意事项

（1）心脏病、严重心衰、心律失常患者及儿童慎用。

（2）孕妇及哺乳期妇女用药的安全性尚不明确。

7. 规格

片剂：1mg；3mg。

六、颠茄（Belladonna）

1. 药理作用

①抗 M 胆碱作用：能抑制乙酰胆碱的毒蕈碱样作用，主要抑制节后胆碱能神经支配的自主性效应器部位乙酰胆碱的活动，无胆碱能神经供应但受乙酰胆碱支配的平滑肌的活动也被抑制。节后胆碱能神经支配的胆碱受体位于平滑肌、心肌、窦房结和房室结以及外分泌腺等处。较大量的颠茄也能减少胃肠道

的运动和分泌，降低输尿管和膀胱的张力，对胆总管和胆囊仅略为松弛。②止呕吐：主要在于能降低迷路中受体的应激性，以及抑制前庭与小脑间神经通道的传导。③抗晕眩：可能作用于大脑皮层或在皮层外围的球囊筛区和椭圆囊筛区。

2. 适应证

用于胃及十二指肠溃疡，胃肠道、肾、胆绞痛等。

3. 用法用量

口服，常用量，一次 0.3 ~ 1mL，一日 1 ~ 3mL；极量，一次 1.5mL，一日 4.5mL。

4. 不良反应

（1）较常见便秘、出汗减少、口鼻咽喉及皮肤干燥、视力模糊、排尿困难（尤其老年人）。

（2）少见眼睛痛、眼压升高、过敏性皮疹或疱疹。

5. 注意事项

（1）对阿托品或其他颠茄生物碱不耐受，对颠茄也可不耐受。

（2）幼儿及儿童对颠茄的阿托品样毒性反应极为敏感。痉挛性麻痹与脑损害的幼儿及儿童，对颠茄的反应增强，应用时要严密观察。环境温度较高时，可有体温急骤升高的危险，原因是汗腺分泌活动受抑制，多见于婴幼儿。脸红反应则系皮下血管扩张所致。

（3）老年病患者应用一般常用量即可出现烦躁、震颤、昏睡或谵妄等症状。老年人特别容易发生抗毒蕈碱样不良反应，如便秘、口干和尿潴留（尤其是男性）。也易诱发未经诊断的青光眼。一经发现，应即停药。

（4）下述疾病应慎用：①脑损害，尤其是儿童，颠茄的中枢神经作用可加强。②心脏病特别是心律失常、充血性心力衰竭、冠心病、二尖瓣狭窄等。③先天愚型，可出现瞳孔散大及心率加快。④反流性食管炎，食管与胃的运动减弱，下食管括约肌松弛，可使胃排空延迟，从而促成胃潴留，并增加胃 – 食管的反流。⑤胃肠道阻塞性疾患，如贲门失弛缓症和幽门梗阻等，可因肌运动和张力的削弱而引起梗阻及胃潴留。⑥青光眼（闭角型或潜在型），颠茄可诱发闭角型青光眼的急性发作，20 岁以上患者青光眼潜在，有诱发的危险。⑦急性出血伴有心血管功能不全者，心率加速可能对病情不利。⑧肝功能中度损害，可减少减慢颠茄的代谢。⑨膈疝合并反流性食管炎，颠茄可使症状加重。⑩高血压，可因用药而加重。⑪甲状腺功能亢进，心动过速更甚。⑫老年衰弱患者，肠道松弛无力，或已有麻痹性肠梗阻先兆，有导致完全性肠梗阻的危险。⑬肺部疾患，特别是婴幼儿及衰弱患者，支气管分泌减少，痰浓缩后有支气管栓子形成。⑭重症肌无力者，乙酰胆碱的生理作用被抑制后的病情可加重。⑮自主神经疾病等患者，尿潴留和睫状肌麻痹可加重。⑯前列腺肥大、非阻塞性（膀胱张力减低）及尿路阻塞性疾病，可能导致完全性尿潴留。⑰中度肾功能损害，颠茄排泄减少而发生不良反应。⑱小儿痉挛性麻痹，对颠茄的效应可增加。⑲可加重心动过速。⑳溃疡性结肠炎，用药量大时肠蠕动度降低，可导致麻痹性肠梗阻，且可诱发及加重中毒性巨结肠症。

6. 药物相互作用

（1）与尿碱化药合用时，包括碳酸酐酶抑制药等，颠茄排泄延迟，疗效、毒性都可因此而加强。

（2）与金刚烷胺、美克洛嗪、吩噻嗪类药、其他抗胆碱药、扑米酮、普鲁卡因胺、三环类抗抑郁药等合用时，颠茄的毒副反应可加剧。

（3）与制酸药、吸附性止泻药等合用时，颠茄吸收减少，疗效削弱，二者服用的时间应隔开 1 小时以上。

（4）与可待因或美沙酮等合用时可发生严重便秘，导致麻痹性肠梗阻或（和）尿潴留。

（5）与甲氧氯普胺合用时，其促进胃肠运动的作用可被颠茄所拮抗。

（6）与单胺氧化酶抑制剂（包括呋喃唑酮、丙卡巴肼等）合用时，颠茄在肝脏的解毒被阻断，因而可加强其抗 M 胆碱作用的不良反应，另外，这种抑制剂本身也有抗 M 胆碱作用。

7. 规格

酊剂：500mL。

七、曲司氯铵（Trospium Chloride）

1. 药理作用

人工合成的具有四个铵基结构的托品酸衍生物，属副交感神经阻滞药，作用类似于阿托品，主要通过与内源性神经递质乙酰胆碱竞争性结合突触后膜 M 受体而起作用，对有副交感神经支配的器官起着降低副交感神经张力、去除因副交感神经引起的平滑肌痉挛的作用，对胃肠、胆道和泌尿道也有一定作用。本品脂溶性低而不易通过血脑屏障，不会产生中枢神经系统副作用。

2. 适应证

用于治疗由于逼尿肌不稳定或逼尿朋反射亢进引起的尿频、尿急和急迫性尿失禁等症。

3. 用法用量

口服，饭前空腹用水整片冲服。每日 2 次，每次 20mg。严重肾功能不全 [肌酐清除率在 10 ~ 30mL/（min・1.73m²）] 患者的推荐剂量为每日或隔日 20mg。

4. 不良反应

在服用曲司氯铵治疗期间可出现抗胆碱能样副作用，如口干、消化不良和便秘等。

5. 禁忌

以下情况时禁用：对曲司氯铵活性成分和其他成分过敏；尿潴留，前列腺增生伴尿潴留；闭角型青光眼（高眼压）；心动过速（心率快，有时心律不规则）；重症肌无力（表现为劳累状况下肌肉快速疲劳）；严重的溃疡性结肠炎；毒性巨结肠；需透析的肾功能不全 [肌酐清除率小于 10mL/（min・1.73m²）]。

6. 注意事项

（1）慎用于以下患者：幽门梗阻等有胃肠道梗阻的患者；尿流梗阻有形成尿潴留危险者；自主神经功能障碍者；食道裂孔疝伴反流性食道炎者；甲状腺功能亢进、冠心病及充血性心力衰竭等非正常性的心率快速的患者。

（2）由于本品尚无肝损害患者使用的有效资料，因此不推荐在此类患者应用该药。

（3）本品主要通过肾脏而被清除，在肾功能不全患者使用时可导致本品血浆浓度的急剧升高，因此肾功能轻度和中度受损患者应慎用本品。

（4）在开始服用本品前，应排除以下疾病：心血管疾病、肾脏疾病、烦渴症和泌尿系感染及肿瘤等可导致尿频、尿急和急迫性尿失禁的器质性疾患。

（5）因本品中含有小麦淀粉赋形剂，有腹腔疾患的患者在使用本药前应咨询医生。

（6）原则上讲，存在眼调节障碍的患者会降低处理道路交通和使用机器的能力。但是本品的实验结果并未显示存在影响和驾驶能力关联的身体机能的作用（视觉定位、一般反应能力、压力反应能力、集中能力和运动协调能力）。

7. 药物相互作用

（1）加强药物的抗胆碱能作用，如金刚烷胺、三环类抗抑郁药、奎尼丁、抗组胺和维拉帕米；加强拟交感药物的心动加速作用；降低如甲氧氯普胺和西沙比利等药物的正性动力作用。

（2）由于本品可影响胃肠道的动力和分泌，因此不能排除本品会影响同时服用的其他药物的吸收。

（3）由于不能排除瓜耳胶、考来烯胺等药物抑制本品的吸收. 因此不推荐这些药物与本品同用。

（4）体外试验显示，本品可影响与药物代谢有关的细胞色素酶 P450 的代谢（CYP1A2、2A6、2C9、2C19、2D19、2D6、2E1、3A4）。对其他的代谢无影响。

8. 规格

片剂：20mg。

八、双环维林（Dicyclomine）

1. 药理作用

本品为抗胆碱药，其作用与阿托品相似而较弱，并有局部麻醉作用。

2. 适应证

用于胃及十二指肠溃疡，胃酸过多，及胆、胃肠道、尿道痉挛等。

3. 用法用量

口服：每次 10 ~ 20mg，每日 3 ~ 4 次或睡前服。

4. 禁忌

青光眼、前列腺肥大及幽门梗阻患者忌用

5. 注意事项

参见阿托品。

6. 规格

片剂：10mg。

第三节　拟肾上腺素药

一、萘甲唑啉（Naphazoline）

1. 药理作用

拟肾上腺素药，有收缩血管作用。

2. 适应证

（1）滴眼液用于过敏性结膜炎。

（2）滴鼻液用于过敏性及炎症性鼻充血、急慢性鼻炎等。

3. 用法用量

（1）滴眼：一次 1 ~ 2 滴，一日 2 ~ 3 次。

（2）治鼻充血：用其 0.05 ~ 0.1% 溶液，每侧鼻孔滴 2 ~ 3 滴。

4. 不良反应

（1）偶有眼部疼痛、流泪等轻度刺激作用。

（2）连续长期使用易引起反跳性充血。

5. 禁忌

对本品过敏者、青光眼或其他严重眼病患者、萎缩性鼻炎患者禁用。

6. 注意事项

（1）高血压和甲状腺功能亢进患者慎用。

（2）儿童、老年人、孕妇及哺乳期妇女慎用。

（3）滴眼液在使用过程中，如发现眼红、疼痛等症状应停药。

（4）滴鼻液过浓，滴药过多，或误吞药液，均可引起中毒，对小儿尤须小心。

（5）滴鼻液滴药的间隔时间，最好不少于 4 小时。

（6）滴鼻液不宜长期使用，否则可能引起萎缩性鼻炎。

7. 药物相互作用

单胺氧化酶抑制剂或拟交感药物不能与本品同用。

8. 规格

滴眼液：0.012%。滴鼻液：0.05%；0.1%。

二、米多君（Midodrine）

1. 药理作用

本品在体内形成活性代谢物脱甘氨酸米多君，后者为肾上腺素 α_1 受体激动剂，可通过兴奋动脉和静脉 α 受体而使血管收缩，进而升高血压。本品能增加各种原因导致的体位性低血压患者立位、坐位和卧位的收缩压和舒张压。改善循环容量不足引起的症状（如晨起精神不振、乏力、头晕、眼花等）。

本品不会激动心脏肾上腺素 β 受体，且基本不能透过血脑屏障，因而不会影响中枢神经系统的功能，但用药后由于反馈作用，心率可能下降。可使膀胱内括约肌张力增高，导致排尿延迟。

2. 适应证

用于治疗各种原因引起的低血压症，尤其是血液循环失调引起的体位性低血压。还可用于压力性尿失禁的辅助治疗。

3. 用法用量

成人和 12 岁以上儿童口服。

（1）低血压：开始剂量一次 2.5mg，一日 2 ~ 3 次。必要时可逐渐增至一次 10mg，一日 3 次。

（2）血液循环失调：一次 2.5mg，一日 2 次，早、晚服用。必要时一次 2.5mg，一日 3 次。个别患者可减至一次 1.25mg，一日 2 次。

（3）尿失禁：开始剂量一次 2.5mg，一日 2 次。必要时可逐渐增至一次 5mg，一日 2 ~ 3 次。

4. 不良反应

（1）常见的不良反应：卧位和坐位时的高血压，主要发生于头皮的感觉异常和瘙痒，皮肤竖毛反应（鸡皮疙瘩），寒战，尿失禁，尿潴留和尿频。

（2）少见的不良反应：头痛，头胀，面部血管扩张，脸红，思维错乱，口干，神经质或焦虑及皮疹。

（3）偶发的不良反应：视野缺损，眩晕，皮肤过敏，失眠，嗜睡，多形性红斑，口疮，皮肤干燥，排尿障碍，乏力，背痛，心口灼热，恶心，胃肠不适，胃肠胀气及腿痛性痉挛。

5. 禁忌

禁用于严重器质性心脏病、急性肾脏疾病、嗜铬细胞瘤或甲状腺功能亢进的患者。

6. 注意事项

（1）尿潴留、有眼内压增高危险、使用可引起心率减慢的药物的患者应慎用本品。

（2）动物实验中，本品可使家兔胚胎的存活率降低。妊娠期应用本品时，须充分权衡利弊。FDA 对本药的妊娠安全性分级为 C 级。

（3）尚不清楚本品是否可分泌到母乳中，哺乳期妇女应谨慎使用本品。

（4）12 岁以下儿童不宜使用本品。

（5）体位性低血压患者应监测卧位和立位的收缩压、舒张压以及心率。

7. 药物相互作用

（1）强心苷类与本品同时使用时，可能导致心动过缓、房室传导阻滞或心律失常。

（2）与阿托品、保钠的糖皮质激素、血管收缩药（如伪麻黄碱、麻黄碱等）可能增强本品的升压效应。

（3）肾上腺素 α 受体阻滞剂，如哌唑嗪、特拉唑嗪和多沙唑嗪，能拮抗本品的作用，也可使心动过缓加重。

（4）与三环类抗抑郁药、抗组胺药、甲状腺激素及单胺氧化酶抑制药合用，可引起高血压、心律失常和心动过速。

8. 规格

片剂：2.5mg。

第四节　α、β 受体阻断药

一、拉贝洛尔（Labetalol）

1. 药理作用

本品具有选择性 α₁ 受体和非选择性 β 受体拮抗作用，两种作用均有降压效应，对 β 受体的作用比 α 受体强。通过抑制心肌及血管平滑肌的收缩反应发挥降压作用。在降压同时伴有心率减慢、冠脉流量增加、外周血管阻力下降。大剂量时具有膜稳定作用，内源性拟交感活性甚微。本品降压强度与剂量及体位有关，立位血压下降较卧位明显，不伴反射性心动过速和心动过缓。

2. 适应证

（1）用于治疗各种类型高血压，尤其是高血压危象。也适用于伴有冠心病的高血压。

（2）用于外科手术前控制血压。

（3）用于嗜铬细胞瘤的降压治疗。

（4）用于妊娠高血压。

3. 用法用量

（1）静脉注射：一次 25 ～ 50mg，加 10% 葡萄糖注射液 20mL，于 5 ～ 10 分钟内缓慢推注，如降压效果不理想可于 15 分钟后重复一次，直至产生理想的降压效果。总剂量不超过 200mg。

（2）静脉滴注：本品 100mg 加 5% 葡萄糖注射液或 0.9% 氯化钠注射液 250mL，静脉滴注速度为 1 ～ 4mg/min，直至取得较好效果，然后停止滴注。有效剂量为 50 ～ 200mg，但对嗜铬细胞瘤患者可能需 300mg 以上。

（3）口服：一次 100mg，一日 2 ～ 3 次，2 ～ 3 天后根据需要加量。饭后服。极量为每日 2 400mg。

4. 不良反应

患者偶有头昏、胃肠道不适、疲乏、感觉异常、哮喘加重等症。个别患者有体位性低血压。

5. 禁忌

（1）支气管哮喘患者禁用。

（2）心源性休克、心脏传导阻滞（Ⅱ ～ Ⅲ度房室传导阻滞）禁用。

（3）重度或急性心力衰竭、窦性心动过缓等患者禁用。

6. 注意事项

（1）有下列情况应慎用：过敏史、充血性心力衰竭、糖尿病、肺气肿或非过敏性支气管炎、肝功能不全、甲状腺功能低下、雷诺综合征或其他周围血管疾病、肾功能减退。

（2）静脉用药时患者应卧位，滴注切勿过速，以防降压过快。注射毕应静卧 10 ～ 30 分钟。

（3）本品尿中代谢产物可造成尿儿茶酚胺和香草基杏仁酸（VMA）假性升高；本品可使尿中苯异丙胺试验呈假阳性。

（4）孕妇（妊娠高血压除外）慎用。FDA 对本药的妊娠安全性分级为 C 级。

（5）本药少量可自乳汁分泌，哺乳期妇女慎用。

（6）儿童用药的安全性和有效性尚不明确。

7. 药物相互作用

（1）本药与三环抗抑郁药同时应用可产生震颤。

（2）本品可减弱硝酸甘油的反射性心动过速，但降压作用可协同。

（3）本品可增强氟烷对血压的作用。

8. 规格

注射液：5mL：50mg；20mL：200mg。片剂：100mg。

二、卡维地洛（Carvedilol）

1. 药理作用

本品具有选择性 α_1 受体和非选择性 β 受体阻滞作用。通过阻滞突触后膜 α_1 受体，从而扩张血管、降低外周血管阻力；阻滞 β 受体，抑制肾素分泌，阻断肾素－血管紧张素－醛固酮系统，产生降压作用。无内在拟交感活性，具有膜稳定特性。对心排血量及心率影响不大，极少产生水钠潴留。

2. 适应证

（1）用于轻、中度原发性高血压：可单独用药，也可和其他降压药合用，尤其是噻嗪类利尿剂。

（2）治疗有症状的充血性心力衰竭：可降低死亡率和心血管事件的住院率，改善患者一般情况并减慢疾病进展。卡维地洛可做标准治疗的附加治疗，也可用于不耐受 ACEI 或没有使用洋地黄、肼屈嗪、硝酸盐类药物治疗的患者。

（3）用于心绞痛。

3．用法用量

口服。

（1）高血压：推荐起始剂量一次 6.25 mg，一日 2 次，如果可耐受，以服药后 1 小时的立位收缩压作为指导，维持该剂量 7 ～ 14 天，然后根据谷浓度时的血压，在需要的情况下增至一次 12.5mg，一日 2 次，甚至可一次 25mg，一日 2 次。一般在 7 ～ 14 天内达到完全的降压作用。总量不超过 50mg/d。

（2）有症状的充血性心力衰竭：接受洋地黄类药物、利尿剂和 ACEI 治疗患者必须先用这些药物稳定病情后再使用本药。推荐起始剂量一次 3.125mg，一日 2 次，口服 2 周，如果可耐受，可增至一次 6.25mg，一日 2 次。此后可每隔 2 周剂量加倍至患者可耐受的最大剂量。最大推荐剂量：<85kg 者，一次 25mg，一日 2 次；≥ 85kg 者，一次 50mg，一日 2 次。每次剂量增加前，需评估患者有无心力衰竭加重或血管扩张的症状。一过性心力衰竭加重或水钠潴溜须用增加利尿剂剂量处理，有时需减少卡维地洛剂量或暂时中止卡维地洛治疗。卡维地洛停药超过两周时，再次用药应从一次 3.125mg、每日 2 次开始，然后以上述推荐方法增加剂量。血管扩张的症状，开始可通过降低利尿剂剂量处理。若症状持续，需降低 ACEI（如使用）剂量，然后如需要再降低卡维地洛剂量，在这些情况下，卡维地洛不能增加剂量，直到心力衰竭加重或血管扩张的症状稳定。

4．不良反应

（1）中枢神经系统：偶尔发生轻度头晕、头痛、乏力，特别是在治疗早期；抑郁、睡眠紊乱、感觉异常罕见。

（2）心血管系统：治疗早期偶尔有心动过缓、体位性低血压，很少有晕厥；外周循环障碍（四肢发凉）不常见，可使原有间歇性跛行或有雷诺现象的患者症状加重；水肿和心绞痛不常见；个别患者可出现房室传导阻滞和心衰加重。

（3）呼吸系统：可诱导有痉挛或呼吸困难倾向的患者发病；罕见鼻塞。

（4）消化系统：偶有恶心、腹泻、腹痛和呕吐，便秘少见。

（5）皮肤：少见变态反应性皮疹，个别患者可出现荨麻疹、瘙痒、扁平苔藓样皮肤反应。可能发生银屑样皮肤损害或使原有的病情加重。

（6）血液：偶见血清转氨酶改变，血小板减少，白细胞减少等。

（7）代谢：由于本药具有 β 受体阻断剂的特性，因此不能排除以下可能：潜伏的糖尿病变成临床糖尿病，临床糖尿病恶化，或者血糖反向调节受抑制。心力衰竭患者偶尔出现体重增加和高胆固醇血症。

（8）其他：偶见四肢疼痛，罕见口干。

5．禁忌

（1）严重心衰，NYHA 分级Ⅳ级失代偿性心功能不全，需要静脉使用正性肌力药物患者。

（2）哮喘、伴有支气管痉挛的慢性阻塞性肺疾病的患者。

（3）Ⅱ度或Ⅲ度房室传导阻滞患者。

（4）病态窦房结综合征。

（5）心源性休克。

（6）严重心动过缓。

（7）严重肝功能不全患者。

（8）对本品过敏者。

（9）糖尿病酮症酸中毒、代谢性酸中毒。

6．注意事项

（1）下列情况慎用：甲状腺功能亢进者，外周血管疾病患者，嗜铬细胞瘤患者，不稳定或继发性高血压患者，变异性心绞痛患者，糖尿病患者，已用洋地黄、利尿剂及 ACEI 控制病情的充血性心力衰竭患者，伴有低血压（收缩压＜100mmHg）、缺血性心脏病和弥漫性血管疾病和（或）肾功能不全的充血性心力衰竭患者，手术患者。

（2）妊娠妇女用药研究尚不充分，只有卡维地洛对胎儿的有益性大于危险性时，方可使用。FDA对本药的妊娠安全性分级为 C 级。

（3）是否分泌入人类的乳汁尚不清楚。使用前应权衡利弊，用药期间暂停哺乳。

（4）18 岁以下患者的安全性和疗效尚不明确。

（5）用于伴有低血压（收缩压＜100mmHg）、缺血性心脏病和弥漫性血管疾病和（或）肾功能不全的充血性心力衰竭患者，可引起可逆性肾功能障碍。此类患者在加量时建议监测肾功能，如肾功能恶化，需停药或减量。

（6）伴有糖尿病的充血性心力衰竭患者使用时，可能会使血糖难以控制。在开始使用阶段，应定期监测血糖并相应调整降糖药的用量。

（7）嗜铬细胞瘤患者在使用 β 受体阻滞剂之前应先使用 α 受体阻滞剂。

（8）有支气管痉挛倾向的患者可能会发生呼吸道阻力增加，从而导致呼吸窘迫，在开始使用阶段及增加剂量期间应密切观察。

（9）可能掩盖甲状腺功能亢进的症状，不能突然停用，应逐渐减量，并密切观察。

（10）可能影响驾驶车辆和操作机器的能力，在开始用药、剂量改变时更为明显。

（11）应避免突然停药，尤其是缺血性心脏病患者。必须 1～2 周以上逐渐停药。

7. 药物相互作用

（1）可加强其他降压药物（如利血平、甲基多巴、可乐定、钙拮抗剂、肾上腺素仪受体阻滞药）及有降压副作用的药物（巴比妥酸盐、吩噻嗪、三环抗抑郁药）的降压作用，加重不良反应。

（2）西咪替丁等肝药酶抑制药可使本品在体内分解作用减弱，可能会导致本品血药浓度增高。

（3）与胺碘酮合用，对心脏的效应增强，可出现低血压、心动过缓或心脏停搏。

（4）可能增强胰岛素或口服降糖药降低血糖的作用，而低血糖的症状和体征（尤其是心动过速）可能被掩盖或减弱而不易被发现。

（5）能抑制环孢素的代谢，使后者的毒性增加。

（6）与洋地黄类药物合用，可增加后者血药浓度，可出现房室传导阻滞等毒性症状。

（7）非甾体类抗炎药能减弱本品的降压作用。

（8）利福平等肝药酶诱导剂可诱导本药的代谢，从而减弱本品的作用。

（9）与麻醉药有协同作用，可导致负性肌力和低血压等，

（10）能阻滞肾上腺素 β 受体，从而引起心动徐缓并拮抗肾上腺素的作用。

8. 规格

片剂：20mg。胶囊剂：10mg。

三、阿罗洛尔（Arotinolol）

1. 药理作用

本药具有 α 及 β 受体阻断作用，其作用比值约为 1∶8。通过适宜的 α 受体阻断作用，在不使末梢血管阻力升高的情况下，通过 β 受体阻断作用产生降压效果；通过 β 受体阻断作用抑制亢进的心功能，减少心肌耗氧量，同时通过 α 受体阻断作用减少冠状动脉阻力，发挥抗心绞痛作用；具抗心律失常作用；通过对骨骼肌 $β_2$ 受体阻断作用，呈现抗震颤作用。

2. 适应证

（1）原发性高血压（轻度－中度）。

（2）心绞痛。

（3）心动过速性心律失常。

（4）原发性震颤。

3. 用法用量

口服。

（1）原发性高血压（轻度 - 中度）、心绞痛、心动过速性心律失常：一次 10mg，每日 2 次。根据患者年龄、症状等适当增减剂量，疗效不明显时，可增至每日 30mg。

（2）原发性震颤：一次 5mg，每日 2 次。疗效不明显时，可采用一次 10mg、每日 2 次的维持量。根据患者年龄、症状等适当增减，但一日不得超过 30mg。

4. 不良反应

（1）少见乏力、胸痛、头晕、稀便、腹痛、转氨酶升高等。

（2）罕见心悸、心动过缓、气促、心衰加重、周围循环障碍、抑郁、失眠、食欲缺乏、消化不良、支气管痉挛、皮疹、荨麻疹等。

5. 禁忌

（1）严重心动过缓（明显窦性心动过缓）、房室传导阻滞（Ⅱ、Ⅲ度）、窦房传导阻滞者。

（2）糖尿病酮症酸中毒及代谢性酸中毒者。

（3）有可能出现支气管哮喘、支气管痉挛的患者。

（4）心源性休克的患者。

（5）充血性心力衰竭的患者。

（6）孕妇或有怀孕可能的妇女。

6. 注意事项

（1）下列患者应慎用：①有充血性心力衰竭可能的患者。②特发性低血糖症，控制不充分的糖尿病，长时间禁食状态的患者。③低血压患者。④肝功能、肾功能不全的患者。⑤周围循环障碍的患者。

（2）长期给药时，须定期进行心功能检查，注意肝功能、肾功能、血象等。

（3）本品可分泌入乳汁，不宜用于哺乳期妇女。

（4）尚未确立本药对早产儿、新生儿、乳儿及婴幼儿的安全性，不宜应用。

（5）手术前 48 小时内不宜给药。

（6）服药期间应避免驾驶车辆及机械作业。

（7）嗜铬细胞瘤患者单独应用本药时，可引起血压急剧升高，应同时给予用 α 受体阻断剂。

（8）不宜突然停药，须逐步减量，尤其对心绞痛患者。

7. 药物相互作用

（1）与降糖药合用，可增强降血糖作用。

（2）与钙拮抗剂合用，可相互增强作用。

（3）与抑制交感神经系统作用的药物合用，可致过度抑制。

（4）与丙吡胺、普鲁卡因胺、阿义马林合用，可致心功能过度抑制。

（5）本品可增强可乐定停药后的反跳现象。

8. 规格

片剂：5mg；10mg。

第五节　α 受体阻断药

一、酚妥拉明（Phentolamine）

1. 药理作用

短效的非选择性 α 受体阻滞剂，对 α_1、α_2 受体均有作用，能拮抗血液循环中肾上腺素和去甲肾上腺素的作用，使血管扩张而降低周围血管阻力；拮抗儿茶酚胺效应，用于诊治嗜铬细胞瘤，但对正常人或原发性高血压患者的血压影响其少；能降低外周血管阻力，使心脏后负荷降低，左心室舒张末压和肺动脉压下降，心搏出量增加，可用于治疗心力衰竭。

2. 适应证

①预防和治疗嗜铬细胞瘤所致的高血压发作，包括手术切除时出现的阵发性高血压，也用于协助诊断嗜铬细胞瘤。

②预防和治疗因去甲肾上腺素静脉给药外溢而引起的皮肤坏死。

③心力衰竭时减轻心脏负荷。

④用于血管痉挛性疾病，如雷诺综合征、手足发绀等。

⑤用于感染性休克。

3. 用法用量

（1）成人

①静脉注射：①酚妥拉明试验：静脉注射 5mg，也可先注入 2.5mg，若反应阴性，再给 5mg，如此则出现假阳性的机会可以减少，也减少血压剧降的危险性。②嗜铬细胞瘤手术：术前 1 ~ 2 小时静脉注射 5mg，术时静脉注射 5mg 或滴注 0.5 ~ 1mg/min，以防手术时肾上腺素大量释出。③血管痉挛性疾病：一次 5 ~ 10mg，20 ~ 30 分钟后可按需要重复给药。

②静脉滴注：①防止皮肤坏死：在每 1 000mL 含去甲肾上腺素溶液中加入本品 10mg 静脉滴注，作为预防之用。②心力衰竭时减轻心脏负荷：0.17 ~ 0.4mg/min。③抗休克：0.3mg/min。

③肌肉注射：血管痉挛性疾病，一次 5 ~ 10mg，20 ~ 30 分钟后可按需要重复给药。

④局部浸润：用于防止皮肤坏死。已发生去甲肾上腺素外溢，用本品 5 ~ 10mg 加 10mL 0.9% 氯化钠注射液作局部浸润，此法在外溢后 12 小时内有效。

（2）儿童：①酚妥拉明试验：一次 1mg，亦可按体重 0.1mg/kg 或体表面积 3mg/m^2，静脉注射。②嗜铬细胞瘤手术：术前 1 ~ 2 小时静脉注射或肌肉注射 1mg，亦可按体重 0.1mg/kg 或体表面积 3mg/m^2，必要时可重复；术时静脉注射 1mg，亦可按体重 0.1mg/kg 或体表面积 3 mg/m^2。

4. 不良反应

（1）心血管系统：常见的有体位性低血压、心动过速、心律失常、面色潮红，极少见突发胸痛（心肌梗死）。

（2）呼吸系统：鼻塞、胸闷。

（3）消化系统：常见恶心、呕吐、消化不良、腹泻。

（4）精神神经系统：晕倒和乏力较少见；神志模糊、头痛、共济失调、言语含糊等极少见。

（5）皮肤：常见皮疹、瘙痒。

5. 禁忌

（1）严重动脉粥样硬化者。

（2）严重肝、肾功能不全者。

（3）胃炎、胃及十二指肠溃疡者。

（4）对本品过敏者。

6. 注意事项

（1）心绞痛、心肌梗死、冠状动脉供血不足患者慎用，存在心力衰竭时可考虑使用。

（2）老年人对其降压作用敏感，肾功能较差，应用本品时需慎重。

（3）尚缺乏妊娠妇女用药的研究，只有在必须使用时，确定对胎儿利大于弊后，方可在妊娠期使用。FDA 对本药的妊娠安全性分级为 C 级。

（4）尚不知本品是否经乳汁分泌，但为慎重起见，哺乳期妇女应停药或者暂停哺乳。

（5）进行酚妥拉明试验时，在给药前、静脉注射给药后 3 分钟内每 30 秒、以后 7 分钟内每分钟测一次血压，或在肌肉注射后 30 ~ 45 分钟内每 5 分钟测一次血压。

（6）进行酚妥拉明试验时应平卧于安静和略暗的室内，静脉注射速度应快，一旦静脉穿刺对血压的影响过去，即予注入。表现为阵发性高血压或分泌儿茶酚胺不太多的嗜铬细胞瘤的患者，可能出现假阴性；尿毒症或使用了降压药、巴比妥类、阿片类镇痛药、镇静药都可造成酚妥拉明试验假阳性，故试验前 24 小时应停用；用降压药者必须待血压回升至治疗前水平方可给药。

7. 药物相互作用

（1）与拟交感胺类药物合用，可抵消或减弱后者的周围血管收缩作用。

（2）与胍乙啶合用，体位性低血压或心动过缓的发生率增高。

（3）与二氮嗪合用，使二氮嗪抑制胰岛素释放的作用受抑制。

（4）与纳洛酮合用，可及时改善呼吸衰竭导致的心脑功能低下，减少并发症，提高治愈率。

（5）与多巴胺合用治疗伴有强烈血管收缩的休克患者，可以提高疗效。

（6）抗高血压药（利血平、降压灵等）、镇静催眠药（苯巴比妥、格鲁米特、甲喹酮等）可加强本药的降压作用，酚妥拉明试验前 2 周应停用利血平等抗高血压药，试验前 24 小时停用镇静催眠药，以免出现假阳性。

（7）抗组胺药与本品有协同作用。

（8）东莨菪碱与本品有协同作用，合用时可增强 α 受体阻断作用。

（9）与强心苷合用时，可使其毒性反应增强。

（10）普萘洛尔可阻滞本品降压和增强心率的效应。

8. 规格

注射液：1mL ：10mg。

二、妥立唑林（Tolazoline）

1. 药理作用

短效 α 受体阻滞剂。对 α 受体的阻断作用比酚妥拉明弱，通过阻断 α 受体以及直接舒张血管而具有降压作用，但降压作用不稳定，通常降低肺动脉压及血管阻力；具有拟交感活性，使心脏兴奋，心肌收缩力加强，心率加快，心排血量增加；还有胆碱能样作用，能增强消化器官的蠕动，增进唾液和胆汁分泌，及组胺样促进胃液分泌作用。

2. 适应证

（1）用于治疗经给氧和（或）机械呼吸系统动脉血氧浓度仍达不到理想水平的新生儿持续性肺动脉高压症。

（2）用于外周血管痉挛性疾病（如雷诺病），也可用于血栓闭塞性脉管炎。

（3）用于肾上腺嗜铬细胞瘤的诊断以及此病骤发高血压危险的治疗。

（4）用于治疗感染性休克和心源性休克，在补充血容量的基础上使用本药能解除微循环障碍。

（5）用于治疗视网膜中央动脉痉挛或栓塞、视网膜色素变性、黄斑变性、视网膜脉络炎、视神经炎等，亦可用于青光眼的激发试验。

（6）局部浸润注射用于因静脉滴注去甲肾上腺素发生的血管外漏，以拮抗其收缩血管作用，防止组织坏死。

3. 用法用量

（1）静脉给药：①肺动脉高压的新生儿：初始剂量为 1 ～ 2mg/kg，10 分钟内静脉推注。通过头皮静脉或回流至上腔静脉的其他静脉注射，使本品最大量到达肺动脉。维持剂量为 0.2mg/（kg·h），静脉滴注。动脉血气稳定后逐渐减量，必要时在维持输注中可重复初始剂量。负荷量为 1mg/kg。对肾功能不全和少尿患儿应适当减低维持量且减慢输液速度。②诊断肾上腺嗜铬细胞瘤：静脉注射 5mg，每 30 秒测血压一次，2 ～ 4 分钟内血压下降 35/25 mmHg 以上者为阳性。肾功能不全者应减量。做此诊断试验曾有致死报道，故应特别谨慎。

（2）肌肉注射：一次 25mg。肾功能不全者应减量。

（3）皮下注射：①一般用法：一次 25mg。②因静脉滴注去甲肾上腺素发生的血管外漏：5 ～ 10mg 溶于 10 ～ 20mL 生理盐水中皮下浸润注射。

（4）结膜下注射：一次 10mg，每 1 ~ 2 日 1 次。肾功能不全者应减量。

（5）球后注射：一次 10 ~ 25 mg，每 1 ~ 2 日 1 次。肾功能不全者应减量。

4. 不良反应

（1）常见的不良反应：①胃肠道出血：严重者可能致命。②低氯性碱中毒。③直立性低血压：新生儿中常见。④急性肾功能不全。⑤血小板减少。⑥心动过速。

（2）较少见的不良反应：①恶心、呕吐、腹泻和上腹痛。②竖毛活动增加，引起鸡皮现象。③周围血管扩张，皮肤潮红。④反射性心动过速，曾有发生心律失常和心肌梗死的报道。

（3）罕见瞳孔扩大。

（4）动脉内注射时，注射肢体有烧灼感。

5. 禁忌

缺血性心脏病、低血压、脑血管意外以及对本品过敏者禁用。

6. 注意事项

（1）慎用于二尖瓣狭窄、酸中毒、消化性溃疡的患者。

（2）由于本品主要通过肾脏排泄，肾功能障碍时应减量。

（3）FDA 对本药的妊娠安全性分级为 C 级。哺乳期妇女用药尚不明确。

（4）继发于胃的高分泌状态而致低氯性碱中毒时应停用，并补充氯化钾。

（5）预先使用抗酸剂可防止胃肠道出血的发生。

（6）新生儿出现直立性低血压时，患儿应取头低位及静脉补液。不宜用肾上腺素或去甲肾上腺素，以免血压过度下降引起随后血压过度反跳。如果扩容不能维持血压，给予多巴胺（可能需要大剂量）与本品同时静脉滴注。

（7）对新生儿不应使用含有苯甲醇的稀释液，因一种致命的中毒综合征包括代谢性酸中毒、中枢性神经系统抑制、呼吸障碍、肾衰竭、低血压、癫痫及颅内出血，与苯甲醇的使用有关。

（8）使用本品期间需随访全血细胞计数、动脉血气分析、血压、心电图、血电解质、胃抽吸物的潜血试验、肾功能（包括尿量）。

（9）为理想地控制用量，应使用微量泵输入。

7. 药物相互作用

（1）本品可拮抗大剂量多巴胺所致的外周血管收缩作用。

（2）本品可降低麻黄碱的升压作用。

（3）大剂量的本品与肾上腺素或去甲肾上腺素合用可导致反常性的血压下降随后发生反跳性的剧烈升高。

（4）与间羟胺合用，降低其升压作用。

（5）应用本品后，再应用甲氧明或去甲肾上腺素将阻滞后者的升压作用，可能出现严重的低血压。

8. 规格

注射液：1mL ∶ 25mg。

三、酚苄明（Phenoxybenzamine）

1. 药理作用

为作用时间长的 α 受体阻滞剂（α₁、α₂）。作用于节后肾上腺素 α 受体，使周围血管扩张，血流量增加。还可选择性地松弛前列腺组织及膀胱颈平滑肌，而不影响膀胱逼尿肌的收缩，从而缓解梗阻。

2. 适应证

（1）嗜铬细胞瘤的治疗、诊断和术前准备。

（2）周围血管痉挛性疾病。

（3）前列腺增生引起的尿潴留。

（4）休克。

3. 用法用量

（1）口服给药

1）成人：①周围血管痉挛性疾病，嗜铬细胞瘤的治疗、诊断和术前准备：开始时一次 10mg，一日 2 次，隔日增加 10mg，直至获得预期临床疗效，或出现轻微 α 受体阻断效应。维持量一次 20 ~ 40mg，每日 2 次。②前列腺增生引起的尿潴留：开始 1 ~ 3 日，一次 5mg，一日 1 次，以后改为一次 5mg，一日 2 次。

2）儿童：开始时一次 0.2mg/kg，一日 2 次，或一次 6 ~ 10mg/m^2，一日 1 次，以后每隔 4 日增量 1 次，直至取得疗效。维持量一日 0.4 ~ 1.2mg/kg 或 12 ~ 36mg/m^2，分 3 ~ 4 次口服。

（2）静脉注射：一日 0.5 ~ 1mg/kg。

（3）静脉滴注：成人：①用于心力衰竭和休克：0.5 ~ 1 mg/kg，加入 5% 葡萄糖注射液 250 ~ 500mL 中静滴（2 小时滴完），一日总量不超过 2mg/kg。②用于嗜铬细胞瘤术前：0.5 ~ 1mg/kg，加入 5% 葡萄糖注射液 250 ~ 500mL 中静滴（2 小时滴完），术前应用 3 天，必要时麻醉诱导时给药 1 次。一日总量不宜超过 2mg/kg。

4. 不良反应

常见体位性低血压、鼻塞、口干、瞳孔缩小、反射性心跳加快和胃肠刺激。少见神志模糊、倦怠、头痛、阳痿、嗜睡，偶可引起心绞痛和心肌梗死。

5. 禁忌

（1）低血压患者禁用。

（2）心绞痛、心肌梗死患者禁用。

（3）对本品过敏者禁用。

6. 注意事项

（1）脑供血不足者、代偿性心力衰竭者、冠状动脉功能不全者、肾功能不全者、上呼吸道感染者慎用。

（2）老年人对其降压作用敏感，且肾功能较差，应用时需慎重。

（3）本品对妊娠的影响尚未做充分研究，对孕妇只有非常必要时才能使用本品。FDA 对本药的妊娠安全性分级为 C 级。

（4）尚不知本品是否经乳汁分泌，但为慎重起见，哺乳期妇女不宜应用或者停止哺乳。

（5）用药期间需定时测血压。

（6）开始治疗嗜铬细胞瘤时，建议定时测定尿儿茶酚胺及其代谢物，以决定用药量。

（7）本品局部刺激性强，不应皮下或肌肉注射给药。

（8）给药须按个体化原则，根据临床反应和尿中儿茶酚胺及其代谢物含量调整剂量。

（9）反射性心率加快可加用 β 受体阻滞剂。

（10）与食物或牛奶同服可减少胃肠道刺激。

（11）酚苄明过量时，不能使用肾上腺素，否则会进一步加剧低血压。

7. 药物相互作用

（1）与拟交感胺类合用，升压效应减弱或消失。

（2）与胍乙啶合用，易发生体位性低血压。

（3）与二氮嗪合用时拮抗后者抑制胰岛素释放的作用。

（4）本品可阻断左旋去甲肾上腺素引起的体温过高，亦可阻断利血平引起的体温过低。

（5）β 受体阻滞剂可抑制 β 受体介导的代偿性心率加快，增强本品的首剂降压反应，两药合用，本品用量应减少。

（6）与甲基多巴合用，可导致完全尿失禁。

8. 规格

片剂：10mg。注射剂：1mL ： 10mg。

第六节　β 受体阻断药

一、普萘洛尔（Propranolol）

1. 其他名称

心得安。

2. 药理作用

非选择性 β 受体阻滞剂，有膜稳定作用，无内在拟交感活性。

（1）抗高血压：阻断心脏的 $β_1$ 受体，降低心排血量；抑制肾素释放，降低血浆肾素浓度；阻断中枢 β 受体，降低外周交感活性；减少去甲肾上腺素释放；促进前列环素生成。

（2）治疗心律失常：能阻止儿茶酚胺对窦房结、心房起搏点及普肯野纤维 4 期自发除极，从而降低自律性。还能通过增加 K^+ 外流、抑制 Na^+ 内流而发挥膜稳定作用，减慢房室结及浦肯野纤维的传导速度。

（3）治疗心绞痛：阻滞 β 受体，使心肌收缩力下降，收缩速度减慢；通过减慢传导速度，使心脏对运动或应激的反应减弱，从而降低心肌耗氧，增加患者运动耐量。

（4）治疗嗜咯细胞瘤及甲状腺功能亢进：拮抗儿茶酚胺的效应。

3. 适应证

（1）作为二级预防，降低心肌梗死死亡率。

（2）高血压（单独或与其他抗高血压药合用）。

（3）心绞痛。

（4）控制室上性快速心律失常、室性心律失常，特别是与儿茶酚胺有关或洋地黄引起的心律失常。可用于洋地黄疗效不佳的房扑、房颤心室率的控制，也可用于顽固性期前收缩，改善患者的症状。

（5）减低肥厚型心肌病流出道压差，减轻心绞痛、心悸与昏厥等症状。

（6）配合 α 受体阻滞剂用于嗜铬细胞瘤患者控制心动过速。

（7）用于控制甲状腺功能亢进症的心率过快，也可用于治疗甲状腺危象。

4. 用法用量

（1）高血压：口服，初始剂量 5mg，每日 3 ~ 4 次，可单独使用或与利尿剂合用。剂量可逐渐增加，日最大剂量 200mg。

（2）心绞痛、心肌梗死：开始时 5 ~ 10mg，每日 3 ~ 4 次；每 3 日可增加 10 ~ 20mg，可渐增至每日 200mg，分次服。

（3）心律失常：每日 10 ~ 30mg，分 3 ~ 4 次服。饭前、睡前服用。

（4）肥厚型心肌病：每次 10 ~ 20mg，每日 3 ~ 4 次。按需要及耐受程度调整剂量。

（5）嗜铬细胞瘤：每次 10 ~ 20mg，每日 3 ~ 4 次。术前用 3 天，一般应先用 α 受体阻滞剂，待药效稳定后加用普萘洛尔。

（6）儿童一般每日 0.5 ~ 1mg/kg，分次口服。

5. 不良反应

应用本品可出现眩晕、神志模糊（尤见于老年人）、精神抑郁、反应迟钝等中枢神经系统不良反应；头昏（低血压所致）；心率过慢（50次 / 分）。较少见的有支气管痉挛及呼吸困难、充血性心力衰竭。更少见的有发热和咽痛（粒细胞缺乏）、皮疹（过敏反应）、出血倾向（血小板减小）。不良反应持续存在时，须格外警惕雷诺综合征样四肢冰冷、腹泻、倦怠、眼口或皮肤干燥、恶心、指趾麻木、异常疲乏等。

6. 禁忌

（1）支气管哮喘。

（2）心源性休克。

（3）心脏传导阻滞（Ⅱ～Ⅲ度房室传导阻滞）。

（4）重度或急性心力衰竭。

（5）窦性心动过缓。

7. 注意事项

（1）本品口服可空腹或与食物共进，后者可延缓肝内代谢，提高生物利用度。

（2）β 受体阻滞剂的耐受量个体差异大，用量必须个体化。首次用本品时需从小剂量开始，逐渐增加剂量并密切观察用药后反应以免发生意外。

（3）注意本品血药浓度不能完全预示药理效应，故还应根据心率及血压等临床征象指导临床用药。

（4）冠心病患者使用本品不宜骤停，否则可出现心绞痛、心肌梗死或室性心动过速。

（5）甲亢患者用本品也不可骤停，否则使甲亢症状加重。

（6）长期用本品者撤药须逐渐递减剂量，至少经过 3 天，一般为 2 周。

（7）长期应用本品可在少数患者出现心力衰竭，倘若出现，可用洋地黄类和（或）利尿剂纠正，并逐渐递减剂量，最后停用。

（8）本品可引起血糖变化，应定期检查血糖。

（9）服用本品期间应定期检查血常规、血压、心功能、肝肾功能等。

（10）下列情况慎用本品：有过敏史、充血性心力衰竭、糖尿病、肺气肿或非过敏性支气管哮喘、肝功能不全、甲状腺功能低下、雷诺综合征或其他周围血管疾病、肾功能衰退等。

（11）本品可通过胎盘进入胎儿体内，有报道妊娠高血压者用后可导致宫内胎儿发育迟缓，分娩时无力造成难产，新生儿可产生低血压、低血糖、呼吸抑制及心率减慢，尽管有报道对母亲及胎儿均无影响，但必须慎用，不宜作为孕妇第一线治疗用药。FDA 对本药的妊娠安全性分级为 C 级，如在妊娠中、晚期为 D 级。本品可少量从乳汁中分泌，故哺乳期妇女慎用。

（12）因老年患者对药物代谢与排泄能力差，使用本品时应适当调节剂量。

8. 药物相互作用

（1）与利血平合用，可导致体位性低血压、心动过缓、头晕、晕厥。

（2）与单胺氧化酶抑制剂合用，可致极度低血压。

（3）与钙拮抗剂合用，特别是静脉注射维拉帕米，要十分警惕本品对心肌和传导系统的抑制。

（4）与肾上腺素或拟交感胺类合用，可引起显著高血压、心率过慢，也可出现房室传导阻滞。

（5）与异丙肾上腺素、茶碱、黄嘌呤合用，可使后者疗效减弱。

（6）与氟哌啶醇合用，可导致低血压及心脏停搏。

（7）与洋地黄合用，可发生房室传导阻滞而使心率减慢，需严密观察。

（8）与苯妥英钠、苯巴比妥和利福平合用可加速本品清除。

（9）与氯丙嗪合用可增加两者的血药浓度。

（10）可降低安替比林、利多卡因的清除率，使后者血药浓度增加。

（11）与甲状腺素合用导致 T_3 浓度降低。

（12）与西咪替丁合用可降低本品肝代谢，延缓消除，增加本品血药浓度。

（13）可影响血糖水平，故与降糖药同用时，需调整后者的剂量。

（14）可使去极化肌松药药效增强，作用时间延长。

9. 规格

片剂：10mg。

二、噻吗洛尔（Timolol）

1. 其他名称

噻吗心安。

2. 药理作用

非选择性 β 受体阻滞剂，没有明显的内源性拟交感活性和局麻作用，对心肌无直接抑制作用。其降血压机制与普萘洛尔相同，作用强度为后者 8 倍。对高眼压患者和正常人均有降低眼内压作用。其降低眼内压的确切机理尚不清楚，眼压描记和房水荧光光度研究提示本品的降眼压作用与减少房水生成有关。

3. 适应证

（1）原发性高血压病。

（2）心绞痛或心肌梗死后的治疗。

（3）预防偏头痛。

（4）对原发性开角型青光眼具有良好的降低眼内压疗效。对于某些继发性青光眼、高眼压症、部分原发性闭角型青光眼以及其他药物及手术无效的青光眼，加用本品滴眼可进一步增强降眼压效果。

4. 用法用量

（1）口服：①高血压：开始剂量一次 2.5 ～ 5mg，一日 2 ～ 3 次，根据心率及血压变化可增减量。维持量通常为 20 ～ 40mg。最大量一日 60mg。增加药物的间期至少为 7 天。②心肌梗死：开始一次 2.5mg，一日 2 次，可渐增至每日总量 20mg。③偏头痛：一次 10mg，一日 2 次。根据临床反应及耐受性可逐渐增至一日总量 30mg，6 ～ 8 周无效则应停用。

（2）滴眼：用于治疗青光眼。0.25% 滴眼液一次 1 滴，一日 1 ～ 2 次。如疗效不佳，可改用 0.5% 滴眼液一次 1 滴，一日 1 ～ 2 次。如眼压已控制，可改为一日 1 次。

5. 不良反应

（1）滴眼液最常见的不良反应是眼烧灼感及刺痛。

（2）心血管系统：心动过缓，心律失常。

（3）神经系统：头晕，加重重症肌无力的症状，感觉异常，嗜睡，失眠，噩梦，抑郁，精神错乱，幻觉。

（4）呼吸系统：支气管痉挛，呼吸衰竭，呼吸困难，鼻腔充血，咳嗽，上呼吸道感染。

（5）内分泌系统：掩盖糖尿病患者应用胰岛素或降糖药后的低血糖症状。

6. 禁忌

（1）支气管哮喘或有支气管哮喘病史者、严重慢性阻塞性肺疾病患者禁用。

（2）窦性心动过缓、Ⅱ度或Ⅲ度房室传导阻滞、明显心衰、心源性休克患者禁用。

（3）对本品过敏者禁用。

7. 注意事项

（1）下列情况慎用：有过敏史、充血性心力衰竭、糖尿病、肺气肿或非过敏性支气管哮喘、肝功能不全、甲状腺功能低下、雷诺综合征或其他周围血管疾病、肾功能衰退等。

（2）当出现呼吸急促、脉搏明显减慢、过敏等症状时，应立即停用本品。

（3）使用中若出现脑供血不足症状时应立即停药。

（4）注意本品血药浓度不能完全预示药理效应，故还应根据心率及血压等临床征象指导临床用药。

（5）正在服用儿茶酚胺耗竭药（如利血平）者，使用本品时应严密观察。

（6）本品不宜单独用于治疗闭角型青光眼。

（7）与其他滴眼液联合使用时，需间隔 10 分钟以上。

（8）使用滴眼液，定期复查眼压，根据眼压变化调整用药方案。

（9）停药时应在大约 2 周的时间内逐渐减量，避免高血压反弹或心绞痛复发及发生其他严重心血管事件。

（10）孕妇用药的安全性尚未确定。FDA 对本药的妊娠安全性分级为 C 级。

（11）可在哺乳期妇女乳汁中检测到本品，因对授乳婴儿具有多种潜在不良反应，需根据使用的重要性决定终止哺乳或终止用药。

（12）儿童用药的安全性和疗效尚未确定。

8. 药物相互作用

（1）与苯妥英钠、苯巴比妥和利福平合用可加速本品清除。

（2）与氯丙嗪合用可增加两者的血药浓度。

（3）与儿茶酚胺耗竭药（如利血平）同用，可引起低血压和明显的心动过缓。

（4）本品与洋地黄类和钙通道拮抗剂合用可进一步延长房室传导时间。

（5）可降低安替比林、利多卡因的清除率，使后者血药浓度增加。

（6）与肾上腺素或拟交感胺类合用，可引起显著高血压、心率过慢，也可出现房室传导阻滞。

（7）可影响血糖水平，与降糖药合用需调整后者剂量。

9. 规格

片剂：2.5mg；5mg。滴眼液：5mL ∶ 12.5mg；5mL ∶ 25mg。

三、索他洛尔（Sotalol）

1. 药理作用

非选择性 β 受体阻滞剂，没有内在拟交感活性和膜稳定作用。可抑制肾素释放，减慢心率（负性频率效应），减弱收缩力（负性肌力效应），减少心肌耗氧和做功。通过延长复极相而均一延长心脏组织动作电位时程，延长心房、心室和旁路的有效不应期，在心电图上可出现 PR、QT 和 QTc 间隔延长，QRS 时间无明显改变。还可抗心肌缺血，降低收缩压和舒张压。

2. 适应证

用于心律失常、心绞痛、心肌梗死和高血压。

3. 用法用量

首剂为一日 160mg，分 2 次口服，间隔约 12 小时，如有必要，经评估可增至一日 240 ~ 320mg。大多数患者一日 160 ~ 320mg，分 2 次口服。某些伴有危及生命的顽固性室性心律失常，一日 480 ~ 640mg，但需权衡利弊才能使用。

4. 不良反应

（1）暂时的呼吸困难，疲劳，眩晕，头痛，发热，心动过缓和（或）低血压，通常药量减少后会消失。

（2）最严重的不良反应是致心律失常作用，可表现为原有心律失常加重或出现新的心律失常，严重时可出现扭转性室性心动过速、心室颤动，多与剂量大、低钾、QT 延长、严重心脏病变等有关。

（3）可出现胸痛，心悸，水肿，晕厥，晕厥前症候群，心衰；皮疹；恶心或呕吐，腹泻，消化不良，腹痛，胃肠胀气；肌肉痉挛；睡眠障碍，抑郁，感觉异常，情绪改变，焦虑，性功能紊乱；视力障碍，味觉异常，听力障碍。

5. 禁忌

（1）对本品过敏者禁用。

（2）支气管哮喘或慢性阻塞性肺疾病、心源性休克、使用产生心肌抑制的麻醉剂、窦性心动过缓、病窦综合征、Ⅱ度和Ⅲ度房室阻滞（除非装有起搏器）、未控制的充血性心衰、肾衰、QT 间期延长综合征患者禁用。

6. 注意事项

（1）用洋地黄控制的心力衰竭、肾功能不全、糖尿病或有自发性低血糖发生史的患者慎用。

（2）避免与能延长 QT 间期的药（吩噻嗪、三环类抗抑郁药、特非那定和阿司咪唑）合用。

（3）应用本品前应做电解质检查，低血钾和低血镁患者应在纠正后再用本品，对于长期腹泻或同时用利尿剂的患者尤需注意。与排钾利尿剂合用时应注意补钾。

（4）用药过程需注意心率及血压变化。

（5）应监测心电图 QT 间期变化，超过 450ms 应停药。

（6）FDA 对本药的妊娠安全性分级为 B 级，如在妊娠中、晚期为 D 级。分别给予大鼠和兔人最大推荐剂量的 100 倍和 22 倍的本品，未见胎儿受损的迹象，但尚未对孕妇进行充分有效的研究，孕妇只有当利大于弊时才能使用。本品在乳汁中有分泌，哺乳期妇女慎用。

（7）18 岁以下患者用药的安全有效性尚未确定。

7. 药物相互作用

（1）与其他 Ⅰa、Ⅱ、Ⅲ类抗心律失常药同用时有协同作用。

（2）与钙拮抗剂同用时可加重传导障碍，进一步抑制心室功能，降低血压。

（3）与儿茶酚胺类药（如利血平、胍乙啶）同用可产生低血压和严重心动过缓。

（4）可引起血糖增高，需调整胰岛素和口服降糖药的剂量。

（5）与排钾利尿剂合用，可发生低钾血症或低镁血症，增加尖端扭转型室速发生的可能。

（6）对地高辛血清浓度无明显影响，但两者合用常引起致心律失常。

8. 规格

片剂：40mg。

四、左布诺洛尔（Levobunolol）

1. 药理作用

非选择性 β 受体阻滞剂，无内在拟交感作用。降眼压机制主要通过减少房水生成，对房水经葡萄膜巩膜外流、房水流出易度及巩膜上静脉压无影响。

2. 适应证

对原发性开角型青光眼具有良好的降低眼内压疗效。对于某些继发性青光眼、高眼压症、手术后未完全控制的闭角型青光眼以及其他药物及手术无效的青光眼，加用本品滴眼可进一步增强降眼压效果。

3. 用法用量

滴眼，一次 1 滴，一日 1～2 次。滴于结膜囊内，滴后用手指压迫内眦角泪囊部 3～5 分钟。

4. 不良反应

（1）约 1/3 的患者出现暂时性眼烧灼及眼刺痛。5% 的患者出现结膜炎。一些患者出现心率减慢及血压下降。

（2）少见不良反应：心律变化，呼吸困难，虹膜睫状体炎，头痛，头晕，一过性共济失调，嗜睡，瘙痒及荨麻疹。

（3）罕见不良反应：①全身症状：无力，胸痛。②心血管系统：心动过缓，心律失常，低血压，晕厥，心脏传导阻滞，脑血管意外，心衰，心绞痛，心悸，心搏停止。③消化系统：恶心，腹泻。④神经系统：抑郁，精神错乱，加重重症肌无力的症状，感觉异常。⑤皮肤：过敏反应，包括局部和全身皮疹，脱发，Steven - Johnson 综合征。⑥呼吸系统：支气管痉挛，呼吸衰竭，呼吸困难，鼻腔充血。⑦内分泌系统：掩盖糖尿病患者应用胰岛素或降糖药后的低血糖症状。⑧泌尿生殖器系统：阳痿。

5. 禁忌

（1）支气管哮喘或有支气管哮喘史者、严重慢性阻塞性肺疾病患者禁用。

（2）窦性心动过缓、Ⅱ 及 Ⅲ 度房室传导阻滞、明显心衰、心源性休克患者禁用。

（3）对本品过敏者禁用。

6. 注意事项

（1）慎用于已知有全身 β 受体阻滞剂禁忌的患者，包括异常心动过缓、Ⅰ 度以上房室传导阻滞。先天性心衰应得到适当控制后，才能使用本品。

（2）有明显心脏疾病患者应用本品应监测脉搏。

（3）慎用于对其他 β 受体阻滞剂过敏者。

（4）已有肺功能低下的患者慎用。

（5）慎用于自发性低血糖患者及接受胰岛素或降糖药治疗的患者，因 β 受体阻滞剂可掩盖低血糖症状。

（6）不易单独用于治疗闭角型青光眼。

（7）与其他滴眼液联合使用时，需间隔 10 分钟以上。

（8）本制剂含氯化苯烷胺，戴软性角膜接触镜者不宜使用。

（9）使用中若出现脑供血不足症状时应立即停药。

（10）重症肌无力患者，用本品滴眼时需遵医嘱。

（11）定期复查眼压，根据眼压变化调整用药方案。

（12）孕妇用药的安全性尚未确立，应慎用。尚不清楚本品是否通过乳汁分泌，哺乳期妇女使用应权衡利弊。

（13）儿童用药的安全性和疗效尚未确立。

7. 药物相互作用

（1）与肾上腺素合用可引起瞳孔扩大。

（2）正在服用儿茶酚胺耗竭药（如利血平）者，使用本品时应严密观察，因可引起低血压和明显的心动过缓，后者可引起头晕、晕厥或直立性低血压。

（3）不主张两种局部 β 受体阻滞剂同时应用。

（4）与钙通道拮抗剂合用可引起房室传导阻滞，左心室衰竭及低血压。

（5）与洋地黄类和钙通道拮抗剂合用可进一步延长房室传导时间。

（6）吩噻嗪类药物可增加 β 受体阻滞剂的降血压作用。

8. 规格

滴眼液：5mL ∶ 25mg；10mL ∶ 50mg。

五、卡替洛尔（Carteolol）

1. 药理作用

非选择性 β 肾上腺受体阻滞剂，具有内在拟交感活性，无膜稳定作用。降眼压主要通过减少房水生成，对房水经葡萄膜巩膜外流、房水流出易度及巩膜上静脉压无影响。

2. 适应证

青光眼、高眼压症。

3. 用法用量

滴眼，一日 2 次，一次 1 滴。滴于结膜囊内，滴后用手指压迫内眦角泪囊部 3 ~ 5 分钟。效果不明显时，改用 2% 制剂，每日 2 次，每次 1 滴。

4. 不良反应

（1）约 1/4 的患者出现暂时性眼烧灼感、眼刺痛感及流泪、结膜充血水肿。

（2）一些患者出现下列不良反应：视物模糊、畏光、上睑下垂、结膜炎、角膜着色及中度角膜麻醉。

（3）长期连续用于无晶体眼或有眼底疾患者时，偶在眼底黄斑部出现浮肿、混浊，故需定期测定视力，进行眼底检查。

（4）一些患者出现心率减慢及血压下降。

（5）偶见心律失常、心悸、呼吸困难、无力、头痛、头晕、失眠、鼻窦炎。

（6）罕见不良反应：晕厥，心脏传导阻滞，脑血管意外，心衰；恶心；抑郁；过敏反应，包括局部和全身皮疹，脱发；支气管痉挛，呼吸衰竭。

5. 禁忌

（1）支气管哮喘或有支气管哮喘病史者、严重慢性阻塞性肺疾病患者禁用。

（2）窦性心动过缓、Ⅱ 及 Ⅲ 度房室传导阻滞、明显心衰、心源性休克患者禁用。

（3）对本品过敏者禁用。

6. 注意事项

（1）慎用于已知有全身 β 受体阻滞剂禁忌证的患者，包括异常心动过缓、Ⅰ 度以上房室传导阻滞。

（2）有明显心脏疾病患者应用本品应监测心率。

（3）慎用于对其他 β 受体阻滞剂过敏者。

（4）已有肺功能低下的患者慎用。

（5）慎用于自发性低血糖患者及接受胰岛素或降糖药治疗的患者，因 β 受体阻滞剂可掩盖低血糖症状。

（6）不宜单独用于治疗闭角型青光眼。

（7）与其他滴眼液联合使用时，需间隔 10 分钟以上。

（8）本制剂含氯化苯烷铵，戴软性角膜接触镜者不宜使用。

（9）定期复查眼压，根据眼压变化调整用药方案。

（10）孕妇用药的安全性尚未确立，应慎用。FDA 对本药的妊娠安全性分级为 C 级。尚不清楚本品是否通过乳汁分泌，哺乳期妇女使用应权衡利弊。

（11）儿童用药的安全性和疗效尚未确立，慎用。

7. 药物相互作用

（1）与肾上腺素合用可引起瞳孔扩大。

（2）正在服用儿茶酚胺耗竭药（如利血平）者，使用本品时应严密观察，因可引起低血压和明显的心动过缓。

（3）不主张两种局部 β 受体阻滞剂同时应用。

（4）与钙通道拮抗剂合用可引起房室传导阻滞、左心室衰竭及低血压。

（5）与洋地黄类和钙通道拮抗剂合用可进一步延长房室传导时间。

（6）吩噻嗪类药物可增加 β 受体阻滞剂的降血压作用。

8. 规格

滴眼液：5mL ∶ 50mg；5mL ∶ 100mg。

六、阿替洛尔（Atenolol）

1. 药理作用

选择性 β_1 受体阻滞剂，不具有膜稳定作用和内源性拟交感活性。不抑制异丙肾上腺素的支气管扩张作用。具有降血压、治疗心绞痛和抗心律失常作用，机制同普萘洛尔。

2. 适应证

主要用于治疗高血压、心绞痛、心肌梗死，也可用于心律失常、甲状腺功能亢进、嗜铬细胞瘤。

3. 用法用量

口服。

（1）一般常用量：开始每次 6.25 ~ 12.5mg，一日 2 次，按需要及耐受性逐渐增至每日 50 ~ 200mg。

（2）心绞痛：每次 12.5 ~ 25mg，一日 2 次，按需要及耐受性逐渐增至每日 50 ~ 200mg。

（3）高血压：每次 25mg，一日 2 次，按需要及耐受性逐渐增至每日 100mg。

（4）肾功能损害时，肌酐清除率小于 15mL/（min·1.73m²）者，每日 25mg；15 ~ 35mL/（min·1.73m²）者，每日最多 50mg。

（5）儿童应从小剂量开始，0.25 ~ 0.5mg/kg，每日 2 次。

4. 不良反应

（1）在心肌梗死患者中，最常见的不良反应为低血压和心动过缓。

（2）其他不良反应有头晕、四肢冰冷、疲劳、乏力、肠胃不适、精神抑郁、脱发、血小板减少症、银屑病样皮肤反应、银屑病恶化、皮疹及干眼等。

（3）罕见引起敏感患者的心脏传导阻滞。

5. 禁忌

（1）Ⅱ ~ Ⅲ度心脏房室传导阻滞患者禁用。

（2）心源性休克患者禁用。

（3）病窦综合征及严重窦性心动过缓患者禁用。

6. 注意事项

（1）本品的临床效应与血药浓度可不完全平行，剂量调节以临床效应为准。

（2）肾功能损害时剂量须减少。

（3）有心力衰竭症状的患者用本品时，与洋地黄或利尿药合用，如心力衰竭症状仍存在，应逐渐减量使用。

（4）停药过程至少3天，常为2周，如有撤药症状，如心绞痛发作，则暂时处理，待稳定后渐停用。

（5）与饮食共进不影响其生物利用度。

（6）可改变因血糖降低而引起的心动过速。

（7）患有慢性阻塞性肺疾病的高血压患者慎用。

（8）本药可使末梢动脉血液循环失调，患者可能对用于治疗过敏反应常规剂量的肾上腺素无反应。

（9）本品可通过胎盘屏障并出现在脐带血液中，缺乏妊娠头3个月使用本药的研究资料，不除外胎儿受损的可能。妊娠妇女较长时间服用本药，与胎儿宫内生长迟缓有关。妊娠期妇女慎用。FDA对本药的妊娠安全性分级为D级。本药在乳汁中有明显泌出，哺乳期妇女服用时应谨慎小心。

（10）老年患者所需剂量可以减少，尤其是肾功能衰退的患者。

7. 药物相互作用

（1）与利血平合用，可导致体位性低血压、心动过缓、头晕、晕厥。

（2）与肾上腺素或拟交感胺类合用，可引起显著高血压、心率过慢，也可出现房室传导阻滞。

（3）与异丙肾上腺素、茶碱、黄嘌呤合用，可使后者疗效减弱。

（4）与洋地黄合用，可发生房室传导阻滞而使心率减慢，需严密观察。

（5）与其他抗高血压药物及利尿剂并用，能加强其降压效果。

（6）β受体阻滞剂会加剧停用可乐定引起的高血压反跳，如两药联合使用，本药应在停用可乐定前几天停用，如果用本药取代可乐定，应在停止服用可乐定数天后才开始本药的疗程。

（7）可使去极化肌松药药效增强，作用时间延长。

8. 规格

片剂：12.5mg；25mg；50mg；100mg。

七、美托洛尔（Metoprolol）

1. 药理作用

β_1受体阻滞药，无膜稳定作用。其阻滞β受体的作用约与普萘洛尔相等，对β_1受体的选择性稍逊于阿替洛尔。本品对心脏的作用如减慢心率、抑制心收缩力、降低自律性和延缓房室传导时间等与普萘洛尔、阿替洛尔相似，其降低运动试验时升高的血压和心率的作用也与普萘洛尔、阿替洛尔相似。其对血管和支气管平滑肌的收缩作用较普萘洛尔弱，因此对呼吸道的影响也较小，但仍强于阿替洛尔。本品也能降低血浆肾素活性。

2. 适应证

用于治疗高血压、心绞痛、心肌梗死、肥厚型心肌病、心律失常、甲状腺功能亢进等。近年来尚用于心力衰竭的治疗，此时应在有经验的医师指导下使用。

3. 用法用量

（1）口服

①高血压、心绞痛、心律失常、肥厚型心肌病、甲状腺功能亢进：一般一次25～50mg，一日2～3次。

②急性心肌梗死：主张在早期即最初的几小时内使用，即刻使用在未能溶栓的患者中可减小梗死范围、降低短期（15天）死亡率（此作用在用药后24小时既出现）。在已经溶栓的患者中可降低再梗死率与再缺血率，若在2小时内用药还可以降低死亡率。一般用法：先静脉注射本品一次2.5～5mg（2分

钟内），每5分钟1次，共3次，总剂量为10～15 mg。之后15分钟开始口服25～50mg，每6～12小时1次，共24～48小时，然后口服一次50～100mg，一日2次。

心肌梗死后若无禁忌应长期使用（一次50～100mg，一日2次），可以降低心源性死亡率，包括猝死。

③不稳定性心绞痛：主张早期使用，用法与用量可参照急性心肌梗死。

④心力衰竭：应在使用洋地黄和（或）利尿剂等抗心力衰竭的治疗基础上使用本药。起初一次6.25mg，一日2～3次，以后视临床情况每数日至一周一次增加6.25～12.5mg，一日2～3次，最大剂量可用至一次50～100mg，一日2次。最大剂量一日不超过300mg。

（2）静脉注射：用于室上性快速型心律失常。开始时以1～2mg/min的速度静脉给药，用量可达5mg；如病情需要，可间隔5分钟重复注射，总剂量10～15 mg（静脉注射后4～6小时，心律失常已经控制，用口服制剂维持，一日2～3次，每次剂量不超过50mg）。

4. 不良反应

（1）循环系统：肢端发冷，心动过缓，雷诺现象，心力衰竭，房室传导时间延长，心律失常，水肿，晕厥。

（2）胃肠系统：腹痛，恶心，呕吐，腹泻，便秘，转氨酶升高。

（3）神经系统：疲劳，头痛，头晕，睡眠障碍，感觉异常，梦魇，抑郁，记忆力损害，精神错乱，神经质，焦虑，幻觉。

（4）呼吸系统：气急，支气管哮喘或有气喘症状者可发生支气管痉挛。

（5）血液系统：血小板减少。

（6）皮肤：皮肤过敏反应，银屑病加重，光过敏。

（7）眼：视觉损害，眼干和（或）眼刺激。

（8）耳：耳鸣。

（9）其他：胸痛，体重增加，多汗，脱发，味觉改变，可逆性功能异常。

5. 禁忌

下列情况患者禁用：心源性休克；病态窦房结综合征；Ⅱ、Ⅲ度房室传导阻滞；不稳定性、失代偿性心力衰竭患者（肺水肿、低灌注或低血压），持续地或间歇地接受β受体激动剂治疗的患者；有症状的心动过缓或低血压；心率<45次/分、P-Q间期>0.24秒或收缩压<100mmHg的怀疑急性心肌梗死的患者；伴有坏疽危险的严重外周血管疾病患者；对本品中任何成分或其他β受体阻滞剂过敏者。

6. 注意事项

（1）突然停药可能会使慢性心力衰竭病情恶化并增加心肌梗死和猝死的危险，应尽可能逐步撤药，整个撤药过程至少用2周时间，每次剂量减半，直至最后减至25 mg，停药前最后的剂量至少给4天。若出现症状，建议更缓慢地撤药。

（2）大手术之前是否停用β受体阻滞剂意见尚不一致，β受体阻滞后心脏对反射性交感神经兴奋的反应降低使全麻和手术的危险性增加，但可用多巴酚丁胺或异丙肾上腺素逆转。尽管如此，对于要进行全身麻醉的患者最好停止使用本药，如有可能应在麻醉前48小时停用，除非有特殊情况，如甲状腺毒症和嗜铬细胞瘤。

（3）在治疗过程中可能会发生眩晕和疲劳，驾驶车辆和操作机械时应慎用。

（4）妊娠期使用β受体阻滞剂可引起各种胎儿问题，包括胎儿发育迟缓。β受体阻滞剂对胎儿和新生儿可产生不利影响，尤其是心动过缓，在妊娠或分娩期间不宜使用。FDA对本药的妊娠安全性分级为C级，如在妊娠中晚期给药为D级。

7. 药物相互作用

（1）巴比妥类药物（对戊巴比妥做过研究）可通过酶诱导作用使本品的代谢增加。

（2）普罗帕酮可增加本品血药浓度，引起血压下降。

（3）奎尼丁可使本品清除率下降，不良反应增加。

（4）与维拉帕米合用时有相加的负性肌力作用，可引起心动过缓、血压下降、充血性心力衰竭和传导阻滞。

（5）与胺碘酮合用有可能发生明显的窦性心动过缓。

（6）与非甾体类抗炎药合用，可使血压升高。

（7）苯海拉明、羟氯喹可改变本品药动学参数，增强药效，增加不良反应。

（8）与钙离子拮抗剂合用，对房室传导和窦房结功能有相加的抑制作用。

（9）与肾上腺素合用，可引起高血压和心动过缓。

（10）与可乐定合用，有可能加重可乐定突然停用时所发生的反跳性高血压。

（11）利福平可诱导本品的代谢，导致血药浓度降低。

（12）与西咪替丁、肼屈嗪、帕罗西汀、氟西汀和舍曲林合用，本品的血浆浓度会增加。

（13）与单胺氧化酶抑制剂合用，可致极度低血压。

（14）与地高辛合用可导致房室传导时间延长，且本品可使后者血药浓度升高。

（15）可使去极化肌松药药效增强，作用时间延长。

8. 规格

片剂：25mg；50mg；注射液：5mL ： 5mg。

八、倍他洛尔（Betaxolol）

1. 药理作用

肾上腺素 β 受体阻滞剂，无细胞膜稳定作用和内源性拟交感活性。通过抑制房水产生以及增加房水流出而降低眼压，可降低青光眼或其他眼病引起的眼压升高。可使具有 β 受体的视盘和视网膜血管保持内源性舒张，从而增加灌注压，改善微循环，保护视野。

2. 适应证

用于慢性开角型青光眼和（或）高眼压症患者的治疗。

3. 用法用量

滴患眼，每次 1 ~ 2 滴，每天 2 次。

4. 不良反应

（1）眼部：可能出现一过性的不适感。偶有视物模糊、点状角膜炎、异物感、畏光、流泪、痒、干燥、红斑、炎症、分泌物增多、灼痛、视力敏锐度降低、过敏反应、水肿、角膜敏感性降低及瞳孔大小不一。

（2）心血管系统：偶有心动过缓、心脏传导阻滞及充血性心力衰竭。

（3）呼吸系统：偶有呼吸困难、支气管痉挛。

（4）中枢神经系统：偶有失眠、眩晕、头昏、头痛、抑郁、嗜睡。

（5）其他：偶有荨麻疹、中毒性表皮坏死、脱毛、舌炎、肌无力。

5. 禁忌

（1）对本品过敏者、窦性心动过缓、Ⅰ度以上房室传导阻滞、有心源性休克或心衰史患者禁用。

（2）孕妇禁用。

6. 注意事项

（1）糖尿病、肝肾疾病、周围血管疾病、甲状腺功能低下、肺功能异常患者慎用。

（2）进行全身麻醉的患者最好停止使用本药，如有可能应在麻醉前48小时停用。

（3）FDA对本药的妊娠安全性分级为 C 级，如在妊娠中、晚期为 D 级。本品可经乳汁排泌，哺乳期妇女慎用。

（4）儿童用药安全性尚不明确，慎用。

7. 药物相互作用

（1）若同时口服其他肾上腺素受体阻滞剂可能产生药物相加反应。

（2）若正在服用促进儿茶酚胺代谢药物（如利血平），则肾上腺素受体阻滞剂有造成相加反应的可能性，因而出现低血压或心动过缓。

（3）与非甾体类抗炎药合用，本品降压作用减弱。

（4）与缩瞳药和碳酸酐酶抑制药合用对降低眼压有相加作用。

8. 规格

滴眼液：5mL ： 12.5mg（以倍他洛尔计）。

九、比索洛尔（Bisoprolol）

1. 药理作用

选择性肾上腺素 β_1 受体阻滞剂，无内在拟交感活性和膜稳定作用。与 β_1 受体的亲和力比 β_2 受体大 11 ～ 34 倍。对支气管 β_2 受体也有一定程度的阻滞作用，但仅在大剂量时可能出现，一般无临床意义。具有抗高血压、抗心绞痛作用，机制与普萘洛尔相似。

2. 适应证

用于原发性高血压、心绞痛的治疗。

3. 用法用量

口服。

（1）高血压：起始剂量 5mg，一日 1 次，某些患者（支气管哮喘）起始剂量 2.5mg。疗效不佳可增至 10mg。

（2）心绞痛：起始剂量 2.5mg，一日 1 次，最大一日剂量 10mg。

4. 不良反应

（1）神经系统：头晕、头痛、感觉异常、迟钝、嗜睡、焦虑、注意力不集中、记忆力减退、口干、多梦、失眠、压抑。

（2）心血管系统：心悸或其他心律失常、肢体冰冷、跛行、低血压、胸痛、心功能不全、憋气。

（3）消化系统：腹痛、消化不良、恶心、呕吐、腹泻。

（4）呼吸系统：支气管痉挛、呼吸困难。

（5）运动系统：关节痛、背颈部痛、肌肉痉挛、抽动或震颤。

（6）皮肤黏膜：痤疮、湿疹、皮肤刺激、瘙痒、脸红、出汗、脱发、血管水肿、剥脱性皮炎、皮肤血管炎。

（7）特殊感觉：视觉紊乱、眼痛、流泪异常、耳鸣、耳痛、味觉异常。

（8）其他：疲乏、无力、胸痛、水肿、体重增加。

5. 禁忌

心源性休克、房室传导障碍（Ⅱ度和Ⅲ度房室传导阻滞）、病窦综合征、窦房阻滞、严重窦性心动过缓、血压过低、支气管哮喘患者禁用。

6. 注意事项

（1）血糖浓度波动较大的糖尿病患者及酸中毒患者宜慎服。

（2）肺功能不全、严重肝肾功能不全患者慎用。

（3）中断治疗时应逐日递减剂量，与其他降压药合用时常需减量。

（4）本品的降压作用可能减弱患者驾车或操纵机器能力，尤其在初服时或转换药物时以及与酒精同服时为甚，但不致直接影响人的反应能力。

（5）孕妇不宜使用本品。必须使用时，为防止新生儿心动过缓、低血压、低血糖，应在预产期 72 小时前停用本品。若需继续服用，新生儿在娩出后 72 小时内应密切监护。 FDA 对本药的妊娠安全性分级为 C 级，如在妊娠中、晚期用药为 D 级。尚不明确是否随乳汁分泌，哺乳期妇女慎用。

（6）儿童用药安全性尚不明确，不宜服用。

7. 药物相互作用

（1）本品与利血平、甲基多巴、可乐定或氯苯醋胺咪联用可减慢心率。

（2）与非甾体类抗炎药合用，可使血压升高。

（3）与地高辛合用时，地高辛血药浓度可升高，可导致房室传导时间延长。

（4）与胺碘酮合用有可能发生明显的窦性心动过缓。

（5）与钙离子拮抗剂合用，对房室传导和窦房结功能有相加的抑制作用。

（6）与维拉帕米合用时有相加的负性肌力作用，可引起心动过缓、血压下降、充血性心力衰竭和传导阻滞。

8. 规格

片剂：5mg。胶囊剂：5mg。

十、美替洛尔（Metipranolol）

1. 药理作用

非选择性肾上腺素 β 受体阻滞剂，无内在拟交感活性和膜稳定作用。降眼压作用主要是通过特异的 β 受体阻滞作用，减少房水生成，亦可轻微增加房水的排出。

2. 适应证

治疗开角型青光眼、手术后未完全控制的闭角型青光眼和高眼压症。

3. 用法用量

每日滴眼 2 次，每次 1 滴。开始治疗时，先用低剂量治疗，如未能达到疗效可改用较高剂量。

4. 不良反应

（1）眼部：轻微而短暂的烧灼感、刺痛感，结膜炎，过敏性眼睑炎，视物模糊，畏光，流泪，角膜敏感性降低，可逆性葡萄膜炎。

（2）心血管系统：可出现心动过缓、心功能不全加重、血压下降、周围循环障碍、心绞痛加剧。

（3）呼吸系统：可使呼吸道阻力增加。

（4）胃肠道：可出现胃肠不适、恶心、呕吐、便秘、口干。

（5）肌肉骨骼：可出现肌痉挛和肌无力。

（6）皮肤：少数患者可出现皮疹、接触性皮炎、皮肤刺激等反应。

5. 禁忌

房室传导障碍（Ⅱ度和Ⅲ度房室传导阻滞）、严重窦性心动过缓、支气管哮喘、阻塞性肺气肿、充血性心力衰竭患者禁用。

6. 注意事项

（1）糖尿病、甲状腺功能亢进、重症肌无力、脑血管功能障碍或周围血管疾病患者慎用。

（2）可透过胎盘，孕妇使用应权衡利弊。可经乳汁分泌，哺乳期妇女使用应权衡利弊。

（3）儿童用药的安全性尚不明确。

（4）避免突然停药，至少用 1 ~ 2 周的时间逐渐撤药。

7. 药物相互作用

（1）含肾上腺素或毛果芸香碱的滴眼剂可增强本品的降眼压作用。

（2）与含肾上腺素的药物合用，可引起瞳孔散大。

（3）同时口服其他肾上腺素受体阻滞剂可能产生药物相加反应。

（4）与钙拮抗剂或消耗儿茶酚胺的药物合用，可引起低血压、心动过缓。

8. 规格

滴眼液：0.1%；0.3%；0.6%。

十一、艾司洛尔（Esmolol）

1. 药理作用

快速起效的作用时间短的选择性肾上腺素 $β_1$ 受体阻滞剂。其主要作用于心肌的 $β_1$ 受体，大剂量时对气管和血管平滑肌的 β_2 受体也有阻滞作用。在治疗剂量无内在拟交感作用或膜稳定作用。抗心律失常主要通过抑制肾上腺素对心脏起搏点的刺激以及减慢房室结传导而发挥作用，其主要作用部位是窦房结与房室结传导系统。抗高血压的机制未完全明确，与普萘洛尔相似，但在产生同等 β 受体阻滞作用时，比美托洛尔、普萘洛尔等其他选择性和非选择性 β 受体阻滞药更能降低血压。

2. 适应证

（1）控制心房颤动、心房扑动时心室率。

（2）围术期高血压。

（3）窦性心动过速。

3. 用法用量

（1）控制心房颤动、心房扑动时心室率：先静脉注射负荷量 0.5mg/（kg·min），约 1 分钟，随后静脉点滴维持量，自 0.05mg/（kg·min）开始，4 分钟后若疗效理想则继续维持，若疗效不佳可重复给予负荷量并将维持量以 0.05mg/（kg·min）的幅度递增。维持量最大可加至 0.3mg/（kg·min），但 0.2mg/（kg·min）以上的剂量未显示能带来明显的好处。

（2）围术期高血压或心动过速：①即刻控制剂量为 1mg/kg，于 30 秒内静注，继续予 0.15mg/（kg·min）静脉点滴，最大维持量为 0.3mg/（kg·min）。②逐渐控制剂量同室上性心动过速治疗。③治疗高血压的用量通常较治疗心律失常用量大。

4. 不良反应

大多数不良反应为轻度、一过性。最重要的不良反应是低血压。有报道使用艾司洛尔单纯控制心室率发生死亡。

（1）心血管系统：低血压（无症状性低血压、症状性低血压），偶见心动过缓、胸痛、心脏传导阻滞。

（2）精神神经系统：可见头晕、头痛、嗜睡、注意力不集中、易激惹等，偶见乏力、感觉异常、焦虑或抑郁、幻想等。

（3）呼吸系统：气管痉挛、呼吸困难、鼻充血。

（4）胃肠道：可见恶心、呕吐，偶见口干、便秘、腹部不适或味觉倒错。

（5）皮肤：潮红，注射部位水肿、红斑、硬结，偶见血栓性静脉炎。

（6）其他：偶见尿潴留、言语障碍、视力异常、肩背痛、寒战、发热等。

5. 禁忌

支气管哮喘或有支气管哮喘病史、严重慢性阻塞性肺疾病、窦性心动过缓、Ⅱ～Ⅲ度房室传导阻滞、难治性心功能不全、心源性休克、对本品过敏者禁用。

6. 注意事项

（1）高浓度给药（>10mg/mL）会造成严重的静脉反应，包括血栓性静脉炎，20mg/mL 的浓度在血管外可造成严重的局部反应甚至坏死，故应尽量经大静脉给药。

（2）本品酸性代谢产物经肾消除，半衰期约 3.7 小时，肾病患者约为正常人的 10 倍，故肾衰患者使用本品需注意监测。

（3）糖尿病患者应用时应小心，因本品可掩盖低血糖反应。

（4）用药期间需监测血压、心率、心功能变化。

（5）曾做过本品对大鼠的致畸研究，给予 3mg/（kg·min）的剂量静脉点滴，每天持续 30 分钟，未发现对孕兔、胎鼠的毒性及致畸作用。但 10mg/（kg·min）的剂量对孕鼠产生毒性，并致死。对兔子的致畸研究发现，给予 1mg/（kg·min）的剂量静脉点滴，每天持续 30 分钟，未发现对孕兔、胎兔的毒性及致畸作用，但 2.5mg/（kg·min）的剂量对孕兔产生毒性，并致胎兔死亡率增加。尚无合适的人类的有关此问题的研究，孕妇慎用。尚不知本品是否经乳汁分泌，哺乳期妇女应慎用。

（6）本品在小儿应用未经充分研究。

（7）本品在老年人应用未经充分研究。但老年人对降压、降心率作用敏感，肾功能较差，应用本品时需慎重。

7. 药物相互作用

（1）与非甾体类抗炎药合用，可使血压升高。

（2）与华法林合用，本品的血药浓度似会升高，但临床意义不大。

（3）与地高辛合用时，地高辛血药浓度可升高，可导致房室传导时间延长。

（4）与吗啡合用时，本品的稳态血药浓度会升高。

（5）与琥珀胆碱合用可延长琥珀胆碱的神经肌肉阻滞作用。

（6）本品会降低肾上腺素的药效。

（7）本品与维拉帕米合用于心功能不良患者会导致心脏停搏。

（8）与胺碘酮合用有可能发生明显的窦性心动过缓。

（9）与维拉帕米合用时有相加的负性肌力作用，可引起心动过缓、血压下降、充血性心力衰竭和传导阻滞。

（10）与钙离子拮抗剂合用，对房室传导和窦房结功能有相加的抑制作用。

8. 规格

注射液：2mL ： 200mg。

第六章 神经系统其他药物

第一节 中枢兴奋药

一、尼可刹米（Nikethamide）

1. 其他名称

可拉明、二乙烟酰胺。

2. 药理作用

选择性兴奋延髓呼吸中枢，也可作用于颈动脉体和主动脉体化学感受器，反射性地兴奋呼吸中枢，并提高呼吸中枢对二氧化碳的敏感性，使呼吸加深加快。对血管运动中枢有微弱兴奋作用，剂量过大可引起惊厥。

3. 适应证

用于中枢性呼吸抑制及各种原因引起的呼吸抑制。

4. 用法用量

皮下注射、肌内注射、静脉注射。成人：一次 0.25 ~ 0.5g，必要时 1 ~ 2 小时重复用药。极量一次 1.25g。小儿：6 个月以下，一次 75mg；1 岁，一次 0.125g；4 ~ 7 岁，一次 0.175g。

5. 不良反应

常见面部刺激症、烦躁不安、抽搐、恶心、呕吐等。大剂量时可出现血压升高、心悸、出汗、面部潮红、呕吐、震颤、心律失常、惊厥甚至昏迷。

6. 禁忌

抽搐及惊厥患者禁用。

7. 注意事项

（1）作用时间短暂，应视病情间隔给药。

（2）对孕妇及哺乳的影响尚不明确。

8. 药物相互作用

与其他中枢兴奋药合用，有协同作用，可引起惊厥。

9. 规格

注射液：1.5mL ∶ 0.375g；2mL ∶ 0.5g。

二、洛贝林（Lobeline）

1. 其他名称

祛痰菜碱、山梗菜碱，

2. 药理作用

可刺激颈动脉体和主动脉体化学感受器（均为 N_1 受体），反射性地兴奋呼吸中枢而使呼吸加快，但对呼吸中枢并无直接兴奋作用。对迷走神经中枢和血管运动中枢也同时有反射性的兴奋作用；对自主神经节先兴奋而后阻断。

3. 适应证

主要用于各种原因引起的中枢性呼吸抑制，临床上常用于新生儿窒息，一氧化碳、阿片中毒等。

4. 用法用量

（1）静脉注射：①成人：常用量：成人一次3mg；极量：一次6mg，一日20mg。②儿童：小儿一次0.3～3mg，必要时每隔30分钟可重复使用；新生儿窒息可注入脐静脉3mg。

（2）皮下或肌内注射：①成人：常用量：成人一次10mg；极量：一次20mg，一日50mg。②儿童：一次1～3mg。

5. 不良反应

可有恶心、呕吐、呛咳、头痛、心悸等。大剂量用药，可出现心动过缓，剂量继续增大可出现心动过速、传导阻滞、呼吸抑制甚至惊厥。

6. 注意事项

静脉给药应缓慢。对孕妇及哺乳的影响尚不明确。

7. 药物相互作用

尚不明确。

8. 规格

注射液：1mL：3mg；1mL：10mg。

三、贝美格（Bemegride）

1. 其他名称

美解眠。

2. 药理作用

能直接兴奋呼吸中枢及血管运动中枢，使呼吸增加，血压微升。

3. 适应证

用于巴比妥类及其他催眠药的中毒，也用于减小硫喷妥钠麻醉深度，以加快其苏醒。

4. 用法用量

（1）静脉注射：每3～5分钟注射50mg，至病情改善或出现中毒症状。

（2）静脉滴注：每次50mg，临用前加5%葡萄糖注射液250～500mL稀释后静脉滴注。

5. 不良反应

可引起恶心、呕吐。

6. 禁忌

吗啡中毒者禁用。

7. 注意事项

（1）静脉注射或静脉滴注速度不宜过快，以免产生惊厥。

（2）对孕妇及哺乳的影响尚不明确。

8. 药物相互作用

尚不明确。

9. 规格

注射液：10mL：50mg；20mL：50mg。

四、多沙普仑（Doxapram）

1. 其他名称

二苯吗啉吡酮、吗啉吡咯酮。

2. 药理作用

呼吸兴奋剂，作用比尼可刹米强。小量时通过颈动脉体化学感受器反射性兴奋呼吸中枢，大量时直接兴奋延髓呼吸中枢，使潮气量加大，呼吸频率增快有限。大剂量兴奋脊髓及脑干，但对大脑皮层似无影响，在阻塞性肺疾病患者发生急性通气不全时，应用此药后，潮气量、血二氧化碳分压、氧饱和度均有改善。

3. 适应证

用于呼吸衰竭。

4. 用法用量

（1）静脉注射：按体重一次 0.5 ～ 1mg/kg，不超过 1.5mg/kg，如需重复给药，至少间隔 5 分钟。每小时用量不宜超过 300mg。

（2）静脉滴注：按体重一次 0.5 ～ 1mg/kg，临用前加葡萄糖氯化钠注射液稀释后静脉滴注，直至获得疗效，总量不超过一日 3g。

5. 不良反应

（1）可见头痛、无力、呼吸困难、心律失常、恶心、呕吐、腹泻、尿潴留、胸痛、胸闷、血压升高等，用药局部可发生血栓性静脉炎。

（2）少见呼吸频率加快、喘鸣、精神紊乱、呛咳、眩晕、畏光、出汗、感觉奇热等。

6. 禁忌

惊厥、癫痫、重度高血压、嗜铬细胞瘤、甲状腺功能亢进、冠心病、颅内高压、严重肺部疾病患者禁用。

7. 注意事项

（1）用药时常规测定血压和脉搏，以防止药物过量。

（2）静脉注射漏到血管外或静脉滴注时间太长，均能导致血栓静脉炎或局部皮肤刺激。

（3）剂量过大时，可引起心血管不良反应，如血压升高、心率加快甚至出现心律失常。

（4）静脉滴注速度不宜太快，否则可引起溶血。

（5）孕妇慎用：FDA 对本药的妊娠安全性分级为 B 级。

（6）本品是否经乳汁分泌尚不清楚，哺乳期妇女慎用。

（7）12 岁以下儿童用药的有效性和安全性尚未明确，应慎用。

8. 药物相互作用

（1）能促使儿茶酚胺的释放增多，在全麻药如氟烷、异氟烷等停用 10 ～ 20 分钟后，才能使用。

（2）与咖啡因、哌甲酯、匹莫林、肾上腺素受体激动药等合用，可能出现紧张、激动、失眠甚至惊厥或心律失常。

（3）与单胺氧化酶抑制药丙卡巴肼以及升压药合用时，可使血压明显升高。

（4）与碳酸氢钠合用，本品血药浓度升高，毒性明显增强。

（5）肌松药可使本品的中枢兴奋作用暂不体现。

9. 规格

注射液：5mL ：0.1g。

五、二甲弗林（Dimefline）

1. 其他名称

回苏灵。

2. 药理作用

对呼吸中枢有较强兴奋作用，作用强度约为尼可刹米的 100 倍。用药后可见肺换气量明显增加，二氧化碳分压下降。

3. 适应证

常用于麻醉、催眠药物所引起的呼吸抑制，各种疾病引起的中枢性呼吸衰竭，以及手术、外伤等引起的虚脱和休克。

4. 用法用量

（1）口服：一次 8 ~ 16mg，一日 2 ~ 3 次。

（2）肌内注射：一次 8mg。

（3）静脉注射：一次 8 ~ 16mg，临用前加 5% 葡萄糖注射液稀释后缓慢注射。

（4）静脉滴注：一般一次 8 ~ 16mg；用于重症患者，一次 16 ~ 32mg。临用前加氯化钠注射液或 5% 葡萄糖注射液稀释后静脉滴注。

5. 不良反应

恶心、呕吐及皮肤烧灼感等。

6. 禁忌

（1）有惊厥病史者、肝肾功能不全者禁用。

（2）孕妇及哺乳期妇女禁用。

7. 注意事项

（1）安全范围较窄，剂量掌握不当易致抽搐或惊厥。

（2）儿童大剂量易发生抽搐或惊厥，应谨慎。

（3）老年患者慎用。

（4）静脉给药速度应缓慢。

8. 药物相互作用

尚不明确。

9. 规格

片剂：8mg。注射液：2mL ：8mg。

六、甲氯芬酯（Meclofenoxate）

1. 其他名称

氯酯醒、遗尿丁。

2. 药理作用

能促进脑细胞的氧化还原代谢，增加对糖类的利用，对中枢抑制患者有兴奋作用。

3. 适应证

外伤性昏迷、酒精中毒、新生儿缺氧症、儿童遗尿症。

4. 用法用量

（1）口服：成人一次 0.1 ~ 0.2g，一日 3 次；儿童一次 0.05 ~ 0.1g，一日 3 次。

（2）静脉注射或静脉滴注：临用前用注射用水或 5% 葡萄糖注射液稀释成 5% ~ 10% 溶液使用。成人一次 0.1 ~ 0.25g，一日 3 次；儿童一次 60 ~ 100mg，一日 2 次，可注入脐静脉。

（3）肌内注射：成人昏迷状态一次 0.25g，每 2 小时 1 次；新生儿缺氧症一次 60mg，每 2 小时 1 次。

5. 不良反应

胃部不适、兴奋、失眠、倦怠、头痛。

6. 禁忌

精神过度兴奋、有锥体外系症状患者及对本品过敏者禁用。

7. 注意事项

（1）高血压患者慎用。

（2）孕妇及哺乳期妇女用药安全性尚不明确。

8. 药物相互作用

尚不明确。

9. 规格

胶囊剂：0.1g。注射液：0.1g；0.25g。

第二节　镇痛药

一、吗啡（Morphine）

1. 药理作用

阿片受体激动剂，有强大的镇痛作用，同时也有明显的镇静作用，并有镇咳作用（因其可致成瘾而不用于临床）。对呼吸中枢有抑制作用，使其对二氧化碳张力的反应性降低，过量可致呼吸衰竭而死亡。兴奋平滑肌，增加肠道平滑肌张力引起便秘，并使胆道、输尿管、支气管平滑肌张力增加。可使外周血管扩张，尚有缩瞳、镇吐等作用（因其可致成瘾而不用于临床）。

2. 适应证

适用于其他镇痛药无效的急性锐痛，如严重创伤、战伤、烧伤、晚期癌症等疼痛。心肌梗死而血压尚正常者，应用本品可使患者镇静，并减轻心脏负担。应用于心源性哮喘可使肺水肿症状暂时有所缓解。麻醉和手术前给药可保持患者宁静进入嗜睡状态。因对平滑肌的兴奋作用较强，故不能单独用于内脏绞痛（如胆、肾绞痛等），而应与阿托品等有效的解痉药合用。

根据世界卫生组织和国家食品药品监督管理总局提出的癌痛治疗三阶梯方案的要求，吗啡是治疗重度癌痛的代表性药物。注射液不适宜慢性重度癌痛患者长期使用。

3. 用法用量

（1）普通片：首次剂量范围可较大，每日3～6次，临睡前一次剂量可加倍。①常用量：一次5～15mg，一日15～60mg。②极量：一次30mg，一日100mg。③对于重度癌痛患者，应按时口服，个体化给药，逐渐增量，以充分缓解癌痛。

（2）缓释片、控释片：必须整片吞服，不可掰开或嚼碎。成人每隔12小时服用1次，用量应根据疼痛的严重程度、年龄及服用镇痛药史决定用药剂量，个体间可存在较大差异。最初应用者，宜从每12小时服用10mg或20mg开始，根据镇痛效果调整剂量，以达到缓解疼痛的目的。

（3）注射液：①皮下注射：成人常用量：一次5～15mg，一日15～40mg。极量：一次20mg，一日60mg。②静脉注射：成人镇痛时常用量5～10mg。用作静脉全麻按体重不得超过1mg/kg，不够时加用作用时效短的本类镇痛药，以免苏醒迟延、术后发生血压下降和长时间呼吸抑制。③手术后镇痛注入硬膜外间隙，成人自腰脊部位注入，一次极限5mg，胸脊部位应减为2～3mg，按一定的间隔可重复给药多次。注入蛛网膜下腔，一次0.1～0.3mg。原则上不再重复给药。④对于重度癌痛患者，首次剂量范围较大，每日3～6次，以预防癌痛发生及充分缓解癌痛。

4. 不良反应

（1）心血管系统：可致外周血管扩张，产生直立性低血压，偶可产生轻度心动过缓或心动过速。鞘内和硬膜外给药可致血压下降。

（2）呼吸系统：可能会导致某些患者（开胸术后）出现肺不张和感染。少见支气管痉挛和喉头水肿。严重的可抑制呼吸甚至出现呼吸停止。

（3）精神神经系统：可出现嗜睡、注意力分散、思维能力减弱、表情淡漠、抑郁、烦躁不安、惊恐畏惧、视力减退、视物模糊或复视，甚至妄想、幻觉。

（4）胃肠道：常见恶心、呕吐、便秘、腹部不适、腹痛、胆绞痛、胆管内压上升等。

（5）泌尿系统：可见少尿、尿频、尿急、排尿困难。

（6）戒断症状：对本品成瘾或有依赖性的患者，突然停用或给予麻醉拮抗剂可出现戒断症状。

5. 禁忌

（1）呼吸抑制已显示发绀、颅内压增高和颅脑损伤、支气管哮喘、肺源性心脏病代偿失调、甲状腺功能减退、皮质功能不全、前列腺肥大、排尿困难及严重肝功能不全、休克尚未纠正控制前、炎性肠梗阻等患者禁用。

（2）孕妇、临盆产妇及哺乳期妇女禁用。

6. 注意事项

（1）未明确诊断的疼痛，尽可能不用本品，以免掩盖病情，贻误诊断。

（2）可干扰对脑脊液压升高的病因诊断，这是本品使二氧化碳滞留，脑血管扩张的结果。

（3）可使血浆淀粉酶和脂肪酶均升高，可持续 24 小时。

（4）对血清碱性磷酸酶、丙氨酸氨基转移酶、门冬氨酸氨基转移酶、胆红素、乳酸脱氢酶等测定有一定影响，应在本品停药 24 小时以上方可进行以上项目测定，以防可能出现假阳性。

（5）因对平滑肌的兴奋作用较强，故不能单独用于内脏绞痛（如胆、肾绞痛），而应与阿托品等有效的解痉药合用，单独使用反使绞痛加剧。

（6）应用大量吗啡进行静脉全麻时，常和神经安定药并用，诱导中可发生低血压，手术开始遇到外科刺激时血压又会骤升，应及早对症处理。

（7）吗啡注入硬膜外间隙或蛛网膜下腔后，应监测呼吸和循环功能，前者 24 小时，后者 12 小时。

（8）可通过胎盘屏障到达胎儿体内，致胎儿成瘾，能对抗催产素对子宫的兴奋作用而延长产程，故禁用于孕妇、临盆产妇。FDA 对本药的妊娠安全性分级为 D 级。

（9）少量经乳汁排出，禁用于哺乳期妇女。

（10）在儿童体内清除缓慢，半衰期长，易致呼吸抑制，慎用。

（11）在老人体内清除缓慢，半衰期长，易致呼吸抑制，慎用。

（12）连用 3 ~ 5 天即产生耐受性，1 周以上可成瘾，故不宜长期使用，但在慢性癌痛的第三阶梯用药时例外。

（13）注射液不得与氨茶碱、巴比妥类药钠盐等碱性液、溴或碘化合物、碳酸氢盐、氧化剂（如高锰酸钾）、植物收敛剂、氢氯噻嗪、肝素钠、苯妥英钠、呋喃妥因、新生霉素、甲氧西林、氯丙嗪、异丙嗪、哌替啶、磺胺嘧啶、磺胺甲基异噁唑以及铁、铝、镁、银、锌化合物等接触或混合，以免发生混浊甚至出现沉淀。

7. 药物相互作用

（1）与吩噻嗪类、镇静催眠药、单胺氧化酶抑制剂、三环抗抑郁药、抗组织胺药等合用，可加剧及延长吗啡的抑制作用。

（2）可增强香豆素类药物的抗凝血作用。

（3）与西咪替丁合用，可能引起呼吸暂停、精神错乱、肌肉抽搐等。

（4）可增强硫酸镁静脉给药后的中枢抑制作用。

（5）可增强氮芥、环磷酰胺的毒性。

（6）静脉注射或肌肉注射可增强筒箭毒碱的神经肌肉阻断作用。

（7）与 M 胆碱受体阻断药合用，便秘可加重，并可增加麻痹性肠梗阻和尿潴留的危险性。

（8）降压药、利尿药与本药合用，可发生直立性低血压。

8. 规格

片剂：5mg；10mg。缓释片、控释片：10mg；30mg。注射液：0.5mL：5mg；1mL：10mg。

二、哌替啶（Pethidine）

1. 其他名称

杜冷丁。

2. 药理作用

阿片受体激动剂，是人工合成的强效镇痛药。与吗啡相似，通过激动中枢神经系统的 μ 及 Κ 受体而产生镇痛、镇静作用，效力约为吗啡的 1/10 ~ 1/8，但维持时间较短；具呼吸抑制作用，无吗啡的镇咳作用。能短时间提高胃肠道括约肌及平滑肌的张力，减少胃肠蠕动，但引起便秘及尿潴留发生率低于码啡。对胆道括约肌的兴奋作用使胆道压力升高，但亦较吗啡弱。有轻微的阿托品样作用，可引起心率增快。

3. 适应证

适用于各种剧痛，如创伤性疼痛、手术后疼痛；麻醉前用药，局麻及静吸复合麻醉辅助用药等。对内脏绞痛应与阿托品配伍应用。用于分娩止痛时，须监护对新生儿的抑制呼吸作用。麻醉前给药、人工冬眠时，常与氯丙嗪、异丙嗪组成人工冬眠合剂应用。用于心源性哮喘，有利于肺水肿的消除。

慢性重度疼痛的晚期癌症患者不宜长期使用。

4. 用法用量

（1）片剂：镇痛：成人常用量：一次 50 ~ 100mg，一日 200 ~ 400mg；极量：一次 150mg，一日 600mg。小儿一次 1.1 ~ 1.76mg/kg。对于重度癌痛患者，首次剂量视情况可以大于常规剂量。

（2）注射液

①镇痛：成人肌肉注射常用量：一次 25 ~ 100mg，一日 100 ~ 400mg；极量：一次 150mg，一日 600mg。静脉注射：成人一次 0.3mg/kg。

②分娩镇痛：阵痛开始时肌肉注射，常用量：25 ~ 50mg，每 4 ~ 6 小时按需重复；极量：一次 50 ~ 75mg。

③麻醉用药：麻醉前用药，30 ~ 60 分钟前按体重肌肉注射 1 ~ 2mg/kg。麻醉维持中，按 1.2mg/kg 计算 60 ~ 90 分钟总用量，配成稀释液，成人一般每分钟静滴 1mg，小儿滴速相应减慢。

④小儿基础麻醉：在硫喷妥钠 3 ~ 5mg/kg 应用 10 ~ 15 分钟后，追加哌替啶 1mg/kg 加异丙嗪 0.5mg/kg，稀释至 10mL 缓慢静注。

⑤手术后镇痛：硬膜外间隙注药，24 小时总用量按 2.1 ~ 2.5mg/kg。

⑥晚期癌症患者解除中重度疼痛：应个体化给药，剂量可较常用量为大，应逐渐增加剂量，直至疼痛满意缓解，但不提倡使用。

5. 不良反应

（1）可出现轻度的眩晕、出汗、口干、恶心、呕吐、心动过速及直立性低血压等。

（2）治疗剂量时可出现脑脊液压力升高、胆管内压升高。静脉注射后可出现外周血管扩张、血压下降。

（3）严重时可出现呼吸困难、焦虑、兴奋、疲倦、排尿困难、尿痛、震颤、发热、咽痛。

6. 禁忌

室上性心动过速、颅脑损伤、颅内占位性病变、慢性阻塞性肺疾患、支气管哮喘、严重肺功能不全等禁用。

7. 注意事项

（1）肝功能损伤者、甲状腺功能不全者、老年人慎用。

（2）未明确诊断的疼痛，尽可能不用本品，以免掩盖病情贻误诊治。

（3）务必在单胺氧化酶抑制药（如呋喃唑酮、丙卡巴肼等）停用 14 天以上方可给药，而且应先试用小剂量（1/4 常用量），否则会发生难以预料的严重的并发症，临床表现为多汗、肌肉僵直、血压先升高后剧降、呼吸抑制、发绀、昏迷、高热、惊厥，终致循环衰竭而死亡。

（4）注意勿将药液注射到外周神经干附近，否则产生局麻或神经阻滞。

（5）能通过胎盘屏障，用于产妇分娩镇痛时剂量应酌减。FDA 对本药的妊娠安全性分级为 C 级，长期或大剂量使用时的妊娠安全性分级为 D 级。

（6）能分泌入乳汁，哺乳期间使用时剂量应酌减。

（7）1 岁以内小儿通常不应静脉注射本品或行人工冬眠，婴幼儿慎用。

（8）耐受性和成瘾性介于吗啡和可待因之间，通常连续使用不能超过 10 天，否则易产生耐受性。

（9）可使血浆淀粉酶和脂肪酶均升高。

（10）对血清碱性磷酸酶、丙氨酸氨基转移酶、门冬氨酸氨基转移酶、胆红素、乳酸脱氢酶等测定有一定影响，应在本品停药 24 小时以上方可进行以上项目测定，以防可能出现假阳性。

8. 药物相互作用

（1）与芬太尼因化学结构有相似之处，两药可有交叉敏感。

（2）能使香豆素、茚满二酮等抗凝药物增效，并用时后者应按凝血酶原时间而酌减。

（3）吩噻嗪类药、巴比妥类药、三环抗抑郁药、硝酸酯类抗心绞痛药等可增强本品作用。

（4）与西咪替丁合用，可能引起意识混乱、定向障碍和气喘等。

（5）可增强硫酸镁静脉给药后的中枢抑制作用。

（6）与 M 胆碱受体阻断药合用，便秘可加重，并可增加麻痹性肠梗阻和尿潴留的危险性。

（7）降压药、利尿药与本药合用，可发生直立性低血压。

（8）与全麻药、局麻药（静脉给药）、吩噻嗪类中枢抑制药及三环类抗抑郁药合用，呼吸抑制和（或）低血压可更明显，便秘发生率上升，药物依赖性也更容易产生。

（9）注射液不能与氨茶碱、巴比妥类药钠盐、肝素钠、碘化物、碳酸氢钠、苯妥英钠、磺胺嘧啶、磺胺甲噁唑、甲氧西林配伍，否则发生浑浊。

9. 规格

片剂：25mg；50mg。注射液：1m ：50mg；2mL ：100mg。

三、美沙酮（Methadone）

1. 其他名称

阿米酮、非那酮。

2. 药理作用

人工合成阿片受体激动剂。起效慢，作用时间长。镇痛效能与吗啡相当；能产生呼吸抑制、镇咳、降温、缩瞳的作用，但欣快作用不如吗啡；镇静作用较弱，但重复给药仍可引起明显的镇静作用。其特点为口服有效，抑制吗啡成瘾者的戒断症状的作用期长，重复给药仍有效。耐受性及成瘾发生较慢，戒断症状略轻，但脱瘾较难。

3. 适应证

（1）适用于慢性疼痛。对急性创伤疼痛少用。

（2）用于各种阿片类药物的戒毒治疗，尤其是用于海洛因依赖，也用于吗啡、阿片、哌替啶、二氢埃托啡等的依赖。

4. 用法用量

（1）片剂：①疼痛：成人每次 5 ～ 10mg，一日 10 ～ 15mg；极量：一次 10mg，一日 20mg。②脱瘾治疗：剂量应根据戒断症状严重程度和患者躯体状况及反应而定。开始剂量 15 ～ 20mg，可酌情加量。剂量换算为 1mg 美沙酮替代 4mg 吗啡、2mg 海洛因、20mg 哌替啶。

（2）注射液：肌肉注射或皮下注射。三角肌注射血浆峰值高，作用出现快，因此可采用三角肌注射。每次 2.5 ～ 5mg，一日 10 ～ 15mg。极量：一次 10mg，一日 20mg。

5. 不良反应

（1）主要有性功能减退，男性服用后精液减少，且可有乳腺增生。

（2）亦有眩晕、恶心、呕吐、出汗、嗜睡等，也可引起便秘及药物依赖。

（3）可使脑脊液压力升高。

（4）能促使胆道括约肌收缩，使胆管系的内压上升。

6. 禁忌

（1）呼吸功能不全者禁用。

（2）妊娠、分娩期间禁用。

7. 注意事项

（1）注射液仅供皮下或肌肉注射，不得静注，能释放组胺，忌作麻醉前和麻醉中用药。

（2）妊娠期间本药能渗透过胎盘屏障，引起胎儿染色体变异，死胎和未成熟新生儿多。本药成瘾的产妇所分娩的新生儿，常出现迟延的戒断症状，在出生后 6 ~ 7 天才发现，持续 6 ~ 17 日不等，这些新生儿尿内药物浓度，可 10 ~ 16 倍于血液，又常伴有低血糖，处理上有一定困难。

（3）对哺乳期妇女用药的安全性尚不明确。

（4）可使血浆淀粉酶和脂肪酶均升高。

（5）对血清碱性磷酸酶、丙氨酸氨基转移酶、门冬氨酸氨基转移酶、胆红素、乳酸脱氢酶等测定有一定影响，应在本品停药 24 小时以上方可进行以上项目测定，以防可能出现假阳性。

8. 药物相互作用

（1）氟伏沙明和氟康唑可增加本品的血药浓度。

（2）异烟肼、吩噻嗪类、尿液碱化剂可减少本品的排泄，合用时需酌情减量。

（3）与其他镇痛药、镇静催眠药、抗抑郁药等合用时，可加强这些药物的作用。

（4）与抗高血压药合用，可致血压下降过快，严重的可发生昏厥。

（5）苯妥英钠和利福平等能促使肝细胞微粒体酶的活性增强，因而本品在体内的降解代谢加快，用量应相应增加。

（6）注射液与碱性液、氧化剂、糖精钠以及苋菜红等接触，药液显混浊。

（7）与女性避孕药同用，可终日疲倦乏力。

（8）与颠茄合用，可发生严重便秘。

9. 规格

片剂：2.5mg。注射液：1mL ∶ 5mg。

四、芬太尼（Fentanyl）

1. 药理作用

强阿片类镇痛药。镇痛作用机制与吗啡相似，为阿片受体激动剂，作用强度为吗啡的 60 ~ 80 倍。与吗啡和哌替啶相比，本品作用迅速，维持时间短，不释放组胺，对心血管功能影响小，能抑制气管插管时的应激反应。本品对呼吸的抑制作用弱于吗啡，但静脉注射过快则易抑制呼吸。纳洛酮等能拮抗本品的呼吸抑制和镇痛作用。有成瘾性。

2. 适应证

（1）用于麻醉前、中、后的镇静与镇痛，是目前复合全麻中常用的药物。①用于麻醉前给药及诱导麻醉，并作为辅助用药与全麻药及局麻药合用于各种手术。氟哌利多 2.5mg 和本品 0.05 mg 的混合液，麻醉前给药，能使患者安静，对外界环境漠不关心，但仍能合作。②用于手术前、后及手术中等各种剧烈疼痛。

（2）用于治疗中度到重度慢性疼痛。

3. 用法用量

（1）注射液

①静脉注射：成人全麻时初量：①小手术 0.001 ~ 0.002mg/kg（以芬太尼计，下同）。②大手术 0.002 ~ 0.004mg/kg。③体外循环心脏手术时按 0.02 ~ 0.03mg/kg 计算全量，维持量可每隔 30 ~ 60 分钟给予初量的一半或连续静滴，一般每小时 0.001 ~ 0.002mg/kg。④全麻同时吸入氧化亚氮时 0.001 ~ 0.002mg/kg。⑤局麻镇痛不全，作为辅助用药时 0.0015 ~ 0.002mg/kg。

②肌肉注射：成人：麻醉前用药或手术后镇痛，按 0.0007 ~ 0.0015mg/kg 肌肉或静脉注射。小儿：镇痛，2 岁以下无推荐剂量，2 ~ 12 岁按 0.002 ~ 0.003mg/kg 肌肉或静脉注射。

③硬膜外给药：成人手术后镇痛，初量 0.1mg，加氯化钠注射液稀释到 8mL，每 2 ~ 4 小时可重复，

维持量每次为初量的一半。

（2）贴剂：剂量应根据患者的个体情况而决定，并应在给药后定期进行剂量评估。

应在躯干或上臂未受刺激及未受辐射的平整皮肤表面上贴用。最好选择无毛发部位，如有毛发，应在使用前剪除（勿用剃须刀剃除）。在使用前可用清水清洗贴用部位，不能使用肥皂、油剂、洗剂或其他有机溶剂，因其可能会刺激皮肤或改变皮肤的性质。在使用本贴剂前皮肤应完全干燥。

应在打开密封袋后立即使用。在使用时需用手掌用力按压2分钟，以确保贴剂与皮肤完全接触，尤其应注意其边缘部分。

可以持续贴用72小时。在更换贴剂时，应更换粘贴部位。几天后才可在相同的部位重复贴用。

①初始剂量选择：初始剂量应依据患者使用阿片类药物的既往史确定，包括对阿片类药物的耐受性、患者的身体状况和医疗状况。

不能在使用芬太尼贴剂后的24小时内即评价其最佳镇痛效果。这是因为在使用本贴剂最初24小时内血清芬太尼的浓度逐渐升高。在首次使用贴剂时，应逐渐停止以前的镇痛治疗直至芬太尼产生镇痛效果。

②剂量的调整及维持治疗：每72小时应更换一次贴剂。应根据个体情况调整剂量直至达到足够的镇痛效果。如果镇痛不足，可在初次使用后每3天进行一次剂量调整。剂量增加的幅度通常为25μg/h。但同时应考虑附加的其他疼痛治疗（口服吗啡90mg/d ≈芬太尼25μg/h）及患者的疼痛状态。当剂量大于50μg/h时，可以使用一片以上的贴剂。患者可能定时需要短效镇痛药，以缓解突发性疼痛。在芬太尼剂量超过300μg/h时，一些患者可能需要增加或改变阿片类药物的用药方法。

3）治疗的终止：去除贴剂后，由于芬太尼浓度逐渐降低，应逐渐开始其他阿片类药物的替代治疗，并从低剂量起始，缓慢加量。一般来说，任何阿片类镇痛药都应逐步停药，以避免出现戒断症状。一些患者在更换药品或剂量调整时可能出现阿片类药物戒断症状。

4. 不良反应

（1）一般不良反应为眩晕、视物模糊、恶心、呕吐、低血压、胆道括约肌痉挛、喉痉挛及出汗等。偶有肌肉抽搐。

（2）严重副反应为呼吸抑制、窒息、肌肉僵直及心动过缓，如不及时治疗，可发生呼吸停止、循环抑制及心脏停搏等。

（3）使用透皮贴剂进行镇痛时，有引起死亡和由于本品过量而导致的其他严重不良反应的报道；也可出现局部皮肤反应，如发红等。

（4）能促使胆道括约肌收缩，使胆管系的内压上升。

（5）可使脑脊液压力升高。

（6）本品有成瘾性，但较哌替啶轻。轻度的戒断症状有呵欠、打喷嚏、流涕、冒汗、食欲缺乏；中度为神经过敏、难以入眠、恶心呕吐、腹泻、全身疼痛、原因不明的低热；严重时表现为激动、不安、发抖、震颤、胃痉挛痛、心动过速、极度疲乏等，最终可导致虚脱。

5. 禁忌

（1）支气管哮喘、呼吸抑制、对本品特别敏感的患者以及重症肌无力患者禁用。

（2）2岁以下儿童禁用。

（3）禁止与单胺氧化酶抑制剂（如苯乙肼、帕吉林等）合用。

（4）贴剂不应用于急性或手术后疼痛的治疗，因为在这种情况下不能在短期内调整芬太尼的用量，并且可能会导致严重的或威胁生命的通气不足。

6. 注意事项

（1）心律失常、肝肾功能不良、慢性阻塞性肺疾病、呼吸储备力降低及脑外伤昏迷、颅内压增高、脑肿瘤等易陷入呼吸抑制的患者慎用。

（2）务必在单胺氧化酶抑制药停用14天以上方可给药，而且应先试用小剂量（1/4常用量），否则会发生难以预料的、严重的并发症，临床表现为多汗、肌肉僵直、血压先升高后剧降、呼吸抑制、发绀、昏迷、高热、惊厥，终致循环虚脱而死亡。

（3）因为血清芬太尼浓度在停止使用贴剂 17（13～22）小时后降低大约 50%，所以出现严重不良反应的患者应在停止使用后继续观察 24 小时。

（4）不能将贴剂分拆、切割或以任何其他方式损坏，因为这样会导致芬太尼的释放失控。

（5）注射液有一定的刺激性，不得误入气管、支气管，也不得涂敷于皮肤和黏膜。

（6）硬膜外注入镇痛时，一般 4～10 分钟起效，20 分钟脑脊液的药物浓度达到峰值，同时可有全身瘙痒，作用时效 3.3～6.7 小时，而且仍有呼吸频率减慢和潮气量减小的可能，处理应及时。

（7）本品绝非静脉全麻药，虽然大量快速静脉注射能使意识消失，但患者的应激反应依然存在，常伴有术中知晓。

（8）快速推注可引起胸壁、腹壁肌肉僵硬而影响通气。

（9）严禁用药后驾驶及操作机器。

（10）动物实验显示了一些生殖毒性，尚不知对人体的潜在风险。除非确实需要，否则不应在妊娠期使用。可透过胎盘，可能导致新生儿呼吸抑制，不建议在分娩过程中使用。FDA 对本药的妊娠安全性分级为 C 级。芬太尼可被分泌至母乳，可能会使新生儿或婴儿出现镇静或呼吸抑制，对哺乳的妇女不推荐使用。

（11）在儿童中使用的有效性和安全性尚未明确。

（12）年老、体弱的患者首次剂量应适当减量，根据首次剂量的效果确定剂量的增加量。

（13）可使血清淀粉酶和脂肪酶均升高。

（14）对血清碱性磷酸酶、丙氨酸氨基转移酶、门冬氨酸氨基转移酶、胆红素、乳酸脱氢酶等测定有一定影响，应在本品停药 24 小时以上方可进行以上项目测定，以防可能出现假阳性。

7. 药物相互作用

（1）同时应用其他中枢神经系统抑制剂，包括阿片类药物、镇静剂、催眠药、全身麻醉剂、吩噻嗪类药物、安定类药物、骨骼肌松弛剂、镇静性抗组胺药及酒精饮料，可产生相加性抑制作用，可能发生肺通气不足、低血压及深度的镇静或昏迷。合用时应慎重并适当调整剂量。

（2）芬太尼与 CYP3A4 强抑制剂（如利托那韦）合用，会使芬太尼血浆浓度升高，从而加强或延长芬太尼的治疗效果和不良反应，也可能引起严重的呼吸抑制。

（3）与肌松药合用时，肌松药的用量应相应减少。肌松药能解除本品引起的肌肉僵直，但有呼吸暂停时，又可使呼吸暂停的持续时间延长。

（4）与 M 胆碱受体阻断药合用时，不仅使便秘加重，还可有发生麻痹性肠梗阻和尿潴留的危险。

（5）静注硫酸镁后的中枢抑制作用，会因同时使用本品而加剧。

（6）与钙离子拮抗剂及 β 受体阻滞药合用，可引起严重的低血压。

8. 规格

注射液：1mL ：0.05mg；2mL ：0.1mg。

五、舒芬太尼（Sufentanil）

1. 药理作用　强效阿片类镇痛药，特异性 μ 阿片受体激动剂，对 μ 受体的亲和力比芬太尼强 7～10 倍。舒芬太尼的麻醉镇痛效力比芬太尼强，引起的心血管抑制较弱，而且有较宽的安全范围。

2. 适应证

作为复合麻醉的镇痛用药，作为全身麻醉的麻醉诱导和维持用药。

3. 用法用量

应该根据个体反应和临床情况的不同来调整使用剂量，须考虑如下因素：患者的年龄、体重、一般情况和同时使用的药物等。剂量也取决于手术难度和持续时间以及所需要的麻醉深度。在计算进一步的使用剂量时应考虑初始用药的作用。

在诱导麻醉期间可以加用氟哌利多以防止恶心和呕吐的发生。

静脉注射或静脉滴注给药。用药的时间间隔长短取决于手术的持续时间。根据个体的需要可重复给予额外的（维持）剂量。

（1）当作为复合麻醉的一种镇痛成分进行诱导应用时，按 0.1 ~ 5.0μg/kg 作静脉注射或者静脉滴注。当临床表现显示镇痛效应减弱时可按 0.15 ~ 0.7μg/kg 追加维持剂量。

（2）在以枸橼酸舒芬太尼为主的全身麻醉中，舒芬太尼成人用药总量可为 8 ~ 30μg/kg，当临床表现显示镇痛效应减弱时可按 0.35 ~ 1.4μg/kg 追加维持剂量；2 ~ 12 岁儿童用药总量建议为 10 ~ 12μg/kg，如果临床表现镇痛效应降低时，可给予额外的剂量 1 ~ 2μg/kg。

非代偿性甲状腺功能减退、肺部疾患（尤其是那些呼吸贮备降低的疾病）、肝和（或）肾功能不全、肥胖和酒精中毒等患者，其用药量应酌情给予。对这些患者，建议做较长时间的术后观察。

对体弱患者、老年患者以及已经使用过能抑持呼吸的药物的患者，应减少用量。而对那些接受过阿片类药物治疗的或有过阿片类滥用史的患者，则可能需要使用较大的剂量。

4. 不良反应

（1）典型的阿片样症状，如呼吸抑制、呼吸暂停、骨骼肌强直（胸肌强直）、肌阵挛、低血压、心动过缓、恶心、呕吐、眩晕、缩瞳和尿潴留。在注射部位偶有瘙痒和疼痛。

（2）其他较少见的不良反应有：①咽部痉挛。②过敏反应和心搏停止。因在麻醉时使用其他药物，很难确定这些反应是否与舒芬太尼有关。③偶尔可出现术后恢复期的呼吸再抑制。

5. 禁忌

（1）对舒芬太尼或其他阿片类药物过敏者禁用。

（2）分娩期间，或实施剖宫产手术期间婴儿剪断脐带之前，静脉内禁用本品，因为舒芬太尼可以引起新生儿的呼吸抑制。

（3）本品禁用于新生儿、妊娠期和哺乳期的妇女。如果哺乳期妇女必须使用舒芬太尼，则应在用药后 24 小时方能再次哺乳婴儿。

（4）禁与单氨氧化酶抑制剂同时使用。在使用舒芬太尼前 14 天内用过单胺氧化酶抑制剂者，禁用本品。

（5）急性肝性卟啉病禁用。

（6）因用其他药物而存在呼吸抑制者禁用。

（7）患有呼吸抑制疾病的患者禁用。

（8）低血容量、低血压患者禁用。

（9）重症肌无力患者禁用。

6. 注意事项

（1）对脑血流量减少的患者，应避免快速静脉注射给药。

（2）深度麻醉的呼吸抑制，可持续至术后或复发。呼吸抑制往往与剂量相关，可用特异性拮抗剂（如纳洛酮）使其完全逆转。由于呼吸抑制持续的时间可能长于其拮抗剂的效应，有可能需要重复使用拮抗剂。麻醉期间的过度换气可能减少呼吸中枢对二氧化碳的反应，也会影响术后呼吸的恢复。

（3）舒芬太尼可以导致肌肉僵直，包括胸壁肌肉的僵直，可以通过缓慢地静脉注射加以预防（通常在使用低剂量时可以奏效），或同时使用苯二氮䓬类药物及肌肉松弛药。

（4）如果术前所用的抗胆碱药物剂量不足，或与非迷走神经抑制的肌肉松弛药合并使用时，可能导致心动过缓甚至心搏停止。心动过缓可用阿托品治疗。

（5）对甲状腺功能低下、肺病疾患、肝肾功能不全、老年人、肥胖、酒精中毒和使用过其他已知对中枢神经系统有抑制作用的药物的患者，在使用时均需要特别注意。建议对这些患者做较长时间的术后观察。

（6）使用本品后，患者不能驾车与操作机械。

（7）舒芬太尼用于 2 岁以下儿童的有效性和安全性的资料非常有限。

（8）FDA 对本药的妊娠安全性分级为 C 级。

7. 药物相互作用

（1）同时使用巴比妥类制剂、阿片类制剂、镇静剂、神经安定类制剂、酒精及其他麻醉剂或其他对中枢神经系统有抑制作用的药物，可能导致本品对呼吸和中枢神经系统抑制作用的加强。

（2）同时给予高剂量的本品和高浓度的氧化亚氮时可导致血压、心率降低以及心输出量的减少。

（3）一般建议麻醉或外科手术前两周，不应该使用单胺氧化酶抑制剂。

（4）本品主要由细胞色素的同工酶 CYP3 A4 代谢。实验资料提示 CYP3A4 抑制剂，如红霉素、酮康唑、伊曲康唑和替若那韦（tironavir）会抑制舒芬太尼的代谢，从而延长呼吸抑制作用。如果必须与上述药物同时应用，应该对患者进行特殊监测，并且应降低本品的剂量。

8. 规格

注射液：1mL ∶ 50μg；2mL ∶ 100μg；5mL ∶ 250μg（以舒芬太尼计）。

六、瑞芬太尼（Remifentanil）

1. 药理作用

强效、超短效阿片受体激动剂。选择性作用于 μ 阿片受体，具镇痛、呼吸抑制、镇静、肌张力增强和心动过缓等阿片样药理效应，起效快，维持时间短，与用药量及时间无关，且阿片样作用不需药物逆转。本品相对效价为芬太尼的 50～100 倍。

2. 适应证

用于全麻诱导和全麻中维持镇痛。

3. 用法用量

静脉滴注。成人负荷剂量 0.5～1μg/kg，给药时间应大于 60 秒；维持剂量 0.25μg/（kg·min），或间断静脉推注 0.25～1μg/kg。65 岁以上老年患者用药时初始剂量为成人剂量的一半，持续静滴给药剂量应酌减。2～12 岁儿童用药与成人一致。

4. 不良反应

典型的不良反应有恶心、呕吐、呼吸抑制、心动过缓、低血压和肌肉强直，上述不良反应在停药或降低输注速度后几分钟内即可消失。

可能出现的还有寒战、发热、眩晕、视觉障碍、头痛、呼吸暂停、瘙痒、心动过速、高血压、激动、低氧血症、癫痫、潮红和过敏。

5. 禁忌

（1）已知对本品中各种组分或其他芬太尼类药物过敏的患者禁用。

（2）重症肌无力及易致呼吸抑制患者禁用。

（3）禁与单胺氧化酶抑制药合用。

（4）禁与血、血清、血浆等血制品经同一路径给药。

（5）支气管哮喘患者禁用。

6. 注意事项

（1）心律失常、慢性阻塞性肺疾病、呼吸储备力降低及脑外伤昏迷、颅内压增高、脑肿瘤等易陷入呼吸抑制的患者慎用。

（2）在推荐剂量下，本品能引起肌肉强直。肌肉强直的发生与给药剂量和给药速率有关，因此，单剂量注射时应缓慢给药，给药时间应不低于 60 秒。提前使用肌肉松弛药可防止肌肉强直的发生。

（3）本品务必在单胺氧化酶抑制药（如呋喃唑酮、丙卡巴肼）停用 14 天以上方可给药，而且应先试用小剂量，否则会发生难以预料的严重的并发症。

（4）使用本品出现呼吸抑制时应妥善处理，包括减小输注速率 50% 或暂时中断输注。本品即使延长给药时间也未发现引起再发性呼吸抑制，但由于合用麻醉药物的残留作用，在某些患者身上停止输注后 30 分钟仍会出现呼吸抑制，因此，保证患者离开恢复室前完全清醒和足够的自主呼吸非常重要。

（5）本品能引起剂量依赖性低血压和心动过缓，可以预先给予适量的抗胆碱能药（如葡糖吡咯或阿托品）抑制这些反应。低血压和心动过缓可通过减小本品输注速率或合用药物来处置，在合适的情况下使用输液、升压药或抗胆碱能药。

（6）肝肾功能受损的患者不需调整剂量。肝肾功能严重受损的患者对瑞芬太尼呼吸抑制的敏感性增强，使用时应监测。

（7）本品可通过胎盘屏障，产妇应用时有引起新生儿呼吸抑制的危险。FDA 对本药的妊娠安全性分级为 C 级。

（8）本品可经母乳分泌，不推荐哺乳期妇女使用。在必须使用时，医生应权衡利弊。

（9）因尚没有临床资料，2 岁以下儿童不推荐使用。

（10）本品主要用于全身麻醉，但不推荐单独使用。

（11）禁止硬膜外和鞘内给药。

（12）本品能引起呼吸抑制和窒息，需在呼吸和心血管功能监测及辅助设施完备的情况下给药。

7. 药物相互作用

（1）本品与硫喷妥、异氟烷、丙泊酚及咪达唑仑等麻醉药有协同作用，同时给药时，后者剂量减至 75%。

（2）中枢神经系统抑制药物与本品也有协同作用，合用时应慎重，并酌情减量。

8. 规格

注射剂：1mg（以瑞芬太尼计）。

七、丁丙诺啡（Buprenorphine）

1. 其他名称

叔丁啡、布诺啡。

2. 药理作用

阿片受体的部分拮抗 – 激动剂。镇痛作用强于哌替啶、吗啡，其起效慢，持续时间长。对呼吸有抑制作用，但临床未见严重呼吸抑制发生。也能减慢心率，使血压轻度下降，对心排血量无明显影响。药物依赖性近似吗啡。可通过胎盘和血 – 脑脊液屏障。

3. 适应证

用于各类手术后疼痛、癌症疼痛、烧伤后疼痛、脉管炎引起的肢痛及心绞痛和其他内脏痛，也可作为戒瘾的维持治疗。

4. 用法用量

（1）注射液：肌肉注射，一次 0.15 ~ 0.3mg，可每隔 6 ~ 8 小时或按需注射。疗效不佳时可适当增加用量。静脉注射，缓慢推注，其余参见肌肉注射。

（2）舌下片：舌下含服，每次 0.2 ~ 0，8mg，每隔 6 ~ 8 小时 1 次。

5. 不良反应

（1）常见头晕、嗜睡、恶心、呕吐、头痛等。

（2）可见出汗、皮疹、肝细胞坏死或黄疸。

（3）罕见直立性低血压、晕厥、呼吸抑制。

6. 禁忌

（1）对本品有过敏史、重症肝损伤、脑部损害、意识模糊及颅内压升高患者禁用。

（2）6 岁以下儿童、孕妇、哺乳期妇女以及轻微疼痛或疼痛原因不明者禁用。

7. 注意事项

（1）呼吸机能低下或紊乱者、已接受其他中枢神经抑制剂治疗者和高龄与虚弱者慎用。

（2）与受体亲和力高，常规剂量拮抗剂如纳洛酮，对已引起的呼吸抑制无用，推荐使用呼吸兴奋剂（如多沙普仑）。

（3）动物实验有难产、哺乳困难和胎儿生存率低等报道。药物可通过胎盘，可经乳汁分泌，故孕妇及哺乳期妇女不宜使用。FDA 对本药的妊娠安全性分级为 C 级。

（4）如出现肝细胞坏死或黄疸，应停药。

8. 药物相互作用

（1）与另一种阿片受体激动剂合用，可引起这些药物的戒断症状。

（2）与单胺氧化酶抑制剂有协同作用。

9. 规格

注射液：1mL：0.15mg；1mL：0.3mg。舌下片：0.2mg；0.4mg。

八、二氢埃托啡（Dihydroetorphine）

1. 其他名称

双氢埃托啡、双氢乙烯啡。

2. 药理作用

高效镇痛药，是阿片受体的纯激动剂，与 μ、δ、K 受体的亲和力都远远大于吗啡，特别对 μ 受体的亲和力大于 δ 和 K 受体上千倍。其镇痛作用的量－效关系与吗啡一样呈直线型，药理活性强度比吗啡强 6 000 ~ 10 000 倍。故安全系数（即治疗指数）比吗啡大，生理依赖性潜力比吗啡明显为轻。二氢埃托啡还具有镇静和解痉的中枢作用。对呼吸的抑制作用相对比吗啡轻，在规定的镇痛剂量下很少发生呼吸抑制（0.83%），当超剂量使用时可明显抑制呼吸。长期应用同样有耐受性的产生，也有依赖现象。本品的主要不足为镇痛有效时间较短。

3. 适应证

适用于各种重度疼痛的止痛，如创伤性疼痛、手术后疼痛、急腹痛、痛经、晚期癌症疼痛，包括使用吗啡、哌替啶无效的剧痛。也可作为麻醉诱导前用药及静脉复合麻醉、阻滞麻醉辅助用药等。

4. 用法用量

（1）片剂：舌下含化。常用剂量，每次 20 ~ 40μg，视需要可于 3 ~ 4 小时后重复给药。极量，每次 60μg，一日 180μg。一般连续用药不得超过 3 日。晚期癌症患者长期应用对本品产生耐受性时，可视需要适当增加剂量，最大可用至每次 100μg，一日 400μg。

（2）注射液

①用于止痛：肌肉注射 10 ~ 20μg，10 分钟左右疼痛可获明显减轻。视需要可于 3 ~ 4 小时后重复用药。急性剧痛时可行静脉滴注，每小时 0.1 ~ 0.2μg/kg。持续滴注时间不超过 24 小时，以免耐受和依赖。允许使用最大剂量，肌肉注射每次 30μg，一日 90μg。连续用药一般不超过 3 天。

②用于麻醉：①全身静脉内麻醉：气管插管后，在辅助或控制呼吸下，每小时静注 0.4 ~ 0.5μg/kg，手术毕前 1 小时停用，总量不超过 3μg/kg。由于该药无睡眠作用，必须定时给予地西泮或羟基丁酸钠维持患者入睡。同时滴注 1% 普鲁卡因，可减少本品用量。需肌肉松弛者应常规给予肌松剂。②静吸复合麻醉：气管插管辅助或控制呼吸下，每小时静注 0.2 ~ 0.3μg/kg，持续吸入氧化亚氮（50%）或低浓度恩氟烷及异氟烷，也可同时静滴恩氟烷、1% 普鲁卡因及间断吸入恩氟烷、异氟烷控制过高血压，需肌松者按常规注射肌松剂。③辅助阻滞麻醉或局麻不全时用药：由于患者未建立人工气道管理，首次用药应减量，可先静脉注射 5 ~ 10μg，严密观察 10 分钟，若无呼吸抑制，必要时再追注 10μg。术中至少间隔 2 小时再静注 10μg。

5. 不良反应

（1）少数患者可出现头晕、恶心、呕吐、乏力、出汗，卧床患者比活动患者反应轻。这些反应可不经任何处理而自愈。

（2）偶见呼吸抑制。

（3）本品有耐受性和依赖性。

6. 禁忌

（1）脑外伤神志不清或肺功能不全者禁用。

（2）婴幼儿、未成熟新生儿禁用。

7. 注意事项

（1）肝、肾功能不全者慎用本品，或酌减用量。

（2）非剧烈疼痛者，如牙痛、头痛、风湿痛、痔疮痛或局部组织小创伤痛等不宜使用本品，以免产生不良反应。

（3）不得用作海洛因成瘾脱毒治疗的替代药。

（4）片剂只可舌下含化，不可将药片吞服，否则影响止痛效果。

（5）注射液严禁静脉快速推注，以免呼吸骤停。用于麻醉静脉给药太快或用量大于 $0.4\mu g/kg$ 时，易出现呼吸抑制，甚至呼吸暂停，因此应做常规气管内插管或行人工呼吸。

（6）本品无致畸、致突变作用。对哺乳的影响尚不明确。

（7）呼吸减慢至每分钟 10 次左右，用呼吸兴奋药尼可刹米可纠正，也可用吸氧纠正。

8. 药物相互作用

（1）中枢神经系统抑制药与本品有协同作用，如用于晚期肿瘤患者镇痛，同服地西泮可使作用时间延长，但会加重呼吸抑制。

（2）尼可刹米、洛贝林可部分拮抗本品的呼吸抑制作用。

9. 规格

片剂：$20\mu g$；$40\mu g$。注射液：$1mL：20\mu g$。

九、羟考酮（Oxycodone）

1. 药理作用

阿片受体纯激动剂。对脑和脊髓的阿片受体具有亲和力，作用类似吗啡。主要药理作用是镇痛，其他药理作用包括抗焦虑、止咳和镇静。

2. 适应证

用于缓解持续的中度到重度疼痛。

3. 用法用量

每 12 小时服用 1 次，用药剂量取决于患者的疼痛严重程度和既往镇痛药用药史。

疼痛程度增加，需要增大给药剂量以达到疼痛的缓解。对所有患者而言，恰当的给药剂量是能 12 小时控制疼痛，且患者能很好地耐受。当脱离给药方案的需求超出每日 2 次，表明应增加该药的药剂量。每次剂量调整的幅度是在上一次用药剂量的基础上增长 25%～50%。

首次服用阿片类药物或用弱阿片类药物不能控制其疼痛的中重度的疼痛的患者，初始用药剂量一般为 5mg，每 12 小时服用 1 次。继后，根据病情调整剂量，直至理想止痛。大多数患者的最大用药剂量为 200mg/12h，少数患者可能需要更高的剂量。

已接受口服吗啡治疗的患者，改用本品的每日用药剂量换算比例：口服本品 10mg 相当于口服吗啡 20mg。

4. 不良反应

（1）常见不良反应：便秘（缓泻药可预防便秘）、恶心、呕吐、头晕、瘙痒、头痛、口干、多汗、思睡和乏力。如果出现恶心和呕吐反应，可用止吐药治疗。

（2）偶见不良反应：厌食、紧张、失眠、发热、精神错乱、腹泻、腹痛、血管舒张、消化不良、感觉异常、皮疹、焦虑、欣快、抑郁、呼吸困难、体位性低血压、寒战、噩梦、思维异常、呃逆。

（3）罕见不良反应：眩晕、抽搐、胃炎、定向障碍、面红、情绪改变、心悸（在戒断综合征的情况下）、幻觉、支气管痉挛、吞咽困难、嗳气、肠梗阻、味觉反常、激动、遗忘、张力过高、感觉过敏、张力过低、不适、肌肉不自主收缩、言语障碍、震颤、视觉异常、戒断综合征、闭经、性欲减退、阳痿、低血压、室上性心动过速、晕厥、脱水、水肿、口渴、皮肤干燥、荨麻疹、过敏性反应、类过敏性反应、瞳孔缩小。可能发生排尿困难、胆道痉挛或输尿管痉挛。

5. 禁忌

（1）缺氧性呼吸抑制、颅脑损伤、麻痹性肠梗阻、急腹症、胃排空延迟、慢性阻塞性肺疾病、肺源性心脏病、慢性支气管哮喘、高碳酸血症、已知对羟考酮过敏、中重度肝功能障碍、重度肾功能障碍（肌酐清除率＜10mL/min）、慢性便秘者禁用。

（2）孕妇及哺乳期妇女禁用。

6. 注意事项

（1）甲状腺功能低下者应适当减低用药剂量。

（2）慎用于下列情况：颅内高压、低血压、低血容量、胆道疾病、胰腺炎、肠道炎性疾病、前列腺肥大、肾上腺皮质功能不全、急性酒精中毒、慢性肝肾疾病和疲劳过度的年长或体弱的患者。

（3）可能出现麻痹性肠梗阻的患者，不宜服用，一旦发生或怀疑发生麻痹性肠梗阻时，应立即停药。

（4）由于用药剂量和个体对药物敏感程度等因素影响，羟考酮可能改变患者的反应能力。因此，如果患者的反应能力受到药物的影响，不得从事驾驶或操作机器等工作。

（5）羟考酮可随母乳分泌．并可能引起新生儿呼吸抑制。

（6）目前，尚缺乏18岁以下患者的用药资料，因此不推荐用于18岁以下的患者。

（7）必须整片吞服，不得掰开、咀嚼或研磨。如果掰开、嚼碎或研磨药片，会导致羟考酮的快速释放与潜在致死量的吸收。

（8）手术前或手术后24小时内不宜使用。

7. 药物相互作用

（1）单胺氧化酶抑制剂可使本品作用增强，导致意识紊乱、焦虑、呼吸抑制和昏迷出现的可能性增加。不推荐两药合用，停用单胺氧化酶抑制剂至少2周，才能使用本品。

（2）本品与下列药物有叠加作用：镇静剂、麻醉剂、催眠剂、酒精、抗精神病药、肌肉弛缓剂、抗抑郁药、吩噻嗪类和降压药。

（3）部分羟考酮经CYP2D6酶作用，代谢成为羟氢吗啡酮，某些药物（如抗抑郁剂，胺碘酮和奎尼丁等心血管药物）可能阻断该代谢途经。然而，合用具有抑制CYP2D6酶作用的奎尼丁，并未影响羟考酮的药效。可能抑制羟考酮代谢的其他药物包括甲氰咪胍、酮康唑和红霉素等。

8. 规格

控释片：5mg；10mg；20mg；40mg。

十、布桂嗪（Bucinnazine）

1. 其他名称

强痛定。

2. 药理作用

速效镇痛药，镇痛作用为吗啡的1/3，但比解热镇痛药强，为氨基比林的4～20倍。对皮肤、黏膜、运动器官（包括关节、肌肉、肌腱等）的疼痛有明显的抑制作用，对内脏器官疼痛的镇痛效果较差。无抑制肠蠕动作用，对平滑肌痉挛的镇痛效果差。与吗啡相比，本品不易成瘾，但有不同程度的耐受性。

3. 适应证

适用于偏头痛、三叉神经痛、牙痛、炎症性疼痛、神经痛、月经痛、关节痛、外伤性疼痛、手术后疼痛以及癌症疼痛（属二阶梯镇痛药）等。

4. 用法用量

（1）片剂：口服。成人每次30～60mg，一日90～180mg；小儿每次1mg/kg；疼痛剧烈时用量可酌增。对于慢性中重度癌痛患者，剂量可逐渐增加，首次及总量可以不受常规剂量的限制。

（2）注射液：皮下或肌肉注射，成人每次50～100mg，一日1～2次。疼痛剧烈时用量可酌增。对于慢性中重度癌痛患者，剂量可逐渐增加，首次及总量可以不受常规剂量的限制。

5. 不良反应

（1）少数患者可见有恶心、眩晕或困倦、黄视、全身发麻感等，停药后可消失。

（2）引起依赖性的倾向与吗啡类药相比为低，据临床报道，连续使用本品，可耐受和成瘾，故不可滥用。

6. 注意事项

孕妇及哺乳期妇女用药的安全性尚不明确。

7. 药物相互作用

尚不明确。

8. 规格

片剂：30mg。注射液：2mL：50mg；2mL：100mg。

十一、曲马多（Tramadol）

1. 其他名称

反胺苯环醇。

2. 药理作用

非阿片类中枢性镇痛药，但与阿片受体有很弱的亲和力，对 μ 受体的亲和力相当于吗啡的 1/6000，对 K 和 δ 受体的亲和力仅为 μ 受体的 1/25。曲马朵系消旋体，其（+）对映体作用于阿片受体，而（−）对映体则抑制神经元突触对去甲肾上腺素的再摄取，并增加神经元外 5−羟色胺浓度，从而影响痛觉传递而产生镇痛作用，其作用强度为吗啡的 1/8 ～ 1/10。有镇咳作用，强度为可待因的 50%。不影响组胺释放，也无致平滑肌痉挛的作用。

3. 适应证

用于急、慢性疼痛，中、轻度癌症疼痛，骨折或各种术后疼痛，牙痛。亦用于心脏病突发性疼痛、关节痛、神经痛及分娩痛。

4. 用法用量

（1）口服：成人：用于中度疼痛，一次 50 ～ 100mg，必要时 4 ～ 6 小时后可重复使用。连续使用不超过 48 小时，累计使用不超过 800mg。治疗癌痛时可考虑使用相对较大的剂量。儿童：14 岁以上儿童同成人。1 岁以上儿童单次剂量 1 ～ 2mg/kg。

（2）肌肉注射：成人：一次 50 ～ 100mg，必要时可重复，日剂量不超过 400mg。儿童：14 岁以上儿童同成人。1 岁以上儿童单次剂量 1 ～ 2mg/kg。

（3）皮下注射：成人：一次 50 ～ 100mg，必要时可重复，日剂量不超过 400mg。

（4）静脉注射：成人：一次 100mg，缓慢注射。日剂量不超过 400mg。儿童：14 岁以上儿童同成人。1 岁以上儿童单次剂量 1～ 2mg/kg。

5. 不良反应

（1）可出现恶心、呕吐、出汗、口干、眩晕、嗜睡等症状。

（2）少数病例对心血管系统也有影响，如出现心悸、心动过速、体位性低血压和循环性虚脱，尤其在患者直立、疲劳情况下更易出现。

（3）可见头痛、便秘、胃肠功能紊乱、皮肤瘙痒、皮疹。运动无力、食欲减退、排尿紊乱极少发生。

（4）精神方面副作用极少见，也因人而异，包括情绪的改变（多数是情绪高昂，但有时也表现为心境恶劣）、活动的改变（多数是活动减少，有时是增加）、认知和感觉能力的改变（判断和理解障碍）。

（5）个别病例报道过惊厥，但这种情况一般出现于注射大剂量的盐酸曲马朵或与神经阻滞剂合用时。

（6）过敏性休克亦不能完全排除。

6. 禁忌

酒精、安眠药、镇痛剂或其他精神药物中毒者禁用。

7．注意事项

（1）肝肾功能不全者、心脏疾患者酌情减量使用或慎用。

（2）长期使用不能排除产生耐药性或药物依赖性的可能。禁止作为对阿片类有依赖性患者的代用品，因不能抑制吗啡的戒断症状。

（3）有药物滥用或依赖性倾向的患者不宜使用。

（4）妊娠期间长期使用，可导致药物依赖，新生儿出生后出现戒断症状。孕妇用药应权衡利弊。FDA 对本药的妊娠安全性分级为 C 级。

（5）乳汁中药物浓度为母体血药浓度的 0.1%，哺乳期妇女用药应权衡利弊。

（6）1 岁以下婴儿慎用。

（7）用药期间不宜驾驶和操作机械。

（8）缓释制剂应吞服，勿嚼碎。

8．药物相互作用

（1）与中枢神经系统抑制剂（如地西泮等）合用时，镇静和镇痛作用增强，需减量。

（2）与巴比妥类药物合用可延长作用时间。

（3）与地高辛合用，可增加地高辛的不良反应。

（4）与单胺氧化酶抑制剂合用，可引起躁狂、昏迷、惊厥甚至严重的呼吸抑制导致死亡，故不得与单胺氧化酶抑制剂同用。

（5）卡马西平可降低本品的血药浓度，从而减弱本品的镇痛作用。

9．规格

片剂：50mg。胶囊剂：50mg。缓释片剂：100mg。缓释胶囊剂：100mg。注射液：2mL ∶ 50mg；2mL ∶ 100mg。

十二、普瑞巴林（Pregabalin）

1．其他名称

乐瑞卡。

2．药理作用

普瑞巴林与中枢神经系统中 $\alpha_2-\delta$ 亚基的位点（电压门控钙通道的一个辅助性亚基）有高度亲和力。普瑞巴林的作用机制尚不明确，但是转基因小鼠和结构相关化合物（例如加巴喷丁）的研究结果提示，在动物模型中的镇痛及抗惊厥作用可能与普瑞巴林与 $\alpha_2-\delta$ 亚基的结合有关。

体外研究显示，普瑞巴林可能通过调节钙通道功能而减少一些神经递质的钙依赖性释放。虽然普瑞巴林是抑制性神经递质 $\gamma-$ 氨基丁酸（GABA）的结构衍生物，但它并不直接与 GABAA、GABAB 或苯二氮䓬类受体结合，不增加体外培养神经元的 GABAA 反应，不改变大鼠脑中 GABA 浓度，对 GABA 摄取或降解无急性作用。但是研究发现，体外培养的神经元长时间暴露于普瑞巴林，GABA 转运蛋白密度和功能性 GABA 转运速率增加。普瑞巴林不阻滞钠通道，对阿片类受体无活性，不改变环加氧酶活性，对多巴胺及 5- 羟色胺受体无活性，不抑制多巴胺、5- 羟色胺或去甲肾上腺素的再摄取。

3．适应证

治疗外周神经痛以及辅助性治疗局限性部分癫痫发作。

4．用法用量

本品可与食物同时服用，也可单独服用。

起始剂量为每次 75mg，每日 2 次，或者每次 50mg，每日 3 次。可在 1 周内根据疗效及耐受性增加至每次 150mg，每日 2 次。由于本品主要经肾脏排泄清除，肾功能减退的患者应调整剂量。

5．不良反应

最常出现的不良反应为头晕和嗜睡。

6. 禁忌

对本品所含活性成分或任何辅料过敏者禁用。

7. 注意事项

（1）本品可能引起外周水肿，心功能 Ⅲ 或 Ⅳ 级的充血性心衰患者应慎用。

（2）本品相关的头晕及嗜睡可能影响驾驶或操作机械的能力。

（3）服用后可出现肌酸激酶升高，如疑似或确诊为肌病或肌酸激酶显著升高时，应停用本品。

（4）本品可能引起躯体依赖性。

（5）孕妇慎用，哺乳妇女用药期间应停止哺乳。

（6）17 岁以下的患者不宜使用。

（7）如需停用普瑞巴林，建议至少用 1 周时间逐渐减停。

8. 药物相互作用

（1）不被细胞色素 P450 系统代谢，因此，很少与其他药物发生相互作用。不影响抗癫痫药（如丙戊酸钠、苯妥英钠、拉莫三嗪、卡巴西平、苯巴比妥、托吡酯）、口服避孕药、口服降糖药、利尿剂、胰岛素等的药动学。

（2）本品与氧可酮同用时，其识别功能降低，运动功能损伤增强。

（3）与劳拉西泮和乙醇有相加作用。

9. 规格片剂

75mg。

十三、佐米曲普坦（Zolmitriptan）

1. 药理作用

佐米曲普坦是一种选择性 5 – HTIB/ID 受体激动剂。通过激动颅内血管（包括动静脉吻合处）和三叉神经系统交感神经上的 5 – HTIB/ID 受体，引起颅内血管收缩并抑制炎症神经肽的释放。

2. 适应证

适用于伴有或不伴有先兆症状的偏头痛的急性治疗。

3. 用法用量

治疗偏头痛发作的推荐剂量为 2.5mg。如果 24 小时内症状持续或复发，再次服药仍有效。如需二次服药，时间应与首次服药时间最少相隔 2 小时。服用本品 2.5mg，头痛减轻不满意者，在随后的发作中，可用 5mg。通常服药 1 小时内效果最明显，偏头痛发作期间无论何时服用本品，都同样有效，建议发病后尽早服用。反复发作时，建议 24 小时内服用总量不超过 15mg。本品不作为偏头痛的预防性药物。肾损害患者使用本品无须调整剂量。

4. 不良反应

本品耐受性好。不良反应很轻微或缓和、短暂，且不需治疗亦能自行缓解。可能的不良反应多出现在服药后 4 小时内，继续用药未见增多。最常见的不良反应包括：偶见恶心、头晕、嗜睡、温热感、无力、口干。感觉异常或感觉障碍已见报道。咽喉部、颈部、四肢及胸部可能出现沉重感、紧缩感和压迫感（心电图上没有缺血改变的证据），还可出现肌痛、肌肉无力。

5. 禁忌

禁用于对本品任何成分过敏的患者。血压未经控制的患者不应使用。

6. 注意事项

（1）本品仅应用于已诊断明确的偏头痛患者。要注意排除其他严重潜在性神经科疾病。尚无偏瘫性或基底动脉性偏头痛患者使用本品的资料，不推荐使用。

（2）症状性帕金森综合征或患者与其他心脏旁路传导有关的心律失常者不应使用本品。

（3）此类化合物（SHTID 激动剂）与冠状动脉的痉挛有关，因此，临床试验中未包括缺血性心脏病患者。故此类患者不推荐使用本品。由于还可能存在一些未被识别的冠状动脉疾病患者，所以建议开始使用 5HTID 激动剂，治疗前先做心血管的检查。

（4）与使用其他 5HTID 激动剂类似，服用佐米曲普坦后，心前区可出现非典型心绞痛的感觉，但是临床试验中，此类症状与心律失常或心电图上显示的缺血改变无关。

（5）目前尚无肝损害者使用本品的临床或药代动力学的经验，不推荐使用。

（6）使用本品不会损害患者驾驶及机械操纵的能力，但仍要考虑到本品可能引起嗜睡。

（7）儿童及 65 岁以上老年人用药的安全性和有效性尚未确定。

（8）孕妇用药应权衡利弊：FDA 对本药的妊娠安全性分级为 C 级。动物实验显示本药可泌入乳汁，哺乳妇女慎用。

7. 药物相互作用

（1）没有证据表明使用偏头痛预防性药物（例如 β 受体阻滞剂、口服双氢麦角碱、苯噻啶）对本品的疗效有任何影响。急性对症治疗，如使用对乙酰氨基酚、甲氧氯普胺及麦角胺不影响本品的药代动力学及耐受力。

（2）司来吉兰（一种单胺氧化酶 B 抑制剂）和氟西汀（一种选择性 5- 羟色胺再摄取抑制剂）对本品的药代动力学参数没有影响。使用本品治疗 12 小时内应避免使用其他 5HTID 激动剂。使用吗氯贝胺（一种特殊的单胺氧化酶 A 抑制剂）后，佐米曲普坦的曲线下面积有少量增加（26%），活性代谢物的曲线下面积有 3 倍增加。因而对于使用单胺氧化酶 A 抑制剂的患者，建议 24 小时内服用本品的最大量为 7.5mg。

（3）与西咪替丁、口服避孕药合用时，也可使本品的血药浓度增加。

（4）与普萘洛尔合用可延缓本品的代谢。

8. 规格

片剂：2.5mg。

第三节　解热、镇痛抗炎药

一、阿司匹林（Aspirin）

1. 其他名称

乙酰水杨酸、醋柳酸。

2. 药理作用

非甾体类抗炎药。具有以下作用：

（1）镇痛作用：主要是通过抑制前列腺素及其他能使痛觉对机械性或化学性刺激敏感的物质（如缓激肽、组胺）的合成，属于外周性镇痛药。但不能排除中枢镇痛（可能作用于下丘脑）的可能性。

（2）解热作用：可能通过作用于下丘脑体温调节中枢引起外周血管扩张，皮肤血流增加，出汗，使散热增加而起解热作用。此种中枢性作用可能与前列腺素在下视丘的合成受到抑制有关。

（3）抗炎作用：可能由于本品作用于炎症组织，通过抑制前列腺素或其他能引起炎性反应的物质（如组胺）的合成而起抗炎作用。抑制溶酶体酶的释放及白细胞趋化性等也可能与其有关。

（4）抑制血小板聚集的作用：通过抑制血小板的环氧酶，减少前列腺素的生成而起作用。

3. 适应证

（1）镇痛、解热：缓解轻度或中度的疼痛，如头痛、牙痛、神经痛、肌肉痛及月经痛，也用于感冒和流感等退热。本品只能缓解症状，不能治疗引起疼痛和发热的病因，故需同时应用其他药物对病因进行治疗。

（2）抗炎、抗风湿：为治疗风湿热的常用药物。用药后可解热，使关节疼痛等症状缓解，同时使血沉下降，但不能改变风湿热的基本病理变化，也不能治疗和预防风湿性心脏损害及其他合并症。

（3）关节炎：除风湿性关节炎外，本品也用于治疗类风湿关节炎，可改善症状，但须同时进行病因治疗。此外，本品也用于骨关节炎、强直性脊柱炎、痛风性关节炎、幼年型关节炎以及其他非风湿性炎症的骨骼肌肉疼痛，也能缓解症状。但近年在这些疾病已很少应用本品。

（4）抑制血小板黏附聚集：不稳定性心绞痛（冠状动脉血流障碍所致的心脏疼痛）；急性心肌梗死；预防心肌梗死复发；动脉血管的手术后（动脉外科手术或介入手术后，如主动脉冠状动脉静脉搭桥术）；预防大脑一过性的血流减少（短暂性脑缺血发作）和已出现早期症状（如面部和手臂肌肉一过性瘫痪或一过性失明）后的脑梗死。

（5）儿童皮肤－黏膜－淋巴结综合征（川崎病）。

4. 用法用量

（1）成人：口服。

①解热、镇痛：一次 0.3 ~ 0.6g，一日 3 次。必要时可每 4 ~ 6 小时 1 次，但 24 小时不超过 2g。

②抗炎、抗风湿：一日 3 ~ 6g，分 4 次服。

③抑制血小板聚集：应用小剂量，通常为一次 0.075 ~ 0.15g，一日 1 次。在急性心肌梗死或血管重建手术开始可以用较高剂量（0.16 ~ 0.325g）作为负荷剂量，以后改为常用低剂量。

肠溶片：不稳定性心绞痛，一日 0.075 ~ 0.3g，建议每日 0.1g。急性心肌梗死，一日 0.1 ~ 0.16g，建议每日 0.1g。预防心肌梗死复发，一日 0.3g。动脉血管术后，一日 0.1 ~ 0.3g，建议每日 0.1g。预防一过性脑缺血发作，一日 0.03 ~ 0.3g。建议每日 0.1g。

（2）小儿：口服。

①解热、镇痛：①每日 1.5g/m²，分 4 ~ 6 次口服，或每次 5 ~ 10mg/kg，必要时可每 4 ~ 6 小时 1 次。②泡腾片：1 ~ 3 岁，体重 10 ~ 15kg，一次 50 ~ 100mg；4 ~ 6 岁，体重 16 ~ 21kg，一次 150 ~ 200mg；7 ~ 9 岁，体重 22 ~ 27kg，一次 200 ~ 250mg；10 ~ 12 岁，体重 28 ~ 32kg，一次 300mg。若症状持续，可每 4 ~ 6 小时给药 1 次，24 小时内给药不超过 4 次。③肠溶片：8 ~ 14 岁，一次 300mg，可隔 4 ~ 6 小时给药 1 次，24 小时内不超过 1.2g；14 岁以上同成人剂量。④栓剂：1 ~ 6 岁，一次 100mg，如发热或疼痛持续不缓解，可间隔 4 ~ 6 小时给药 1 次，24 小时内不超过 400mg；6 岁以上，一次 150 ~ 300mg，一日 2 次。

②抗风湿：每日 80 ~ 100mg/kg，分 3 ~ 4 次服，如 1 ~ 2 周未获疗效，可根据血药浓度调整剂量。

③儿童皮肤－黏膜－淋巴结综合征（川崎病）：开始每日 80 ~ 100mg/kg，每日 3 ~ 4 次；退热 2 ~ 3 天后改为每日 30mg/kg，每日 3 ~ 4 次；症状解除后减少剂量至每日 3 ~ 5mg/kg，每日 1 次，连续服用 2 月或更久；血小板增多、血液呈高凝状态期间，一日 5 ~ 10mg/kg，顿服。

5. 不良反应

一般用于解热镇痛的剂量很少引起不良反应。长期大量用药（治疗风湿热），尤其当药物血浓度 > 200μg/mL 时较易出现不良反应。血药浓度愈高，不良反应愈明显。

（1）中枢神经系统：出现可逆性耳鸣、听力下降、头晕、头痛、精神障碍等，多在服用一定疗程，血药浓度达 200 ~ 300μg/mL 后出现。少见眩晕。

（2）过敏反应：出现于 0.2% 的患者，表现为哮喘、荨麻疹、血管神经性水肿或休克。多为易感者，服药后迅速出现呼吸困难，严重者可致死亡，称为阿司匹林哮喘。有的是阿司匹林过敏、哮喘和鼻息肉三联症，往往与遗传和环境因素有关。

（3）肝、肾功能损害：与剂量大小有关，尤其是剂量过大使血药浓度超过 250μg/mL 时易发生。损害均是可逆性的，停药后可恢复，但有引起肾乳头坏死的报道。

（4）胃肠道：对胃黏膜有直接刺激作用，胃肠道不良反应最常见，表现为恶心、呕吐、上腹部不适或疼痛等，停药后多可消失。少见胃肠道出血、溃疡或穿孔。

（5）血液系统：长期使用可使凝血因子 II 减少，凝血时间延长，出血倾向增加。本品引起的胃肠道出血可导致缺铁性贫血。可促使葡萄糖－6－磷酸脱氢酶缺陷患者发生溶血性贫血。服大剂量本品治疗风湿性关节炎的患者可出现叶酸缺乏性巨幼细胞贫血。本品还有引起再生障碍性贫血、粒细胞减少、血小板减少的报道。

（6）代谢及内分泌系统：小剂量用药能引起血浆皮质激素浓度受抑制、血浆胰岛素浓度升高及尿酸排泄减少，易感者可出现痛风发作；中至大剂量用药可引起糖尿病患者的血糖降低；大剂量用药能引起血清胆固醇浓度降低。

6. 禁忌

（1）活动性溃疡病或其他原因引起的消化道出血。

（2）血友病或血小板减少症。

（3）有阿司匹林或其他非甾体抗炎药过敏史者，尤其是出现哮喘、神经血管性水肿或休克者。

（4）孕妇及哺乳期妇女。

7. 注意事项

（1）下列情况应慎用：①有哮喘及其他过敏性反应时。②葡萄糖-6-磷酸脱氢酶缺陷者（本品偶见引起溶血性贫血）。③痛风（本品可影响排尿酸药的作用，小剂量时可能引起尿酸滞留）。④肝功能减退时（可加重肝脏毒性反应，加重出血倾向，肝功能不全和肝硬化患者易出现肾脏不良反应）。⑤心功能不全或高血压（大量用药时可能引起心力衰竭或肺水肿）。⑥肾功不全时（有加重肾脏毒性的危险）。

（2）对诊断的干扰：①长期每日用量超过 2.4g 时，硫酸铜尿糖试验可出现假阳性，葡萄糖酶尿糖试验可出现假阴性。②可干扰尿酮体试验。③当血药浓度超过 130μg/mL 时，用比色法测定血尿酸可得假性高值，但用尿酸氧化酶法则不受影响。④用荧光法测定尿 5-羟吲哚醋酸（5-HIAA）时可受本品干扰。⑤尿香草基杏仁酸（VMA）的测定，由于所用方法不同，结果可高可低。⑥由于本品抑制血小板聚集，可使出血时间延长。剂量小到 40mg/d 也会影响血小板功能，但是临床上尚未见小剂量（<150mg/d）引起出血的报道。⑦肝功能试验，当血药浓度超过 250μg/mL 时，丙氨酸氨基转移酶、门冬氨酸氨基转移酶及血清碱性磷酸酶可有异常改变，剂量减小时可恢复正常。⑧大剂量应用，尤其是血药浓度超过 300μg/mL 时，凝血酶原时间可延长。⑨每天用量超过 5g 时血清胆固醇可降低。⑩由于本品作用于肾小管，使钾排泄增多，可导致血钾降低。⑪大剂量应用本品时，用放射免疫法测定血清甲状腺素（T_4）及三碘甲腺原氨酸（T_3）可得较低结果。⑫由于本品与酚磺酞在肾小管竞争性排泄，而使酚磺酞排泄减少（即 PSP 排泄试验）。

（3）长期大量用药时应定期检查血细胞比容、肝功能及血清水杨酸含量。

（4）本品易于通过胎盘：动物实验在妊娠头 3 个月应用本品可致畸胎，如脊椎裂、头颅裂、面部裂、腿部畸形，以及中枢神经系统、内脏和骨骼的发育不全。也有报道在人类应用本品后发生胎儿缺陷者。此外，在妊娠后 3 个月长期大量应用本品可使妊娠期延长，也有增加过期产综合征及产前出血的危险。在妊娠的最后 2 周应用，可增加胎儿出血或新生儿出血的危险。在妊娠晚期长期用药也有可能使胎儿动脉导管收缩或早期闭锁，导致新生儿持续性肺动脉高压及心力衰竭。曾有报道，在妊娠晚期因过量应用或滥用本品而增加了死胎或新生儿死亡的发生率（可能由于动脉导管闭锁、产前出血或体重过低）。FDA 对本药的妊娠安全性分级为 C 级，妊娠晚期足量给药时为 D 级。

（5）本品可在乳汁中排泄，故长期大剂量用药时婴儿有可能产生不良反应。

（6）儿童患者（尤其有发热及脱水时）使用本品易出现毒性反应。急性发热性疾病，尤其是流感及水痘患儿使用本品，可能发生 Reye's 综合征，但在国内尚不多见。12 岁以下儿童慎用。

（7）老年患者由于肾功能下降，服用本品易出现毒性反应。

8. 药物相互作用

（1）与其他非甾体抗炎药同用时疗效并不加强，因为本品可以降低其他非甾体抗炎药的生物利用度，本品与对乙酰氨基酚长期大量同用有引起肾脏病变（包括肾乳头坏死、肾癌或膀胱癌）的可能。

（2）与任何可引起低凝血酶原血症、血小板减少、血小板聚集功能降低或胃肠道溃疡出血的药物同用时，可有加重凝血障碍及引起出血的危险。

（3）与抗凝药（香豆素、肝素等）、溶栓药（链激酶、尿激酶）同用，可增加出血的危险。

（4）尿碱化药（碳酸氢钠等）、抗酸药（长期大量应用）可增加本品自尿中排泄，使血药浓度下降。但当本品血药溶度已达稳定状态而停用碱性药物，又可使本品血药浓度升高到毒性水平。碳酸酐酶抑制药可使尿碱化，但可引起代谢性酸中毒，不仅能使血药浓度降低，而且使本品透入脑组织中的量增多，从而增加毒性反应。

（5）尿酸化药可减低本品排泄，使其血药浓度升高。本品血药浓度已达稳定状态的患者加用尿酸化药后可能导致本品血药浓度升高，毒性反应增加。

（6）糖皮质激素可增加本品的排泄，同用时为了维持本品的血药浓度，必要时应增加本品的剂量。本品与糖皮质激素长期同用，尤其是大量应用时，有增加胃肠道溃疡和出血的危险性。不主张两种药物同时应用。

（7）胰岛素或口服降糖药物的降糖效果可因与本品同用而加强和加速。

（8）与甲氨蝶呤同用时，可减少甲氨蝶呤与蛋白的结合，减少其从肾脏的排泄，使血药浓度升高而增加毒性反应。

（9）丙磺舒或磺吡酮的排尿酸作用，可因同时应用本品而降低；当水杨酸盐的血药浓度超过 $50\mu g/mL$ 时即明显降低，超过 $150\mu g/mL$ 时更甚。丙磺舒可降低水杨酸盐自肾脏的清除率，从而使后者的血药浓度升高。

9. 规格

片剂：0.025g；0.1g。肠溶片：0.025g；0.1g。泡腾片：0.1g。栓剂：0.1g；0.3g。

二、对乙酰氨基酚（Paracetamol）

1. 其他名称

扑热息痛。

2. 药理作用

乙酰苯胺类解热镇痛药。通过抑制下丘脑体温调节中枢前列腺素的合成，起解热的作用，其解热作用强度与阿司匹林相似。通过抑制中枢神经系统前列腺素的合成以及阻断痛觉神经末梢的冲动而产生镇痛作用，作用较阿司匹林弱。本品无明显抗炎作用。

3. 适应证

用于退热，缓解轻中度疼痛如头痛、关节痛、神经痛等。

4. 用法用量

（1）口服：成人，一次 0.3 ~ 0.6g，根据需要一日 3 ~ 4 次，一日用量不宜超过 2g。退热治疗一般不超过 3 天，镇痛给药不宜超过 10 天。儿童，一次 10 ~ 15mg/kg，每 4 ~ 6 小时 1 次：3 ~ 12 岁下儿童每 24 小时不超过 5 次剂量，疗程不超过 5 天。

（2）直肠给药：成人，一次 0.3g，若持续高热或疼痛，可间隔 4 ~ 6 小时重复一次，24 小时内不超过 1.2g。3 ~ 12 岁下儿童，一次 0.15 ~ 0.3g，一日 1 次。

5. 不良反应

常规剂量下，对乙酰氨基酚的不良反应很少，偶尔可引起恶心、呕吐、出汗、腹痛、皮肤苍白等，少数病例可发生过敏性皮炎（皮疹、皮肤瘙痒等）、粒细胞缺乏、血小板减少、高铁血红蛋白血症、贫血、肝肾功能损害等，很少引起胃肠道出血。

6. 禁忌

严重肝肾功能不全患者及对本品过敏者禁用。

7. 注意事项

（1）酒精中毒、患肝病或病毒性肝炎（有增加肝脏毒性的危险）、肾功能不全者（长期大量使用，有增加肾脏毒性的危险）应慎用。

（2）对阿司匹林过敏者一般对本品不发生过敏反应。但有报告在因阿司匹林过敏发生哮喘的患者中，少数患者可在服用本品后发生支气管痉挛。

（3）若服用本品后出现红斑或水肿症状，应立即停药。

（4）对诊断的干扰：①血糖测定：应用葡萄糖氧化酶 / 过氧化酶法测定时可得假性低值，而用己糖激酶/6－磷酸脱氢酶法测定时则无影响。②血清尿酸测定：应用磷钨酸法测定时可得假性高值。③尿5-羟吲哚醋酸测定：用亚硝基萘酚试剂做定性过筛试验时可得假阳性结果，定量试验不受影响。④肝功能试验：大剂量或长期使用时，凝血酶原时间、血清胆红素、血清乳酸脱氢酶、血清转氨酶均可增高。

（5）本品可透过胎盘和在乳汁中分泌，故孕妇及哺乳期妇女不推荐使用。FDA对本药的妊娠安全性分级为B级。

（6）3岁以下儿童因其肝、肾功能发育不全，应避免使用。

（7）老年患者由于肝、肾功能发生减退，本品半衰期有所延长，易发生不良反应，应慎用或适当减量使用。

8. 药物相互作用

（1）在长期饮酒或应用其他肝酶诱导剂，尤其是应用巴比妥类或抗惊厥药的患者，长期或大量服用本品时，更有发生肝脏毒性的危险。

（2）本品与氯霉素合用，可延长后者的半衰期，增强其毒性。

（3）与抗凝血药合用，可增强抗凝血作用，故要调整抗凝血药的用量。

（4）长期大量与阿司匹林或其他非甾体抗炎药合用时，有明显增加肾毒性的危险。

（5）与抗病毒药齐多夫定合用时，可增加其毒性，应避免同时应用。

9. 规格

片剂：0.3g。胶囊剂：0.3g。混悬液：30ml：0.96g；100mL：3.2g。滴剂：10mL：1g。栓剂：0.15g；0.3g。

三、贝诺酯（Benorilate）

1. 药理作用

为对乙酰氨基酚与阿司匹林的酯化物，具解热、镇痛及抗炎作用。其作用机制基本同阿司匹林及对乙酰氨基酚，主要通过抑制前列腺素的合成而产生镇痛抗炎和解热作用。作用时间较阿司匹林及对乙酰氨基酚长。

2. 适应证

用于急慢性风湿性关节炎、类风湿关节炎、痛风性关节炎以及发热、头痛、神经痛、手术后疼痛等。

3. 用法用量

口服。

（1）解热镇痛：成人一次0.5～1g，一日3～4次，疗程不超过10天。老年人用药一日不超过2.6g，疗程不超过5天。

（2）活动性类风湿及风湿性关节炎：口服混悬液一次20mL，早晚各1次；或一次10mL，一日3～4次。

（3）幼年类风湿关节炎：口服混悬液一次5mL，一日3～4次。

4. 不良反应

（1）胃肠道反应较轻，可有恶心、烧心、消化不良及便秘，也有报道引起腹泻者。

（2）可引起皮疹。

（3）可引起嗜睡、头晕及定向障碍等神经精神症状。

（4）在小儿急性发热性疾病，尤其是流感及水痘患儿有引起Reye's综合征的危险，但中国尚不多见。

（5）长期用药可影响肝功能，并有引起肝细胞坏死的报道。

（6）长期应用有可能引起药物性肾病。

（7）用量过大时，有些患者可发生耳鸣或耳聋。

5. 禁忌

肝肾功能不全、对阿司匹林和对乙酰氨基酚以及其他非甾体抗炎药引起过哮喘、鼻炎及鼻息肉综合征者禁用。

6. 注意事项

（1）交叉过敏：对阿司匹林或其他非甾抗炎药过敏者对本品也可能过敏。

（2）作为抗风湿药物较长期应用时须谨慎。

（3）尚无本品致畸的报道，但本品有引起出血的危险，孕妇慎用。

（4）本品及代谢物可经乳汁分泌，哺乳期妇女慎用。

（5）老年人应用本品时，应注意防止肾脏受损。

7. 药物相互作用

（1）与口服抗凝药合用时，可增加出血危险。

（2）与水痘疫苗合用，发生 Reye's 综合征的危险性增加，接种 6 周内不应使用本品。

8. 规格

片剂：0.2g；0.5g。口服混悬液：50mL ：10g。

四、吲哚美辛（Indometacin）

1. 其他名称

消炎痛。

2. 药理作用

本品具有抗炎、解热及镇痛作用，其作用机理为通过对环氧化酶的抑制而减少前列腺素的合成。制止炎症组织痛觉神经冲动的形成，抑制炎性反应，包括抑制白细胞的趋化性及溶酶体酶的释放等。作用于下丘脑体温调节中枢，引起外周血管扩张及出汗，使散热增加，产生退热作用。这种中枢性退热作用也可能与在下丘脑的前列腺素合成受到抑制有关。

3. 适应证

（1）关节炎，可缓解疼痛和肿胀。

（2）软组织损伤和炎症。

（3）解热。

（4）其他：用于治疗偏头痛、痛经、手术后痛、创伤后痛等。

4. 用法用量

口服。

（1）成人：①抗风湿：初始剂量一次 25 ～ 50mg，一日 2 ～ 3 次，一日最大量不超过 150mg。②镇痛：首剂一次 25 ～ 50mg，继之 25mg，一日 3 次，直到疼痛缓解。③退热：一次 6.25 ～ 12.5mg，一日不超过 3 次。

（2）小儿：一日 1.5 ～ 2.5mg/kg，分 3 ～ 4 次，待有效后减至最低量。

5. 不良反应

（1）消化系统：出现消化不良、胃痛、胃烧灼感、恶心反酸等症状，出现溃疡、胃出血及胃穿孔。

（2）神经系统：出现头痛、头晕、焦虑及失眠等，严重者可有精神行为障碍或抽搐等；

（3）泌尿系统：出现血尿、水肿、肾功能不全，在老年人多见。

（4）皮肤：各型皮疹，最严重的为大疱性多形性红斑（Stevens – Johnson 综合征）。

（5）血液系统：造血系统受抑制而出现再生障碍性贫血、白细胞减少或血小板减少等。

（6）过敏反应：哮喘、血管性水肿及休克等。

6. 禁忌

（1）活动性溃疡病，溃疡性结肠炎及有此病史者，癫痫、帕金森病及精神病患者，肝肾功能不全者，对本品或对阿司匹林或其他非甾体抗炎药过敏者，血管神经性水肿或支气管哮喘者禁用。

（2）孕妇及哺乳期妇女禁用。

（3）14 岁以下小儿禁用。

7. 注意事项

（1）下列情况应慎用：①心功能不全及高血压等患者（导致水钠潴留）。②血友病及其他出血性疾病患者（使出血时间延长，加重出血倾向）。③再生障碍性贫血、粒细胞减少等患者（对造血系统有抑制作用）。

（2）交叉过敏反应：本品与阿司匹林有交叉过敏性。由阿司匹林过敏引起的喘息患者，应用本品时可引起支气管痉挛。对其他非甾体类抗炎镇痛药过敏者也可能对本品过敏。

（3）本品解热作用强，通常一次服 6.25mg 或 12.5mg 即可迅速大幅度退热，故应防止大汗和虚脱，应补充足量液体。

（4）本品因对血小板聚集有抑制作用，可使出血时间延长，停药后此作用可持续 1 天，用药期间血尿素氮及血肌酐含量也常增高。

（5）用药期间应定期检查血象及肝、肾功能。个案报道提及本品能导致角膜色素沉着及视网膜改变（包括黄斑病变），遇有视力模糊时应立即做眼科检查。

（6）为减少药物对胃肠道的刺激，本品宜于饭后服用或与食物或制酸药同服。

（7）本品不能控制疾病过程的进展，故必须同时应用能使疾病过程改善的药物。由于本品的毒副反应较大，治疗关节炎一般已不做首选用药，仅在其他非甾体类抗炎药无效时才考虑应用。

（8）本品用于妊娠的后 3 个月时可使胎儿动脉导管闭锁，引起持续性肺动脉高压，孕妇禁用。FDA 对本药的妊娠安全性分级为 B 级，如持续使用超过 48 小时或在妊娠 34 周以后用药为 D 级。

（9）本品可自乳汁排出，对婴儿可引起毒副反应。

（10）儿童对本品较敏感，有使用本品后因潜在性感染被激发而死亡者。在幼儿体内代谢缓慢，对幼儿血小板聚集的抑制作用较强。可诱导幼儿动脉导管闭锁，产生严重的全身性中毒反应。14 岁以下小儿禁用。

（11）老年患者易发生不良反应，应慎用。

8. 药物相互作用

（1）与对乙酰氨基酚长期合用可增加肾脏毒性，与其他非甾体类抗炎药同用时消化道溃疡的发病率增高。

（2）与阿司匹林或其他水杨酸盐同用时并不能加强疗效，而胃肠道不良反应则明显增多。由于抑制血小板聚集的作用加强，可增加出血倾向。

（3）饮酒或与皮质激素、促肾上腺皮质激素同用，可增加胃肠道溃疡或出血的危险。

（4）与洋地黄类药物同用时，可使洋地黄的血药浓度升高（因抑制从肾脏的清除）而增加毒性，需调整洋地黄剂量。

（5）与肝素、口服抗凝药及溶栓药合用时，本品可竞争性结合蛋白，使抗凝作用加强。同时本品有抑制血小板聚集作用，有增加出血的潜在危险。

（6）与胰岛素或口服降糖药合用，可加强降糖效应，须调整降糖药物的剂量。

（7）与呋塞米同用时，可减弱后者排钠及抗高血压作用。

（8）与氨苯喋啶合用时可致肾功能减退（肌酐清除率下降、氮质血症）。

（9）与硝苯地平或维拉帕米同用时，可致后二者血药浓度增高，因而毒性增加。

（10）丙磺舒可减少本品自肾及胆汁的清除，增高血药浓度，使毒性增加，合用时须减量。

（11）与秋水仙碱、磺吡酮合用时可增加胃肠溃疡及出血的危险。

（12）与锂盐同用时，可减少锂自尿液排泄，使血药浓度增高，毒性加大。

（13）本品可使甲氨蝶呤血药浓度增高，并延长高血浓度时间。正在用本品的患者如需作中或大剂量甲氨蝶呤治疗，应于 24 ~ 48 小时前停用本品，以免增加其毒性。

（14）与抗病毒药齐多夫定同用时，可使后者清除率降低，毒性增加。同时本品的毒性也增加，故应避免合用。

9. 规格

片剂：25mg。胶囊剂：25mg。肠溶片：25mg。

五、双氯芬酸（Diclofenac）

1. 药理作用

非甾体类抗炎镇痛药，可抑制炎症渗出，减轻红肿，减轻炎症递质致炎致痛的增敏作用。其作用机理为抑制环氧化酶活性，从而阻断花生四烯酸向前列腺素的转化。同时，它也能促进花生四烯酸与甘油三酯结合，降低细胞内游离的花生四烯酸浓度，而间接抑制白三烯的合成。

本品对前列腺素合成的抑制作用强于阿司匹林和吲哚美辛等。

2. 适应证

（1）缓解类风湿关节炎、骨关节炎、脊柱关节病、痛风性关节炎、风湿性关节炎等各种关节炎的关节肿痛症状。

（2）治疗非关节性的各种软组织风湿性疼痛，如肩痛、腱鞘炎、滑囊炎、肌痛及运动后损伤性疼痛等。

（3）治疗急性轻、中度疼痛，如手术后、创伤后、劳损后、痛经、牙痛、头痛等。

（4）对成人和儿童的发热有解热作用。

3. 用法用量

（1）成人：每日剂量为 100 ～ 150mg。对轻度患者或需长期治疗的患者，每日剂量为 75 ～ 100mg。通常将每日剂量分 2 ～ 3 次服用。对原发性痛经，通常每日剂量为 50 ～ 150mg，分次服用。必要时可在若干个月经周期之内提高剂量达到最大剂量 200mg/d。症状一旦出现应立即开始治疗，并持续数日，治疗方案依症状而定。

（2）小儿：一日 0.5 ～ 2.0mg/kg，最大量为 3mg/kg，分 3 次服。

4. 不良反应

（1）胃肠道反应为最常见的不良反应，约见于 10% 服药者，主要为胃不适、烧灼感、反酸、纳差、恶心等，停药或对症处理即可消失。其中少数可出现溃疡、出血、穿孔。

（2）神经系统表现有头痛、眩晕、嗜睡、兴奋等。

（3）可起浮肿、少尿、电解质紊乱等不良反应，轻者停药并相应治疗后可消失。

（4）其他少见的有血清转氨酶一过性升高，极个别出现黄疸、皮疹、心律失常、粒细胞减少、血小板减少等，停药后均可恢复。

5. 禁忌

（1）对本品过敏者禁用。

（2）对阿司匹林或其他非甾体类抗炎药引起哮喘、荨麻疹或其他变态反应的患者禁用。

（3）胃肠道溃疡者禁用。

（4）12 个月以下的儿童禁用。

6. 注意事项

（1）有肝、肾功能损害或溃疡病史者慎用。

（2）本品可通过胎盘，动物实验表明，本品对胎鼠有毒性，但不致畸，孕妇慎用。FDA 对本药的妊娠安全性分级为：口服给药 B 级，眼部用药 C 级，如在妊娠晚期或临近分娩时为 D 级。

（3）少量本品活性物质可进入乳汁，哺乳期妇女慎用。

（4）本品可能诱导或加重老年人胃肠道出血、溃疡和穿孔，老年患者慎用。

7. 药物相互作用

（1）饮酒或与其他非甾体类抗炎药同用时增加胃肠道不良反应，并有致溃疡的危险。长期与对乙酰氨基酚同用时可增加对肾脏的毒副作用。

（2）与阿司匹林或其他水杨酸类药物同用时，药效不增强，而胃肠道不良反应及出血倾向发生率增高。

（3）与肝素、香豆素等抗凝药及血小板聚集抑制药同用时有增加出血的危险。

（4）与呋塞米同用时，后者的排钠和降压作用减弱。

（5）与维拉帕米、硝苯地平同用时，本品的血药浓度增高。

（6）可增高地高辛的血药浓度，同用时须注意调整地高辛的剂量。

（7）可增强抗糖尿病药（包括口服降糖药）的作用。

（8）与抗高血压药同用时可影响后者的降压效果。

（9）丙磺舒可降低本品的排泄，增加血药浓度，从而增加毒性，故同用时宜减少本品剂量。

（10）可降低甲氨蝶呤的排泄，增高其血药浓度，甚至可达中毒水平，故本品不应与中或大剂量甲氨蝶呤同用。

（11）与锂剂合用时，本品可能会增高其血药浓度。

（12）与糖皮质激素类药合用时，可能会增加副作用的发生。

8. 规格

肠溶片：25mg。

六、萘普生（Naproxen）

1. 药理作用

为非甾体类抗炎药，具镇痛、抗炎、解热作用，通过抑制前列腺素合成而起作用。本品疗效与布洛芬基本相同；在治疗风湿性关节炎和类风湿关节炎时，疗效与阿司匹林类似。

2. 适应证

用于治疗风湿性和类风湿性关节炎、骨关节炎、强直性脊柱炎、痛风、关节炎、腱鞘炎。亦可用于缓解扭伤、挫伤、损伤以及痛经等所致的疼痛。

3. 用法用量

口服。

（1）片剂、胶囊剂

①成人：①抗风湿：一次 0.25 ~ 0.5g，早晚各 1 次。②止痛：首次 0.5g，以后每次 0.25g，必要时每 6 ~ 8 小时 1 次。③痛风性关节炎急性发作：首次 0.75g，以后每次 0.25g，每 8 小时 1 次，直到急性发作停止。④痛经：首次 0.5g，以后每次 0.25g，每 68 小时 1 次。

②小儿：抗风湿，一次 5 mg/kg，一日 2 次。

（2）缓释片、缓释胶囊剂：一次 0.5g，一日 1 次。

4. 不良反应

（1）皮肤瘙痒、呼吸短促、呼吸困难、哮喘、耳鸣、下肢水肿、胃烧灼感、消化不良、胃痛或不适、便秘、头晕、嗜睡、头痛、恶心及呕吐等。

（2）视力模糊或视觉障碍、听力减退、腹泻、口腔刺激或痛感、心慌及多汗等。

（3）胃肠出血、肾脏损害（过敏性肾炎、肾病、肾乳头坏死及肾衰竭等）、荨麻疹、过敏性皮疹、精神抑郁、肌肉无力、出血或粒细胞减少及肝功损害等。

5. 禁忌

对本品或同类药有过敏史者，对阿司匹林或其他非甾体类抗炎药引起过哮喘、鼻炎及鼻息肉综合征者，胃、十二指肠活动性溃疡患者禁用。

6. 注意事项

（1）下列情况应慎用：有凝血机制或血小板功能障碍时、哮喘、心功能不全或高血压、肝肾功能不全。

（2）交叉过敏：对阿司匹林或其他非甾体类抗炎药过敏者对本品也可能过敏。

（3）对诊断的干扰：可影响尿 5- 羟吲哚醋酸及 17 - 酮类固醇的测定值。

（4）长期用药应定期进行肝肾功能、血象及眼科检查，并须根据患者对药物的反应而调整剂量，一般应用最低的有效量。

（5）本品对胎儿的影响研究尚不充分，由于其他非甾体抗炎药可使胎儿动脉导管早闭，又因可抑制前列腺素合成导致难产或产程延长,孕妇不宜应用。

(6)本品分泌人乳汁中的浓度相当于血药浓度的1%,哺乳期妇女不宜用。

(7)本品在老年患者体内消除半衰期延长,用量应酌减。

7. 药物相互作用

(1)饮酒或与其他非甾体类抗炎药同用时,胃肠道的不良反应增多,并有溃疡发生的危险。

(2)与肝素及香豆素等抗凝药同用,出血时间延长,可出现出血倾向,并有导致消化性溃疡的可能。

(3)可降低呋塞米的排钠和降压作用。

(4)可抑制锂随尿液排泄,使锂的血药浓度升高。

(5)与丙磺舒同用时,本品的血药浓度升高,可增加疗效,但毒性反应也相应加大。

(6)与抗高血压药同用时可影响后者的降压效果。

(7)可降低甲氨蝶呤的排泄,增高其血药浓度,甚至可达中毒水平,故本品不应与中或大剂量甲氨蝶呤同用。

(8)可增强口服降糖药的作用。

8. 规格

片剂:0.1g;0.125g;0.25g。胶囊剂:0.125g;0.2g;0.25g。缓释片:0.25g;0.5g。缓释胶囊剂:0.25g。

七、布洛芬(Ibuprofen)

1. 药理作用

为非甾体类抗炎镇痛药,具镇痛、抗炎、解热作用。其作用机制通过对环氧化酶的抑制而减少前列腺素的合成,由此减轻因前列腺素引起的组织充血、肿胀,降低周围神经痛觉的敏感性。通过下丘脑体温调节中枢而起解热作用。

2. 适应证

(1)缓解类风湿关节炎、骨关节炎、脊柱关节病、痛风性关节炎、风湿性关节炎等各种慢性关节炎的急性发作期或持续性的关节肿痛症状。

(2)治疗非关节性的各种软组织风湿性疼痛,如肩痛、腱鞘炎、滑囊炎、肌痛及运动后损伤性疼痛等。

(3)急性的轻、中度疼痛,如手术后、创伤后、劳损后、原发性痛经、牙痛、头痛等。

(4)急性上呼吸道感染等引起的发热。

3. 用法用量

(1)成人

①抗风湿:一次0.4~0.8g,一日3~4次。类风湿关节炎比骨关节炎用量要大些。最大限量一般为每天2.4g。

②轻或中等疼痛及痛经的止痛:一次0.2~0.4g,每4~6小时1次。最大限量一般为每天2.4g。缓释胶囊,一次0.3g,早晚各1次。

③发热:一次0.2g,一日3~4次。

④抗炎:缓释胶囊,一次0.3g,早晚各1次。

(2)小儿:12岁以上儿童同成人(除风湿性疾病外)。

①发热:混悬液,一日20mg/kg,分3次服用。混悬滴剂,一次5~10mg/kg,需要时每6~8小时重复使用,每24小时不超过4次。

②疼痛:混悬液,一日30mg/kg,分3次服用。混悬滴剂用法用量同发热。

③风湿性疾病:用于12岁以上儿童,混悬液,一次0.3~0.4g,一日3~4次。

4. 不良反应

(1)消化道症状包括消化不良、胃烧灼感、胃痛、恶心、呕吐,停药上述症状消失,不停药者大部分亦可耐受。少数(<15)出现胃溃疡和消化道出血,亦有因溃疡穿孔者。

（2）神经系统症状如头痛、嗜睡、晕眩、耳鸣少见，出现在 1% ~ 3% 患者。

（3）肾功能不全很少见，多发生在有潜在性肾病变者。但少数服用者可出现下肢浮肿。

（4）其他少见症状有皮疹、支气管哮喘发作、肝酶升高、白细胞减少等。

5. 禁忌

对阿司匹林或其他非甾体类抗炎药过敏者禁用。

6. 注意事项

（1）有下列情况者应慎用：①原有支气管哮喘者（可加重）。②心功能不全、高血压（可致水潴留、水肿）。③血友病或其他出血性疾病包括凝血障碍及血小板功能异常（用药后出血时间延长，出血倾向加重）。④有消化道溃疡病史者。⑤肾功能不全者。

（2）对血小板聚集有抑制作用，可使出血时间延长，但停药 24 小时即可消失。

（3）可使血尿素氮及血清肌酐含量升高，肌酐清除率下降。

（4）长期用药时应定期检查血象及肝、肾功能。

（5）用于晚期妊娠妇女可使孕期延长，引起难产及产程延长。FDA 对本药的妊娠安全性分级为 B 级，妊娠晚期为 D 级。

7. 药物相互作用

（1）饮酒或与其他非甾体类抗炎药同用时增加胃肠道副作用，并有致溃疡的危险。长期与对乙酰氨基酚同用时可增加对肾脏的毒副作用。

（2）与阿司匹林或其他水杨酸类药物同用时，药效不增强，而胃肠道不良反应及出血倾向发生率增高。

（3）与肝素、香豆素等抗凝药及血小板聚集抑制药同用时有增加出血的危险。

（4）与呋塞米同用时，后者的排钠和降压作用减弱。

（5）与维拉帕米、硝苯地平同用时，本品的血药浓度增高。

（6）可增高地高辛的血药浓度，同用时须注意调整地高辛的剂量。

（7）可增强抗糖尿病药（包括口服降糖药）的作用。

（8）与抗高血压药同用时可影响后者的降压效果。

（9）丙磺舒可降低本品的排泄，增加血药浓度，从而增加毒性。

（10）可降低甲氨蝶呤的排泄，增高其血药浓度，甚至可达中毒水平，不应与中或大剂量甲氨蝶呤同用。

8. 规格

片剂：0.1g；0.2g。缓释胶囊剂：0.3g。混悬液：60mL ：1.2g；

100mL ：2g。混悬滴剂：15mL ：0.6g。

八、洛索洛芬（Loxoprofen）

1. 药理作用

为非甾体类抗炎镇痛药，具有镇痛、抗炎及解热作用，其镇痛作用很强。本品为前体药物，经消化道吸收后转化为活性代谢物，通过抑制环氧化酶，减少前列腺素的合成，抑制中性粒细胞向炎症部位的趋向性及趋向因子的形成而发挥作用。

2. 适应证

（1）下述疾患及症状的消炎和镇痛：类风湿关节炎、骨性关节炎、腰痛症、肩关节周围炎、颈肩腕综合征。

（2）手术后、外伤后及拔牙后的镇痛和消炎。

（3）急性上呼吸道感染（包括伴有急性支气管炎的急性上呼吸道感染）的解热和镇痛。

3. 用法用量

口服。应随年龄及症状适宜增减剂量。

（1）消炎和镇痛：成人每次 60mg，一日 3 次。出现症状时可一次口服 60 ~ 120mg。

（2）急性上呼吸道感染的解热和镇痛：出现症状时，成人每次 60mg，一日 2 次，一日最多 180mg。

4．不良反应

（1）消化系统：可出现嗳气、恶心、呕吐、食欲缺乏、消化不良、胃部不适、胃灼热、腹胀、腹痛、腹泻、便秘及口腔炎等，偶可出现消化性溃疡，也可出现消化道出血。

（2）神经精神系统：可出现失眠、嗜睡和头晕，偶可出现头痛等。

（3）血液系统：可出现嗜酸粒细胞增多，偶可出现溶血性贫血、血小板减少、白细胞减少、再生障碍性贫血等严重不良反应。

（4）泌尿系统：可见浮肿，偶可引起急性肾衰竭、肾病综合征、间质性肾炎等严重不良反应。

（5）肝脏：可出现丙氨酸氨基转移酶、门冬氨酸氨基转移酶、碱性磷酸酶升高，偶可引起肝损伤。还可出现伴有黄疸的肝功能障碍、突发性肝炎等严重不良反应。

（6）皮肤：可出现皮疹、皮肤瘙痒，偶可出现荨麻疹，也可引起大疱性多形性红斑等严重不良反应。

（7）其他：可出现发热、心悸、体温过度下降、虚脱及四肢湿冷，也可引起休克等严重不良反应。

5．禁忌

（1）消化性溃疡患者、严重血液学异常患者、严重肝功能损害者、严重肾功能损害患者、严重心功能不全患者、对本品过敏患者、阿司匹林哮喘者禁用。

（2）妊娠晚期妇女禁用。

6．注意事项

（1）有消化性溃疡史患者、血液异常或有其既往史患者、肝损害或有其既往史患者、肾损害或有其既往史患者、心功能异常患者、有过敏症既往史患者、支气管哮喘患者慎用。

（2）长期用药时，应定期进行尿液检查、血液检查及肝功能检查等。若出现异常应减量或停止用药。

（3）密切观察患者病情，注意不良反应的发生。有时会出现体温过度下降、虚脱及四肢变冷等，因此伴有高热的高龄者或合并消耗性疾患的患者尤应注意。

（4）有可能掩盖感染症状，故用于感染引起的炎症时，应合用适当抗菌药并注意观察，慎重给药。

（5）因动物实验（大鼠）有延迟分娩及有胎仔动脉导管狭窄的报告，妊娠晚期妇女禁用。

（6）哺乳期妇女避免用药，必须用药时，应停止哺乳（大鼠实验报告本品能泌入乳汁）。

（7）尚未确立低出生体重儿、新生儿、婴儿、乳儿、幼儿或儿童用药的安全性，不推荐儿童使用。

（8）高龄者易出现不良反应，故应从低剂量开始给药，并观察患者状态，慎重用药。

7．药物相互作用

（1）与香豆素类抗凝血药（华法林）合用时，会增强该药的抗凝血作用，必要时应减量。

（2）与磺酰脲类降血糖药（甲苯磺丁脲等）合用时，会增强该药的降血糖作用，必要时应减量。

（3）与新喹诺酮类抗菌药（依诺沙星等）合用时，有可能增强该类药的诱发痉挛作用。

（4）与锂制剂（碳酸锂）合用时，可能使血中锂浓度上升而引起锂中毒，必要时应减量。

（5）与噻嗪类利尿药（氢氟噻嗪及氢氯噻嗪等）合用时，有可能减弱该类药的利尿及降压作用。

8．规格

片剂：60mg。胶囊剂：60mg。

九、吡罗昔康（Piroxicam）

1．药理作用

为非甾体类抗炎药，具有镇痛、抗炎及解热作用。本品通过抑制环氧化酶使组织局部前列腺素的合成减少及抑制白细胞的趋化性和溶酶体酶的释放而起到药理作用。本品治疗关节炎时的镇痛、消肿等疗效与吲哚美辛、阿司匹林、萘普生相似。

2．适应证

用于骨关节炎、类风湿关节炎和强直性脊柱炎的症状缓解。作为非甾体类抗炎药用于以上适应证时，本品不作为首选药物。

3. 用法用量

口服。成人一次 20mg，一日 1 次，或一次 10mg，一日 2 次，饭后服用。每日最大剂量不超过20mg。

4. 不良反应

（1）恶心、胃痛、纳减及消化不良等胃肠道不良反应最为常见，其中 3.5% 需为此撤药。服药量超过一日 20mg 时胃溃疡发生率明显增高，有的合并出血，甚至穿孔。

（2）中性粒细胞减少、嗜酸性粒细胞增多、血尿素氮增高、头晕、眩晕、耳鸣、头痛、全身无力、水肿、皮疹或瘙痒等，发生率 1% ~ 3%。

（3）肝功能异常、血小板减少、多汗、皮肤瘀斑、脱皮、多形性红斑、中毒性上皮坏死、大疱性多形性红斑（Stevens-Johnson 综合征）、皮肤对光过敏反应、视力模糊、眼部红肿、高血压、血尿、低血糖、精神抑郁、失眠及精神紧张等，发生率 <1%。

5. 禁忌

（1）对本品过敏、消化性溃疡、慢性胃病患者禁用。

（2）儿童禁用。

（3）孕妇禁用。

6. 注意事项

（1）交叉过敏：对阿司匹林或其他非甾体类抗炎药过敏的患者，对本品也可能过敏。

（2）下列情况应慎用：①有凝血机制或血小板功能障碍时。②哮喘。③心功能不全或高血压。④肾功能不全。⑤老年人。

（3）饭后给药或与食物或抗酸药同服，可减少胃肠道刺激。

（4）一般在用药开始后 7 ~ 12 天，还难以达到稳定的血药浓度，疗效的评定常须在用药 2 周后。

（5）用药期间如出现过敏反应、血象异常、视力模糊、精神症状、水潴留及严重胃肠反应时，应立即停药。

（6）长期用药者应定期检查肝、肾功能及血象。

（7）能抑制血小板聚集，作用比阿司匹林弱，但可持续到停药后 2 周。术前和术后应停用。

（8）本品应由具有治疗经验的医生开具处方。

（9）应用本品治疗的受益性和耐受性应在 14 天内复查确定，如有必要继续治疗，应进行更频繁的检查。

（10）观察研究的证据显示，本品引起的严重皮肤反应的风险高于其他非昔康类非甾体类抗炎药物。在治疗过程的早期，患者的风险似乎更高，在大多数病例中，不良反应发生于治疗的第一个月。在首次出现皮疹、黏膜病变或其他高敏反应时，应终止本品治疗。

（11）FDA 对本药的妊娠安全性分级为 C 级，如在妊娠晚期或临近分娩时为 D 级。妊娠的后 3 个月服药的孕妇可抑制分娩，造成难产，同时可出现胃肠道毒性反应。此外，在妊娠后期长期用药可能致胎儿动脉导管早期闭锁或狭窄，以致新生儿出现持续性肺动脉高压和心力衰竭。

（12）本品可引起乳汁分泌减少，与用药量有关，哺乳期妇女不宜用。

7. 药物相互作用

（1）饮酒或与其他非甾体类抗炎药、钙离子通道阻滞药同服时，胃肠道不良反应增加。

（2）与香豆素等抗凝药同用时，后者效应增强，出血倾向显著，用量宜调整。

（3）与阿司匹林同用时，本品的血药浓度可下降到一般浓度的 80%，同时胃肠道溃疡形成和出血倾向的危险性增加。

（4）与锂制剂（碳酸锂）合用时，可能使血中锂浓度上升而引起锂中毒，必要时应减量。

（5）可降低甲氨蝶呤的排泄，增高其血药浓度，使其毒性增加。

（6）与磺酰脲类降血糖药（甲苯磺丁脲等）合用时，会增强该药的降血糖作用。

（7）与左氧氟沙星、氧氟沙星合用，可抑制氨酪酸对中枢的抑制作用，使中枢的兴奋性增高，癫痫发作的危险性增加。

8. 规格

片剂：10mg；20mg。胶囊剂：10mg；20mg。

十、氯诺昔康（Lornoxicam）

1. 药理作用

非甾体类抗炎镇痛药，系噻嗪类衍生物，具有较强的镇痛和抗炎作用。它的作用机制包括：①通过抑制环氧化酶活性进而抑制前列腺素合成。但是本品并不抑制5-脂质氧化酶的活性，因此不抑制白三烯的合成，也不将花生四烯酸向5-脂质氧化酶途径分流。②激活阿片神经肽系统，发挥中枢性镇痛作用。还具有解热作用。

2. 适应证

急性轻度至中度疼痛和由某些类型的风湿性疾病引起的关节疼痛和炎症。

3. 用法用量

（1）片剂：①急性轻度或中度疼痛：每日剂量为 8 ～ 16mg，分 2 ～ 3 次服用。每日最大剂量为16mg。②风湿性疾病引起的关节疼痛和炎症：每日剂量为12mg，分 2 ～ 3 次服用。

（2）注射剂：起始剂量8mg。如8mg不能充分缓解疼痛，可加用一次8mg。有些病例在术后第一天可能需要另加8mg，即当天最大剂量为24mg。其后剂量为8mg，每日 2 次。每日剂量不应超过 16mg。

本品只能由医师或护士做肌肉（>5 秒）或静脉（>15 秒）注射。在注射前必须将本品冻干粉用随药提供的注射用水溶解。

4. 不良反应

（1）最常见为胃肠道反应，如恶心、呕吐、胃烧灼感、胃痛及消化不良等。

（2）可引起眩晕、头痛、嗜睡、皮肤潮红或注射部位疼痛、发热、刺痛等。

（3）可能出现胃肠胀气、腹泻、味觉障碍、口干、躁动、血压升高、心悸、寒战、多汗、白细胞减少、血小板减少及排尿障碍等。

（4）个别可出现消化道出血、胃溃疡及穿孔。

5. 禁忌

（1）对非甾体类抗炎药（如乙酰水杨酸）过敏、对本品过敏、水杨酸诱发的支气管哮喘、急性胃肠出血或急性胃或肠溃疡、严重心功能不全、严重肝功能不全、血小板计数明显减低患者禁用。

（2）孕妇及哺乳期妇女禁用。

6. 注意事项

（1）以下情况的患者慎用：①肝、肾功能受损者。②有胃肠道出血或十二指肠溃疡病史者。③凝血障碍者。④哮喘患者。

（2）长时间使用必须定期检查血象及肝肾功能。

（3）在脊椎麻醉或硬膜外麻醉时同时使用消炎镇痛药和肝素会增加脊椎和硬膜外水肿的危险。

（4）18 岁以下患者缺乏临床研究资料，不推荐使用。

（5）只要不影响肝肾功能，老人不必减少剂量。否则应减小每天的服用剂量。

7. 药物相互作用

（1）与香豆素等抗凝药同用时，后者效应增强，出血倾向显著，用量宜调整。

（2）与磺酰脲类降血糖药（甲苯磺丁脲等）合用时，会增强其降血糖作用。

（3）与噻嗪类利尿药（氢氯噻嗪等）合用时，有可能减弱该类药的利尿及降压作用。

（4）与锂制剂（碳酸锂）合用时，可能使血中锂浓度上升而引起锂中毒，必要时应减量。

（5）可降低甲氨蝶呤的排泄，增高其血药浓度，使其毒性增加。

（6）西咪替丁可减少本品代谢，使本品血药浓度升高。

（7）与地高辛同用，后者清除率降低，中毒危险性增加。

（8）与环孢素合用，后者中毒危险性增加。

（9）与其他非甾体类药物、钙离子通道阻滞药同服时，胃肠道不良反应增加。

（10）与左氧氟沙星合用，发生癫痫危险性增加。

8. 规格

片剂：8mg。注射剂：8mg。

十一、美洛昔康（Meloxicam）

1. 药理作用

非甾体类抗炎药，具有消炎、止痛和退热的作用。可选择性抑制环氧化酶 2 参与前列腺素的合成，而对环氧化酶 1 的抑制作用较轻。

2. 适应证

用于骨关节炎症状加重时的短期症状治疗以及类风湿关节炎和强直性脊柱炎的长期症状治疗。

3. 用法用量

口服。每日剂量不得超过 15mg。

（1）骨关节炎症状加重时：一次 7.5mg，一日 1 次，如果症状没有改善，必要时，剂量可增至一次 15mg，一日 1 次。

（2）类风湿关节炎和强直性脊柱炎：一次 15mg，一日 1 次，根据治疗后反应，剂量可减至一次 7.5mg，一日 1 次。

严重肾衰竭需透析的患者，剂量不应超过每天 7.5mg。轻度至中度肾功能不全的患者（肌酐清除率大于 25 mL/min）、肝功能不全的患者无须调整剂量。

4. 不良反应

（1）血液和淋巴系统：常见贫血，少见血细胞计数失调、白细胞减少、血小板减少、粒细胞缺乏症。

（2）免疫系统：罕见过敏性或过敏样反应。

（3）精神系统：罕见情绪障碍、失眠和做噩梦。

（4）神经系统：常见轻微头晕、头痛，少见眩晕、耳鸣、嗜睡。

（5）眼：罕见视力障碍（包括视力模糊）。

（6）心脏：少见心悸。

（7）血管：少见血压升高、潮红。

（8）呼吸道、胸廓和纵隔：罕见个别患者在服用后出现哮喘发作。

（9）胃肠道：常见消化不良、恶心、呕吐、腹痛、便秘、胀气、腹泻；少见胃肠道出血、消化性溃疡、食管炎、口炎；罕见胃肠道穿孔、胃炎、结肠炎、消化性溃疡、胃肠道出血。

（10）肝胆系统：少见短暂的转氨酶或胆红素升高；罕见肝炎。

（11）皮肤和皮下组织：常见瘙痒、皮疹；少见荨麻疹；罕见 Stevens－Johnson 综合征和毒性表皮坏死松解、血管性水肿、大疱性多形性红斑、光过敏。

（12）肾脏和泌尿系统：少见血清肌酐或尿素氮升高；罕见肾衰。

（13）全身系统：常见水肿（包括下肢水肿）。

5. 禁忌

（1）对本品过敏者，使用其他非甾体类抗炎药后出现哮喘、鼻腔息肉、血管水肿或荨麻疹等症状的患者，活动性消化性溃疡患者或有消化性溃疡再发史的患者，严重肝功能不全者，非透析性严重肾功能不全者，胃肠道出血，脑出血或其他出血症的患者，严重的未控制的心衰患者禁用。

（2）孕妇禁用。

（3）15 岁以下儿童禁用。

6. 注意事项

（1）凝血障碍者，因体液潴留和水肿而加重高血压或心脏疾病的患者，肾血流和血容量减少的患者，轻中度肝功能不全患者，正使用抗凝药的患者慎用。

（2）和其他非甾体类抗炎药一样，可能会掩盖基础感染性疾病的症状。

（3）如果出现视觉障碍、嗜睡、眩晕或发生其他中枢神经系统障碍，避免驾驶和操作机器。

（4）虽然临床前试验中未观察到致畸作用，但孕妇禁用。FDA 对本药的妊娠安全性分级为 C 级，如在妊娠晚期或临近分娩时为 D 级。

（5）本品可泌入乳汁，哺乳妇女应避免使用。

（6）儿童用药安全性尚不明确。

7. 药物相互作用

（1）同时使用两种或两种以上的 NSAID 可能通过协同作用而增加胃肠道溃疡和出血的可能性。

（2）与口服抗凝剂、肝素、溶栓剂合用，可增加出血的可能。

（3）可增加锂的血浆浓度，建议在开始使用、调节和停用本品时监测血浆锂水平。

（4）与甲氨蝶呤合用，会增加甲氨蝶呤的血液毒性。

（5）可降低保钾利尿药的利尿作用，可能导致高钾血症或中毒性肾损害。

（6）与抗高血压药（β 受体阻滞剂、ACE 抑制剂、血管舒张药、利尿剂）合用，可通过抑制致血管舒张作用的前列腺素使得抗高血压药作用降低。

（7）在胃肠道中考来烯胺与本品结合可加快本品的消除。

（8）与环孢素合用，会提高环孢素的肾毒性。

（9）与口服降糖药的相互作用不能排除，可能会导致低血糖。

8. 规格

片剂：75mg。胶囊剂：7.5mg。

十二、塞来昔布（Celecoxib）

1. 其他名称

塞来考昔。

2. 药理作用

非甾体类抗炎药，具有抗炎、镇痛和退热的作用。通过抑制环氧化酶 2（COX-2）来抑制前列腺素生成而起效。本品对环氧化酶 1（COX-1）没有抑制作用。

3. 适应证

（1）用于缓解骨关节炎、成人类风湿关节炎的症状和体征。

（2）治疗成人急性疼痛。

（3）作为常规疗法（如内镜监测、手术）的一项辅助治疗，可减少家族性腺瘤息肉患者的腺瘤性结直肠息肉的数目。

4. 用法用量

（1）骨关节炎：口服 200mg，每日 1 次，或每次 100mg，每日 2 次。

（2）类风湿关节炎：每次 100～200mg，每日 2 次。

（3）急性疼痛：第 1 天首剂 400mg，必要时，可再服 200mg，随后根据需要，每日 2 次，每次 200mg。

（4）家族性腺瘤息肉：患者在接受本品治疗时，应继续其常规的治疗。口服，一次 400mg，每日 2 次，与食物同服。

中度肝功能损害患者（ChiLd-Pugh Ⅱ级）本品的每日推荐剂量应减少大约 50%。

5. 不良反应

（1）胃肠道系统：本品所致的胃肠道不良反应（出血、溃疡、穿孔）危险性较其他非甾体类抗炎药低，长期用药不良反应发生的危险性增加。还可见腹痛、腹泻、消化不良、胃肠胀气、恶心等。

（2）心血管系统：高血压加重、心绞痛、冠状动脉病变、心肌梗死。

（3）神经系统：腿抽筋、张力亢进、感觉迟钝、偏头痛、神经痛、神经病、感觉异常、眩晕。

（4）呼吸系统：支气管炎、支气管痉挛、支气管痉挛恶化、咳嗽、呼吸困难、喉炎、肺炎。

（5）泌尿系统：蛋白尿、膀胱炎、排尿困难、血尿、尿频、肾结石、尿失禁、泌尿道感染。

（6）肝胆系统：肝功能异常、丙氨酸氨基转移酶升高、门冬氨酸氨基转移酶升高。

（7）血液系统：贫血。

（8）皮肤及其附属器：秃发、皮炎、指甲病变、光敏反应、瘙痒症、红斑皮疹、斑丘疹、皮肤病变、皮肤干糙、多汗、风疹。

（9）视力：视觉模糊、白内障、结膜炎、眼睛痛、青光眼。

6. 禁忌

对本品过敏者，对磺胺过敏者，服用阿司匹林或其他非甾体类抗炎药后诱发哮喘、荨麻疹或过敏反应的患者，冠状动脉搭桥手术围术期疼痛患者，有活动性消化道溃疡（出血）的患者，重度心力衰竭患者禁用。

7. 注意事项

（1）支气管哮喘、过敏性鼻炎、荨麻疹患者，肾功能不全者，高血压或心脏疾病患者慎用。

（2）尚无孕妇用药的研究资料，妊娠早中期用药应权衡利弊。妊娠晚期可导致胎儿动脉导管提前闭合，应避免使用本品。FDA对本药的妊娠安全性分级为 C 级，如在妊娠晚期或临近分娩时为 D 级。

（3）能否经哺乳妇女的乳汁分泌尚不清楚，用药应权衡利弊。

（4）目前尚无 18 岁以下患者应用本品的疗效和安全性资料。

（5）老年患者和年轻患者在药物的疗效和安全性方面未见明显的差异。老年患者发生致命性胃肠道事件和急性肾衰竭的报告多于年轻患者。

8. 药物相互作用

（1）与氟康唑合用，本品血药浓度升高 2 倍。

（2）和锂合用，锂血药浓度升高，锂中毒危险性增加。

（3）与呋塞米和血管紧张素转化酶抑制剂合用，可使以上药物降压和利尿作用降低。

（4）同阿司匹林联合使用时胃肠道的溃疡和其他并发症的发生率会增加，但本品不能替代阿司匹林在预防心血管事件方面的治疗。

（5）与华法林或其同类药合用，可增加出血危险。

9. 规格

胶囊剂：0.1g；0.2g。

第七章 心血管系统药物

第一节 强心药

心脏功能不全又称心力衰竭（heart failure，HF），是心脏泵血功能不全的一种综合征，是指在静脉回流适当的情况下，心脏不能排出足量血液来满足全身组织代谢的需要。早期机体可动员一些代偿机制以维持全身循环的稳定，如使心肌增生，提高前负荷，反射性兴奋交感神经甚至激活肾素－血管紧张素－醛固酮系统及精氨酸加压素系统，此时的心脏泵功能处于完全代偿阶段，但随着病情发展，交感神经张力及肾素－血管紧张素－醛固酮系统活性过高，使机体内水、钠潴留过多，心脏前、后负荷过重而进一步损害心脏舒缩功能，机体血流动力学状态陷入恶性循环，心脏泵血功能失代偿，心脏输出量更趋减少，静脉系统血液明显瘀滞而进入充血性心力衰竭（congestive heart failure，CHF），即成为慢性心功能不全。

用于减轻心脏负荷，提高和改善心脏功能，治疗 HF 的药物称为抗心功能不全药或强心药，临床用于抗 CHF 药主要有 8 类。

1. 强心苷（即强心性配糖体）：是一类选择性作用于心脏，增加心肌收缩力，改善心肌功能的药物。常用药物有地高辛、甲地高辛、毛花丙苷、毒毛花苷 K。

2. 非苷类正性肌力作用药：非苷类或非儿茶酚胺类正性肌力作用类（双氢吡啶类），药物有氨力农、米力农、依诺昔酮、司喹南、左西孟坦。

3. β 受体激动剂：$β_1$ 受体激动剂长期应用难以见效，因心功能不全患者心肌 $β_1$ 受体密度已下降，$β_1$ 受体部分激动剂却有良效，当 HF 患者交感张力低下时，它激动 $β_1$ 受体而改善收缩及舒张功能，在劳累运动时可阻断 $β_1$ 受体而使心率不增快。常用药物有异丙肾上腺素、多巴胺、多巴酚丁胺、对羟苯心安、吡布特罗、普瑞特罗、扎莫特罗。

4. β 受体阻滞剂：近几十年来进展迅速，药物品种已近百个，在对抗心绞痛、心律失常、高血压上显示了良好效果，其重要性已得到全球医药界的认可。其进展历程从对受体无择性到有选择性，继而兼具 $α_1$ 和非选择性 β 受体阻滞药。

由于历史和认识上的偏差，既往 β 受体阻滞剂在治疗 HF、AMI 上曾有所禁忌，但由于循证医学的发展，近年来，多项大样本临床研究证实，β 受体阻滞剂长期治疗可改善慢性 HF 者的心脏功能、左室功能，提高射血分数，降低死亡率，成为当前治疗慢性 HF、AMI 的重要手段。公认首选药有选择性 β 受体阻滞剂比索洛尔、美托洛尔和非选择性的卡维地洛、布新洛尔。

5. 血管扩张药：通过扩张外周血管，使静脉扩张，静脉回流减少，心脏前负荷下降，进而降低肺楔压，减轻肺淤血。若能扩张小动脉，使外周血管阻力降低，后负荷下降，则由于心脏前、后负荷降低，室壁肌张力和心肌耗氧量相应下降，从而改善泵血功能。其药物包括硝酸酯类（硝酸甘油、硝酸异山梨酯）、米诺地尔、肼屈嗪、硝普钠、哌唑嗪、硝苯地平。

6. 利尿药：可消除钠、水潴留，减少循环血容量，有利降低心脏前、后负荷，改善心脏功能。常用药物有氢氯噻嗪类、呋塞米、依他尼酸。

7. 血管紧张素转换酶抑制剂：可扩张血管，防止并逆转心肌肥厚与构形重建，降低心功能不全的病死率。代表药有卡托普利、依那普利、赖诺普利、福辛普利。

8. 钙敏化剂：开拓治疗 HF 的途径，其增强心肌收缩蛋白对钙离子的敏感性。药物有伊索马唑、匹莫苯。

此外，钙增敏药左西孟坦已问世，可用于急性 HF；由 32 个氨基酸组成的多肽类激素奈西利肽也可用于急性代偿性充血性 HF 所致的呼吸困难。展望未来的 HF 治疗药物，有待于两个方面的突破：①强化、扩大对各种激活的神经内分泌细胞因子的抑制，如内皮素通路、中性内肽酶、加压素、肿瘤坏死因子等拮抗剂；②干细胞及基因治疗。

一、左西孟坦（Levosimendan）

（一）其他名称
两米达克，Simdax。

（二）剂型规格
西米达克注射剂，每支 50 mg。

（三）适应证
本品用于急性心力衰竭。

（四）用法用量
静注或静滴。初始以 12 mg/kg 负荷量静注 10 min，后以 0.1 mg/（kg·min）滴注；用药 30 ～ 60 min 后观察疗效，滴速可调整为 0.2 ～ 0.5 mg/（kg·min），维持 6 ～ 24 h 滴注。应用前稀释于 5% 葡萄糖注射液中，治疗中可不进行损伤性检测，但可进行心电图、血压、心率、排尿量和症状的监测。

（五）不良反应
常见有头痛、低血压，发生率均为 5%；偶见有心动过速和心悸。

（六）禁忌证
①对本品过敏患者禁用。②妊娠及哺乳期妇女慎用。

（七）药物相互作用
如与其他血管扩张剂同时应用，可增加所致低血压的发生率。

二、多非利特（Dofetilide）

（一）其他名称
替考辛，Tikosyn。

（二）剂型规格
替考辛胶囊剂，每粒 125μg、250μg 和 500μg。

（三）适应证
本品用于心衰、心律失常、心房颤动的治疗。

（四）用法用量
口服。每次 500μg，每日 2 次，于患者进入监护室的 72 h 内开始应用。

（五）不良反应
本品的安全性主要考虑转复心律时的剂量相关性反应。

（六）禁忌证
对本品过敏患者禁用。

（七）药物相互作用
与干扰阳离子转运的药物如西咪替丁、酮康唑、甲氧苄啶单剂或与磺胺甲噁唑、丙氯拉嗪、甲地孕酮等及经 CYP3A4 代谢的药物如维拉帕米等合用，均可引起本品血药浓度增加，因此禁止与本品同服。CYP3A4 酶抑制剂如大环内酯类抗生素、咪唑类抗真菌药、蛋白酶抑制剂、选择性 5-HT 再摄取抑制剂、葡萄汁也可引起本品血药浓度增加，但作用较轻微。同时，本品不宜与使 QTc 延长的药物如索他洛尔、胺碘酮、三环类抗抑郁剂、吩噻嗪类药、西沙必利及其他大环内酯类抗生素同时服用。本品与华法林或地高辛未见明显的相互作用。

三、伊布利特（Ibutilide）

（一）其他名称

依布替利，Corvert。

（二）剂型规格

依布替利注射剂. 0.1%，每瓶 10 mL ：1 mg。

（三）适应证

本品用于快速房颤、房搏的治疗。

（四）用法用量

静注。体重大于 60 kg 者首剂 1mg，于 10 min 内静脉缓注；体重小于 60 kg 者，首剂 0.01 mg/kg。

（五）不良反应

常见有恶心、呕吐。另有引起非持续性或持续性室速及尖端扭转型室速（Tdp）危险。

（六）禁忌证

妊娠及哺乳期妇女禁用；对本品过敏患者禁用；有严重心动过缓、严重心衰、低钾血症、低镁血症、低血压、原有 QT 期间延长和 Tdp 发作史的患者禁用。

（七）注意事项

①老年人伴随年龄的增长肾功能也逐渐减退，宜综合考虑肾功能调整剂量。②用药期间应严密监测血压和心电图。

（八）药物相互作用

本品可增加洋地黄的毒性，加重后者造成的心律失常。与奎尼丁、普鲁卡因胺合用有相互拮抗作用，影响各自的疗效。

四、奈西利肽（Nesiritide）

（一）其他名称

人体 B 型钠肽，Natrecor。

（二）剂型规格

奈西利肽注射剂（冻干粉针），每支 1mg。

（三）适应证

本品用于急性代偿性 CHF 时呼吸困难的治疗。

（四）用法用量

静注或静滴。首次 $2\mu g/kg$ 静注后，后以 $0.01\mu g/（kg·min）$ 连续静滴，初始用药不应大于推荐剂量。

（五）不良反应

常见有低血压，发生率与硝酸甘油相似。

（六）禁忌证

对本品过敏患者禁用；妊娠及哺乳期妇女禁用；收缩压低于 12.0 kPa（90 mmHg）者、机械通气者、可疑血容量不足或心源性休克患者、对静脉用硝酸甘油不耐受患者及对其他血管扩张剂有禁忌证的患者禁用。

（七）注意事项

①治疗期间应密切监测血压，出现低血压时立即停用，一旦血压稳定后，减少30% 的剂量重新应用，需要加大剂量时，应逐渐增量，最大量为 $0.03\mu g/（kg·min）$。②初始治疗不应大于推荐剂量。③肾功能减退患者不需调整剂量，因其代谢主要通过受体和酶降解。

（八）药物相互作用

可与利尿剂、多巴胺、多巴酚丁胺、硝酸甘油联合应用。

第二节　抗心律失常药

正常心脏在窦房结的控制下按一定频率进行有节律的跳动，当心脏的冲动起源异常或冲动传导障碍时均可引起心律失常。它有缓慢型与快速型之分，本节讨论的是治疗快速型心律失常的药物。

一、肌电生理简介

（一）心肌细胞膜电位

心肌细胞膜的静息电位，约为 90 mV，处于内负外正极化状态。当 Na^+ 内流逐渐增加，膜电位随之上升（负值减小），达到阈电位水平就激发可以扩布电流脉冲，形成动作电位，动作电位包括除极和复极两个过程，按其发生的顺序将动作电位分为 5 个时相，每个时相均由不同离子内流或外流所引起（图 7-1）。

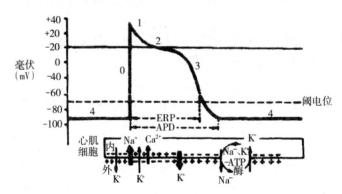

图 7-1　心肌细胞膜电位与离子转运示意图

ERP 为有效不应期　APD 为动作电位时程

0 相——快速除极期：钠通道被激活，大量的 Na^+ 快速内流，使细胞内负电位转变为正电位。

1 相——快速复极初期：钠通道关闭，是由钾短暂外流形成。

2 相——缓慢复极期（平台期）：是由少量 Na^+ 及 Ca^{2+} 缓慢内流与 K^+ 外流所形成动作电位的平台。

3 相——快速复极末期：是 Ca^{2+} 停止内流，K^+ 快速外流所形成。0 相至 3 相的时程合称为动作电位时程（APD）。

4 相——静息期：通过 Na^+-K^+ 泵主动转运，泵出细胞内的 Na^+ 并摄入 K^+，最后细胞内外的离子浓度及分布恢复到除极前状态。在无自律性的心肌细胞 4 相处于水平的静息膜电位。而具有自律性的心肌细胞，如窦房结、房室结区、房室束及浦肯野纤维，在 4 相自动除极。根据动作电位除极化的速度及幅度，可将自律细胞分为快反应自律细胞（包括心房传导组织、房室束及浦肯野纤维）及慢反应自律细胞（包括窦房结及房室结）。快反应自律细胞 4 相自动除极速率主要与 Na^+ 内流有关，除极速率快，传导速度也快，呈现快反应电活动。慢反应自律细胞 4 相自动除极与 Ca^{2+} 内流有关，除极速率慢，传导速度也慢，呈慢反应电活动。当心肌发生病变，快反应细胞也可转变慢反应细胞，自律性降低。

（二）心肌电生理特性

1. 自律性

一些心肌细胞能够在没有外来刺激的条件下，反复自动地发生节律性兴奋，这种特性称为自律性。自律性高低主要取决于舒张期自动除极速度即 4 相斜率，如 4 相斜率大则自律性高。凡能在快反应细胞 4 相中抑制 Na^+ 内流、促进 K^+ 外流或在慢反应细胞减少 Ca^{2+} 内流的药物，都能使 4 相斜率降低，自律性降低。反之则使自律性升高。

2. 传导性

传导性指心肌细胞有将冲动传布到邻近细胞的性能。动作电位 0 相除极化速率决定传导性。快反应自律细胞 0 相除极化是由 Na^+ 内流决定，慢反应自律细胞 0 相除极化是由 Ca^{2+} 内流决定，因而抑制 Na^+

内流、抑制 Ca^{2+} 内流均可抑制传导。

3. 有效不应期

从 0 相除极开始至复极过程中，膜内电位达约为 $-50 \sim -60\ mV$ 时，这段时间称之为有效不应期（ERP），在 ERP 内心肌细胞对任何刺激不产生兴奋，或虽产生兴奋，但兴奋并不向周围扩布。一般 ERP 的长短与动作电位时程（APD）长短变化相适应，但程度可有不同。

二、心律失常发生机制

心律失常是由冲动形成异常和冲动传导异常或二者兼有所致。

（一）冲动形成异常

1. 自律性升高

窦房结细胞动作电位 4 相 Ca^{2+} 内流增多或最大舒张电位减小，其自律性就会增高，引起窦性心动过速。其他自律细胞的 4 相除极加快或最大舒张电位减少时，其自律性也会升高，导致异位节律。

2. 后除极与触发活动

后除极是在一个动作电位中继 0 相除极后所发生的除极，常表现为频率较快，振幅较小，振荡性波动。此时膜电位不稳定，容易引起异常冲动发放，此过程称为触发活动。其主要由 Ca^{2+} 或 Na^+ 内流增多所致。

（二）冲动传导异常

1. 单纯性传导障碍

单纯性传导障碍包括传导减慢、传导阻滞等。其发生可能是与邻近细胞不应期长短不一致或病变引起的传导有关。

2. 折返激动

折返激动指冲动经传导通路折回原处而反复运行的现象。如图 7-2 所示，浦肯野纤维 A、B 两支与心室形成杯状，正常时冲动沿 A、B 两支同时到达心肌，激发除极与收缩，然后冲动各自消失在对方的不应期中。在病变时，如 A 支发生单向传导阻滞，冲动不能下传，而 B 支传导的冲动经过心肌后，可缓慢逆行经 A 支，再传回 B 支，若此时 B 支有效不应期已过，则冲动再沿 B 支下传到心室肌，形成冲动折返。这样，一个冲动折返可引起一个期前收缩（早搏），如连续多次折返，可引起一连串的早搏，呈现快速型心律失常。

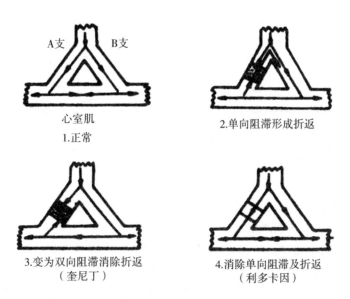

图 7-2　折返形成及抗心律失常药消除折返的机制示意图

三、抗心律失常药物的基本作用和分类

（一）抗心律失常药的基本作用

1. 降低自律性

药物可通过抑制快反应细胞 4 相 Na^+ 内流或抑制慢反应细胞 4 相 Ca^{2+} 内流，减慢 4 相自动除极速率，降低自律性；也可通过促进 K^+ 外流而增大最大舒张电位而降低自律性。

2. 减少后除极与触发活动

药物抑制 Ca^{2+} 或 Na^+ 内流，就可以减少后除极与触发活动。

3. 改变传导性

药物一方面通过促进 K^+ 外流，加大膜电位（负值），使 0 相除极速率加快，改善传导，消除单向传导阻滞，终止折返冲动如苯妥英钠。另一方面通过抑制 K^+ 外流或 Ca^{2+} 内流或 Na^+ 内流，降低膜反应性而减慢传导，使单向传导阻滞变为双向阻滞，消除折返冲动如奎尼丁。

4. 延长有效不应期（ERP）

药物可以通过以下几种方式，延长 ERP，消除折返。

（1）延长 APD、ERP，但 ERP 延长更显著，由于在一个 APD 中 ERP 所占时间越长，冲动将有更多的机会落入 ERP 中，折返冲动易被消除。

（2）缩短 APD、ERP，但 APD 缩短更显著，所以 ERP/APD 比值加大，即 ERP 相对延长，易消除折返。

（3）使邻近细胞不均一的 ERP 趋向均一化而终止折返。一般延长 ERP 的药物，可使 ERP 较短的心肌细胞延长较多，使 ERP 较长的心肌细胞延长较少，从而使邻近细胞不均一的 ERP 趋向均一，减少或终止折返。反之亦然，缩短 ERP 的药物，则使 ERP 短者，缩短少些．ERP 长者，缩短多些。

（二）抗心律失常药的分类

用于抗心律失常药的药物较多，根据其对心肌电生理的作用特点，可分为四类，其中 1 类又分 A、B、C 三个亚类见表 7-1。

表 7-1　抗心律失常药的分类

类别		代表药物	抗心律失常原理
Ⅰ类钠通道阻滞药	ⅠA 类	奎尼丁、普鲁卡因胺	中度抑制 0 相除极化，减慢传导，延长 APD 和 ERP
	ⅠB 类	利多卡因、苯妥英钠	轻度抑制 0 相除极化，减慢传导，延长 APD 和 ERP
	ⅠC 类	普罗帕酮、氟卡尼	重度抑制 0 相除极化，减慢传导，APD 和 ERP 改变小
Ⅱ类 B 受体阻断药		普荣洛尔、美托洛尔	抑制 0 相除极化，延缓传导，降低自律
Ⅲ类 选择性延长复极药		胺碘酮	延长 APD 与 ERP，延缓复极化
Ⅵ类 钙通道阻滞药		维托帕米、地尔硫草	延长 1 相和 2 相复极化，抑制 4 相自动除极化，降低自律性，减慢传导

四、常用抗心律失常药

（一）Ⅰ类——钠通道阻滞药

1. ⅠA 类药物

本类药物能适度减少除极时 Na^+ 内流，降低 0 相上升速率，降低动作电位振幅，减慢传导速度。减少异位起博细胞 4 相 Na^+ 内流而降低自律性。

（1）奎尼丁：奎尼丁是由茜草科植物金鸡纳树皮中提得的生物碱，是抗疟药奎宁的右旋异构体。口服后心肌中药物浓度为血浆中的 10 倍，$t_{1/2}$ 约 6 小时，主要在肝脏代谢。

作用和临床应用：奎尼丁能降低自律性，对功能正常的窦房结自律性影响很小。可降低心房、心室、浦肯野纤维等的 0 相上升速度及膜反应性，因而减慢传导速度。还能明显延长 APD 和 ERP，而 ERP 的延长更为显著，故可消除折返。此外，尚有抑制心肌收缩力及阿托品作用。本品为广谱抗心律失常药，适用于阵发性室上性和室性心动过速、心房颤动、心房扑动及用于转律。

不良反应：较多，安全范围小，易出现毒性反应。①胃肠道反应：表现为恶心、呕吐、食欲不振、腹痛和腹泻等。②金鸡钠反应：一般与剂量无关。轻者出现胃肠不适、耳鸣，听力下降、视力模糊，重者出现复视、神志不清，甚至精神失常。③心血管反应：较严重，包括血压下降、心力衰竭、传导阻滞等，严重者可发生奎尼丁晕厥，并可出现心室颤动或心脏停搏等，应立即静脉滴注异丙肾上腺素或注射阿托品，静脉补钾补镁等。④变态反应：可表现瘙痒、皮疹、发热、哮喘、血小板减少、粒细胞减少等。

用药注意及禁忌让：①奎尼丁与地高辛合用，使后者肾清除率降低而增加其血药浓度。②与双香豆素、华法林合用，竞争与血浆蛋白结合，使后者抗凝血作用增强。③肝药酶诱导剂苯巴比妥、苯妥英钠等加速其代谢，使血药浓度降低。④西咪替丁、钙通道阻滞药可减慢其在肝脏的代谢。⑤本药还可减慢三环类抗抑郁药、可待因在肝脏的代谢。⑥肝、肾功能不全、严重房室传导阻滞、心动过缓、低血压、强心苷中毒所致的心律失常禁用。

（2）普鲁卡因胺：普鲁卡因胺为局麻药普鲁卡因的衍生物。作用和临床应用：普鲁卡因胺的作用与奎尼丁基本相似，但抑制心脏传导以房室结以下为主。主要用于室性心律失常，包括室性早搏及室性心动过速；对房性心律失常也可选用，但对心房纤颤和心房扑动疗效较差。不良反应：变态反应较常见，表现为皮疹、药热、粒细胞减少等。用药过久少数患者出现全身红斑狼疮样综合征。长期应用也会出现恶心、呕吐等消化道症状，静注可引起低血压及窦性心动过缓。低血压及支气管哮喘者慎用，房室传导阻滞的患者禁用。

2. ⅠB类药物

本类药物轻度抑制 Na$^+$ 通道，促进 K$^+$ 外流。能降低自律性，使 APD 和 ERP 均缩短，但 APD 缩短更明显，从而 ERP 相对延长。

（1）利多卡因：利多卡因为常用的局麻药，但也有抗心律失常的作用，口服无效，必须注射用药。

作用：治疗量的利多卡因能选择性降低浦肯野纤维自律性，改善传导，相对延长有效不应期（ERP），明显提高心室致颤阈，而达到控制室性心律失常的目的。

临床应用：主要用于室性心律失常，对室性早搏、阵发性室性心动过速、心室纤颤等均有较好疗效。对强心苷中毒引起的室性心律失常也有较好疗效。对低血钾者，应先补钾，否则因心肌膜对 K$^+$ 通透性降低，而影响疗效。

不良反应：主要有头昏、兴奋、激动、嗜睡、语言与吞咽障碍等中枢神经系统症状。严重者可有短暂视力模糊、肌肉颤动、抽搐、呼吸抑制；剂量过大时可出现心率减慢、窦性停搏、房室传导阻滞、血压下降。超量可致惊厥，心脏骤停。

用药注意及禁忌证：①肝药酶抑制剂如异烟肼，能减少利多卡因代谢，增强其作用。②肝药酶诱导剂如巴比妥类，能加速利多卡因代谢，减弱其作用。③普萘洛尔可延长利多卡因的半衰期而增强其作用。④利多卡因还可增强肌松药的肌松作用。⑤严重传导阻滞、伴有心动过缓的脑缺血综合征及对本药有过敏史者禁用。

（2）苯妥英钠：苯妥英钠既是一个良好的抗癫痫药，又是一个有效的抗心律失常药。其作用和用途与利多卡因相似，主要用于治疗室性心律失常，特别是对强心苷类药物中毒所致的快速性室性心律失常疗效更佳。对心肌梗死、心脏手术、麻醉、电复律等引起的室性心律失常也有效。

3. ⅠC类药物

本类药物主要作用于浦肯野纤维，阻滞 Na$^+$ 通道作用强，明显降低 0 相上升速率，减慢传导；也降低 4 相自动除极化速率，降低自律性。对复极过程影响较小。

普罗帕酮兼有抑制 Na$^+$ 内流、β 受体阻断和钙拮抗三种作用；因毒件较大仅用于危及生命的室性心律失常。常见的不良反应有恶心、呕吐、味觉改变、头痛、眩晕，一般不须停药，严重时可致心律失常，如传导阻滞，窦房结功能障碍，加重心衰等。偶见粒细胞缺乏、红斑性狼疮样综合征。

（二）Ⅱ类——β 受体阻断药

常用于治疗心律失常的 β 受体阻断药有普萘洛尔、阿替洛尔、美托洛尔、吲哚洛尔等，现以普萘洛尔为代表药加以介绍。

普萘洛尔：

1. 作用

普萘洛尔主要通过 β 受体阻断作用降低自律性，减慢传导，发挥抗心律失常作用，其口服吸收完全，但首关效应达到 70%，口服给药时应加大剂量，个体差异大，主要在肝脏代谢。

2. 临床应用

适用于治疗与交感神经兴奋过高有关的各种心律失常。对窦性心动过速，心房纤颤、心房扑动及阵发性室上性心动过速疗效好；对由运动、情绪激动、甲状腺功能亢进等诱发的室性心律失常也有效；普萘洛尔尚有抗心绞痛和抗高血压的作用，故对伴有心绞痛或高血压的心律失常患者更为适用。

3. 不良反应和注意事项

本药可引起窦性心动过缓、房室传导阻滞、低血压、心力衰竭等，对有窦性心动过缓、房室传导阻滞、支气管哮喘或慢性肺部疾患的患者禁用。

（三）Ⅲ类——延长动作电位时程（APD）药

胺碘酮（乙胺碘呋酮）：胺碘酮抗心律失常的特点是广谱、长效。口服吸收缓慢，起效慢，主要在肝脏代谢，胆汁排泄，消除缓慢，停药后作用可持续 4 ~ 6 周。静脉注射 10 分钟显效，维持 1 ~ 2 小时。

1. 作用

胺碘酮能阻滞 K^+ 通道，较明显的抑制复极过程，延长 APD 和 ERP；能松弛冠状动脉和周围血管平滑肌，增加冠状动脉血流量，减轻心脏负荷，减少心肌耗氧。

2. 临床应用

本品适用于各种室上性和室性心律失常，如心房纤颤、心房扑动、心动过速及预激综合征等。对室性心动过速、室性早搏也有效。

3. 不良反应和注意事项

有胃肠道反应、角膜褐色微粒沉着，偶见肺纤维化。因其含碘，长期服用可影响甲状腺功能，对本药或碘过敏、甲亢、心动过缓、房室传导阻滞等患者禁用。

（四）Ⅳ类——钙通道阻滞药

1. 维拉帕米（戊脉安、异搏定）

（1）作用：维拉帕米能选择性阻滞 Ca^{2+} 通道，抑制 Ca^{2+} 内流，降低自律性，减慢传导速度和延长 ERP，减慢心率；还能扩张冠状动脉和外周血管，增加冠状动脉流量，降低血压，减轻心脏负荷。

（2）临床应用：维拉帕米是治疗阵发性室上性心动过速的首选药，能使 80% 以上的患者转为窦性节律。对房性心动过速也有良好效果。还可用于高血压，心绞痛的治疗。

（3）不良反应：维拉帕米有恶心、呕吐、头痛、眩晕、颜面潮红等不良反应症状。静注时可引起窦性心动过缓和低血压，必要时可用葡萄糖酸钙或阿托品纠正。

（4）用药注意及禁忌证：①不宜与 β 受体阻断药或地高辛合用。②禁用于窦房结疾患、房室传导阻滞、心力衰竭及心源性休克者。老人，尤其是心、肾功能不全者应慎用。

2. 地尔硫䓬

地尔硫䓬的抗心律失常作用与维拉帕米相似，口服起效较快，可用于阵发性室上性心动过速和心房颤动。

第三节　降血压药

一、雷米普利（Ramipril）

（一）剂型规格

片剂：1.25 mg、2.5 mg、5 mg、10 mg。

（二）适应证

①用于原发性高血压。可单用或与其他降压药合用。②用于充血性心力衰竭。可单用或与强心药、利尿药合用。③急性心肌梗死（2～9日）后出现的轻至中度心力衰竭（NYHA Ⅱ和Ⅲ）。

（三）用法用量

1. 成人常规剂量

口服给药：①原发性高血压：开始剂量为一次 2.5 mg. 一日 1 次晨服。根据患者的反应，如有必要在间隔至少 3 周后将剂量增至一日 5 mg。维持量为一日 2.5～5 mg，最大用量为 20 mg。如本药 5 mg 的降压效果不理想，应考虑合用利尿剂等。②充血性心力衰竭：开始剂量为一次 1.25 mg，一日 1 次，根据需要 1～2 周后剂量加倍，一日 1 次或分 2 次给药。一日最大用量不超过 10 mg。③急性心肌梗死后（2～9日）轻到中度心力衰竭患者：剂量调整只能在住院的情况下对血流动力学稳定的患者进行。必须非常严密监测合并应用抗高血压药的患者，以免血压过度降低。起始剂量常为一次 2.5 mg，早晚各 1 次。如果该起始剂量患者不能耐受（如血压过低），应采用一次 1.25 mg，早晚各 1 次。随后根据患者的情况，间隔 1～2 日剂量可加倍，至最大日剂量 10 mg，早晚各 1 次。本药应在心肌梗死后 2～9 日内服用，建议用药时间至少 15 个月。

2. 肾功能不全时剂量

开始剂量为一日 1.25 mg，最大日剂量为 5 mg。

3. 肝功能不全时剂量

肝功能不全者对本药的反应可能升高或降低，在治疗初始阶段应密切监护。一日最大用量为 2.5 mg。

4. 老年人剂量

老年患者（大于 65 岁）应考虑采用低起始剂量（1 日 1.25 mg），并根据血压控制的需要仔细调整用量。

5. 其他疾病时剂量

有血压大幅度降低危险的患者（如冠状血管或者脑血供血管狭窄者）应考虑采用低起始剂量（1 日 1.25mg）。

（四）注意事项

1. 禁忌证

（1）对本药或其他 ACEI 过敏者。

（2）血管神经性水肿，包括：①使用其他 ACEI 曾引起血管神经性水肿。②遗传性血管性水肿。③特发性血管性水肿。

（3）孕妇。

（4）哺乳期妇女。

（5）孤立肾、移植肾、双侧肾动脉狭窄而肾功能减退者。

（6）原发性醛固酮增多症患者。

（7）血流动力学相关的左心室流入流出障碍（如主动脉或二尖瓣狭窄）或肥厚型心肌病患者。

（8）急性心肌梗死后出现轻至中度心力衰竭，伴有以下情况时禁用本药：①持续的低血压[收缩压低于 12.0 kPa（90 mmHg）]。②直立性低血压[坐位 1 分钟后收缩压降低 ≥ 2.7 kPa（20 mmHg）]。③严重心力衰竭（NYHA Ⅳ）。④不稳定性心绞痛。⑤威胁生命的室性心律失常。⑥肺源性心脏病。

（9）因缺乏治疗经验，本药还禁用于下列情况：①正接受甾体、非甾体类抗炎药物，免疫调节剂和（或）细胞毒化合物治疗的肾病患者。②透析患者。③原发性肝脏疾病或肝功能损害患者。④未经治疗的、失代偿性心力衰竭患者。⑤儿童。

2. 慎用

（1）多种原因引起的粒细胞减少（如中性粒细胞减少症、发热性疾病、骨髓抑制、使用免疫抑制药治疗、自身免疫性疾病如胶原性血管病、系统性红斑狼疮等引起者）。

（2）高钾血症。

（3）脑或冠状动脉供血不足（血压降低可加重缺血，血压如大幅下降可引起心肌梗死或脑血管意外）。

（4）肾功能障碍（可致血钾增高、白细胞减少，并使本药潴留）。

（5）严重心力衰竭或血容量不足。

（6）肝功能不全。

（7）严格饮食限制钠盐或进行透析治疗者（首剂可能出现突然而严重的低血压）。

（8）主动脉瓣狭窄或肥厚性心肌病。

（9）缺钠的患者（应用本药可能突然出现严重低血压与肾功能恶化）。

（10）外科手术/麻醉。

3. 药物对儿童的影响

未对本药进行儿童用药的研究，故本药禁用于儿童患者。

4. 药物对老年人的影响

老年患者（大于65岁）对ACEI的反应较年轻人明显，同时使用利尿剂、有充血性心力衰竭或肝肾功能不全的老年患者，应慎用本药。

5. 药物对妊娠的影响

孕妇（尤妊娠中晚期）可能导致胎儿损伤甚至死亡，故孕妇禁用本药。美国药品和食品管理局（FDA）对本药的妊娠安全性分级为C级（妊娠早期）和D级（妊娠中晚期）。

6. 药物对哺乳的影响

本药可通过乳汁分泌，哺乳期妇女禁用。

7. 用药前后及用药时应当检查或监测

（1）建议短期内检查血清电解质、肌酸酐浓度和血象（尤其是白细胞计数），尤其是在治疗开始时，以及处于危险中的患者（肾功能损害和结缔组织疾病患者），或者使用其他可能引起血象变化的药物治疗的患者（如免疫抑制药、细胞抑制药、别嘌呤醇、普鲁卡因酰胺）。肾功能障碍或白细胞缺乏者，在最初3个月内应每2周检查白细胞计数及分类计数1次，此后定期检查。用药期间，如有发热、淋巴结肿大和（或）咽喉疼痛症状，应立即检查白细胞计数。

（2）尿蛋白检查，每月1次。

（3）用药前和用药期间，应定期检查肝功。

（4）在较高肾素-血管紧张素系统活性患者，由于ACE的抑制，存在突然明显血压下降和肾功能损害的危险。在这种情况下，如果第一次使用本药或者增加剂量，应严密监测血压，直到预期不会出现进一步的急性血压下降。

（五）不良反应

在使用本药或其他ACEI治疗期间，可能发生下列不良反应：

1. 心血管系统

当本药和（或）利尿剂增量时，偶可见血压过度降低（低血压、直立性低血压），表现为头晕、注意力丧失、出汗、虚弱、视觉障碍等症状，尤其是在使用本药治疗的初始阶段和伴有盐和（或）体液流失的患者（如已采用利尿治疗）、心力衰竭患者（尤其是急性心肌梗死后）和严重高血压患者；罕见晕厥。可能与血压明显下降相关的不良反应还有心动过速、心悸、心绞痛、心肌梗死、短暂性脑缺血发作（TIA）、缺血性脑卒中。可能出现心律失常或心律失常加重。血管狭窄引起的循环紊乱可以加重，还可能出现血管炎。

2. 泌尿生殖系统

偶见肾损害或肾损害加重，个别病例可出现急性肾衰竭。罕见蛋白尿及蛋白尿伴肾功能恶化。有肾血管疾病（如肾动脉狭窄）、肾移植或伴有心力衰竭的患者容易出现这种情况。原来有蛋白尿的患者尿蛋白可能增加，但糖尿病肾病患者蛋白的排泄也可能减少。本药也有出现阳痿和性欲降低的报道。

3. 代谢/内分泌系统

偶见血钠降低及血钾升高，后者主要发生在肾功能不全者或使用保钾利尿药的患者。在糖尿病患者可观察到血钾浓度的升高。本药极少引起男子乳腺发育。

4. 呼吸系统

可出现刺激性干咳，夜间和平卧时加重，在妇女和非吸烟者中更常见。少见支气管痉挛、呼吸困难、支气管炎、鼻窦炎或鼻炎、血管神经性水肿所致喉、咽和（或）舌水肿（黑种人 ACEI 治疗期间血管水肿的发生率较非黑种人高）。还可能出现支气管痉挛（特别是刺激性咳嗽的患者）。

5. 消化系统

可见胃痛、恶心、呕吐、上腹部不适（某些病例胰酶升高）和消化功能紊乱。少见呕吐，腹泻，便秘，食欲丧失，口腔黏膜、舌或消化道炎症，口腔发干，口渴，肝功能异常（包括急性肝功能不全）、肝炎、胰腺炎和肠梗阻（不全梗阻）。罕见致命性肝坏死。如果出现黄疸或显著的肝功升高，必须停药并进行监护治疗。

6. 皮肤

可见皮疹（个别病例为斑丘疹或苔癣样疹或黏膜疹）、风疹、瘙痒症，或者累及唇、面部和（或）肢体的血管神经性水肿，此时需停药。也可能发生较轻微的非血管神经性的水肿，如踝关节周围水肿。少见多形性红斑、Stevens-Johnson 综合征或者中毒性表皮坏死溶解。罕见天疱疮、银屑病恶化、银屑病样或天疱疮样皮肤或者黏膜病损、皮肤对光过敏、颜面潮红、脱发、甲癣及加重或诱发雷诺现象。某些皮肤反应可能伴有发热、肌肉痉挛、肌痛、关节痛、关节炎、血管炎、嗜酸粒细胞增多和（或）抗核抗体滴度增加。如发生严重的皮肤反应则应立即停药。

7. 精神神经系统

少见头痛和疲劳，罕见困倦和嗜睡、抑郁、睡眠障碍、性欲减退、感觉异常、平衡失调、意识模糊、焦虑、神经质、疲乏、颤抖、听力障碍（如耳鸣）、视物模糊和味觉紊乱或者短暂丧失。

8. 血液

可出现红细胞计数和血红蛋白浓度或血小板计数偶有下降，尤其在肾功能损害，结缔组织病或同时服用别嘌呤醇、普鲁卡因酰胺或一些抑制免疫反应的药物的患者。罕见贫血、血小板减少、中性粒细胞减少、嗜酸性粒细胞增多，个别患者出现粒细胞减少症或全血细胞减少（可能为骨髓抑制所致）、葡萄糖 -6- 磷酸脱氢酶缺乏症（G6PD）H 缺乏相关的溶血及溶血性贫血。

9. 其他

尚未发现本药有致突变或致癌作用。

（六）药物相互作用

1. 药物 – 药物相互作用

（1）与其他降压药合用时降压作用加强。其中，与引起肾素释放或影响交感活性的药物同用，较两者的相加作用大；与 β 受体阻滞药合用，较两者的相加作用小。

（2）与催眠药、镇静剂、麻醉剂合用血压明显下降。

（3）与其他扩血管药合用可能导致低血压，如合用，应从小剂量开始。

（4）与钾盐或保钾利尿药（如螺内酯、氨苯蝶啶、阿米洛利）合用可能引起血钾过高，合用时须严密监测血钾浓度。

（5）本药能增强口服降糖药（如磺脲类及双胍类）和胰岛素的降糖效果，应注意有可能引起血糖过度降低。

（6）与锂盐合用可降低锂盐的排泄，由此增强锂的心脏和神经毒性，故应密切监测血锂浓度。

（7）非甾体类抗炎药物、镇痛药（如吲哚美辛、乙酰水杨酸）：可能减弱本药的降压效果，还可能增加肾功能损害和血清钾浓度升高的危险。

（8）麻黄含麻黄碱和伪麻黄碱，可降低抗高血压药的疗效。使用本药治疗的高血压患者应避免使用含麻黄的制剂。

（9）本药与地高辛、醋硝香豆素无明显相互作用。

（10）氯化钠可减弱本药的降压作用和缓解心力衰竭症状的效果。

（11）拟交感类血管升压药（如肾上腺素）：可能减弱本药的降压效果（推荐严密监测血压）。

（12）与别嘌醇、普鲁卡因酰胺、细胞生长抑制药、免疫抑制药（如硫唑嘌呤）、有全身作用的皮质醇类和其他能引起血象变化的药物合用，增加血液学反应的可能性，尤其血液白细胞计数下降，白细胞减少。

（13）与环孢素合用可使肾功能下降。

（14）与别嘌醇合用可引起超敏反应。

（15）与肝素合用，可能升高血清钾浓度。

（16）服用本药同时使用昆虫毒素脱敏治疗，存在严重过敏样反应的危险（如威胁生命的休克）。

2. 药物－酒精／尼古丁相互作用

乙醇可提高本药的降压能力，本药可加强乙醇的效应。

3. 药物－食物相互作用

从饮食中摄取过量的盐可能会减弱本药的降压效果。

二、缬沙坦（Valsartan）

（一）剂型规格

胶囊：40 mg、80 mg、160 mg。

（二）适应证

用于治疗各类轻至中度高血压，尤其适用于对 ACEI 不耐受的患者。可单独或与其他抗高血压药物（如利尿药）联合应用。

（三）用法用量

1. 成人常规剂量

口服给药：推荐剂量为一次 80 mg，一日 1 次，可以在进餐时或空腹服用，建议每日在同一时间用药（如早晨）。降压作用通常在服药 2 周内出现，4 周时达到大疗效。对血压控制不满意的患者，2 ～ 4 周后可增至一次 160 mg，一日 1 次，也可加用利尿药。维持量为一次 80 ～ 160 mg，一日 1 次。

2. 肾功能不全时剂量

轻至中度肾功能不全患者无须调整剂量。

3. 肝功能不全时剂量

非胆管源性及胆汁淤积性肝功能不全患者无须调整剂量。轻至中度肝功能不全患者本药剂量不应超过一日 80 mg。

4. 老年人剂量

老年患者不需调整给药剂量。

（四）注意事项

1. 禁忌证：①对本药或其他血管紧张素受体拮抗药过敏者。②孕妇。③对严重肾衰竭（肌酐清除率 <10 mL/min）患者（尚无用药经验）。

2. 慎用：①肝、肾功能不全者。②单侧或双侧肾动脉狭窄者。③低血钠或血容量者。④胆汁淤积或胆管阻塞者。⑤主动脉瓣或左房室瓣狭窄患者。⑥血管神经性水肿患者。⑦冠状动脉疾病患者。⑧肥厚型心肌病患者。⑨需要全身麻醉的外科手术患者。

3. 药物对儿童的影响：本药在小儿中的用药安全性和疗效尚不明确。尚无儿童用药的经验。

4. 药物对老年人的影响：尽管本药对老年人的全身性影响多于年轻人，但并无任何临床意义。

5. 药物对妊娠的影响：动物试验本药可致胎仔发育损害和死亡。尽管目前尚无人类用药经验，鉴于 ACEI 的作用机制，不能排除对胎儿的危害：胎儿从妊娠中期开始出现肾灌注，后者依赖于肾素－血管紧张素－醛固酮系统（RAAS）的发育，妊娠中、晚期应用本药，风险增高。因此，同任何直接作用于 RAAS 的药物一样，本药不能用于孕妇。美国药品和食品管理局（FDA）对本药的妊娠安全性分级为 C 级（妊娠早期）和 D 级（妊娠中、晚期）。

6. 药物对哺乳的影响：动物试验本药可经乳汁排泄，但尚不明确在人体是否如此，故哺乳期妇女不宜用药。

7. 用药前后及用药时：应当检查或监测血压、肾功能。

（五）不良反应

患者对本药耐受良好，不良反应较少且短暂、轻微，一般不需中断治疗。与 ACEI 比较，本药很少引起咳嗽。

1. 发生率大于 1% 的不良反应有：头痛、头晕、病毒感染、上呼吸道感染、疲乏、眩晕、腹泻、腹痛、恶心、关节痛等。

2. 发生率小于 1% 的不良反应有：水肿、虚弱无力、失眠、皮疹、性欲减退，尚不知这些反应是否与本药治疗有因果关系。

3. 罕见血管神经性水肿、皮疹、瘙痒及其他超敏反应如血清病、血管炎等过敏性反应。

4. 实验室检查发现，极个别患者发生血红蛋白和血细胞比容降低、中性粒细胞减少，偶见血清肌酐、血钾、总胆素和肝功能指标升高。

5. 尚未观察到本药有致突变、致畸或致癌作用。

在临床试验中，极少数患者可出现关节炎、乏力、肌肉痛性痉挛、肌肉痛。

6. 其他：少数患者可导致病毒感染。

（六）药物相互作用

1. 与利尿药合用可增强降压作用。

2. 与保钾利尿药（如螺内酯、氨苯蝶啶、阿米洛利）、补钾药或含钾盐代用品合用时，可使血钾升高。

3. 本药可增加锂剂的毒性反应，可能是增加锂剂在肾脏近曲小管的重吸收所致。

4. 麻黄含有麻黄碱和伪麻黄碱，可降低抗高血压药的疗效。使用本药治疗的高血压患者应避免使用含麻黄的制剂。

5. 尽管本药有较高血浆蛋白结合率，但体外实验表明，本药与其他血浆蛋白结合率高的药物（如双氯芬酸、呋塞米和华法林）之间无血浆蛋白结合方面的相互作用。

6. 与地高辛、西咪替丁、阿替洛尔、氨氯地平、吲哚美辛、氢氯噻嗪、格列本脲等联合用药时，未发现有临床意义的相互作用。

7. 由于本药基本不被代谢，所以它与细胞色素 P450 酶系统的诱导剂或抑制药通常不会发生有临床意义的相互作用。

三、利舍平（Reserpine）

（一）剂型规格

利舍平片：0.1 mg、0.25 mg。利舍平注射液：1 mL ∶ 1 mg；1 mL ∶ 2.5 mg。

（二）适应证

1. 用于轻、中度原发性高血压，尤其适用于伴精神紧张的患者。也常与肼屈嗪、氢氯噻嗪等合用治疗严重和晚期高血压。注射液可用于高血压危象，但不推荐本药作为高血压治疗的第一线药物。

2. 用于精神病性躁狂症状。

（三）用法用量

1. 成人常规剂量

（1）口服给药：高血压：一次 0.1 ~ 0.25 mg，一日 1 次，经过 7 ~ 14 日的剂量调整期，以最小有效剂量确定维持量。一次最大用量为 0.5 mg。

（2）肌内注射：高血压危象：初量为 0.5 ~ 1 mg，以后按需要每 4 ~ 6 小时肌注 0.4 ~ 0.6 mg。

2. 儿童常规剂量

口服给药：一日按体重 0.005 ~ 0.02 mg/kg 或按体表面积 0.15 ~ 0.6 mg/m^2 给药，分 1 ~ 2 次服用。

（四）注意事项

1. 交叉过敏

对萝芙木制剂过敏者对本药也过敏。

2. 禁忌证

①对本药或萝芙木制剂过敏者。②活动性胃溃疡患者。③溃疡性结肠炎患者。④抑郁症（尤其是有自杀倾向的抑郁症）患者。⑤孕妇。

3. 慎用

①心律失常、心肌梗死患者。②癫痫患者。③胆石症（本药可促使胆绞痛发作）。④帕金森病。⑤有精神抑郁史者。⑥嗜铬细胞瘤。⑦肾功能不全者。⑧有胃溃疡、胃肠功能失调等病史者。⑨呼吸功能差的患者。⑩年老体弱者。⑪哺乳期妇女。

4. 药物对妊娠的影响

本药能透过胎盘，可使胎儿发生呼吸困难及呼吸道阻塞而危及胎儿生命。另外，还可能导致新生儿呼吸系统抑制、鼻充血、发绀、食欲减退、嗜睡、心动过缓、新生儿紧抱反射受抑制等。美国药品和食品管理局（FDA）对本药的妊娠安全性分级为 C 级。

5. 药物对哺乳的影响

本药可进入乳汁，引起婴儿呼吸道分泌增多、鼻充血、发绀、体温降低和食欲减退，哺乳期妇女应用时应权衡利弊。

6. 药物对检验值或诊断的影响

（1）可干扰尿中 17 羟及 17 酮的测定。

（2）可使血清催乳素浓度增高。

（3）短期大量注射本药，可使尿中儿茶酚胺排出增多，而长期使用则减少。

（4）肌注本药，尿中香草杏仁酸排出最初增加约 40%，第 2 日减少，长期给药总排出量减少。

（五）不良反应

1. 心血管系统

较少见心律失常、心动过缓、直立性低血压、下肢水肿等。

2. 呼吸系统

较多见鼻塞，较少见支气管痉挛等。

3. 精神神经系统

常见头痛、注意力不集中、精神抑郁、神经紧张、焦虑、多梦、梦呓、清晨失眠，较少见手指强硬颤动等。精神抑郁的发生较隐匿，可致自杀，可出现于停药之后，并持续数月。

4. 消化系统

较多见口干、食欲减退、恶心、呕吐、腹泻等。较少见胃痛、呕血及柏油样大便。胆石症患者还可促发胆绞痛。

5. 泌尿生殖系统

常见性欲减退，可致阳痿。

（六）药物相互作用

1. 药物与药物相互作用

（1）与利尿药或其他降压药合用，可使降压作用加强，应注意调整剂量。

（2）与中枢神经抑制药合用，可使中枢抑制作用加重。

（3）可使 β 阻滞药作用增强，导致心动过缓。

（4）胍乙啶及其同类药与本药合用，可增加直立性低血压、心动过缓及精神抑郁等不良反应。

（5）与洋地黄毒苷或奎尼丁合用，可引起心律失常，虽在常用剂量甚少发生，但大剂量使用时须小心。

（6）与肾上腺素、异丙肾上腺素、去甲肾上腺素、间羟胺、去氧肾上腺素等合用，可使拟肾上腺素类药物的作用时间延长。

（7）与左旋多巴合用，可引起多巴胺耗竭而致帕金森病发作。

（8）与麻黄碱、苯丙胺等合用，可使儿茶酚胺贮存耗竭，使拟肾上腺素类药物的作用受抑制。

（9）与三环类抗抑郁药合用，本药的降压作用减弱，抗抑郁药作用也受干扰。

（10）与布洛芬合用，可使本药降压效果减弱。

（11）本药可通过耗竭去甲肾上腺素的贮存而使美芬丁胺无效。

（12）育亨宾可使本药的降压作用减弱。

2. 药物 – 酒精／尼古丁相互作用

本药与乙醇同用，可使中枢抑制作用加重。

四、地巴唑（Bendazol）

（一）剂型规格

地巴唑片：10 mg、20 mg、30 mg。注射液：1 mL ：10 mg。滴眼液：8 mL ：8 mg。

（二）适应证

1. 用于轻度高血压，也可用于妊娠高血压综合征。

2. 用于心绞痛。

3. 用于脑血管痉挛及内脏平滑肌痉挛。

4. 用于脊髓灰质炎后遗症、外周颜面神经麻痹等神经疾患。

5. 滴眼液用于青少年假性近视。

（三）用法用量

1. 成人常规剂量

（1）口服给药：①高血压、胃肠痉挛：一次 10 ～ 20 mg，一日 3 次，一日最大量为 150 mg。②神经疾患：一次 5 ～ 10 mg，一日 3 次。

（2）静脉注射：脑血管痉挛：一次 10 ～ 20 mg。

（3）皮下注射：高血压、胃肠痉挛等：10 ～ 20 mg。

2. 儿童常规剂量

经眼给药青少年假性近视：本药滴眼液，首次使用时，每小时 4 次（每隔 15 分钟 1 次，每测一次 1 滴，滴后闭目 5 ～ 10 分钟），用后查视力对比。以后一日睡前 1 小时滴 4 次，或上、下午各滴 2 ～ 3 次，连用 7 ～ 14 日以巩固并提高疗效。

（四）注意事项

1. 禁忌证：①血管硬化症患者。②有单孢病毒发病史（即鼻翼两旁和四周有成簇性水疱）者，不宜用本药滴眼液。

2. 慎用：尚不明确。

3. 药物对妊娠的影响尚不明确。

（五）不良反应

1. 可有多汗、头痛、发热等。大剂量时可引起多汗、面部潮红、轻度头痛、头晕、恶心、血压下降。

2. 使用滴眼液可见眼部刺激反应。

（六）药物相互作用

药物 – 药物相互作用尚不明确。

第四节　抗心绞痛药

防治心绞痛药物通过减轻心脏负荷、降低心肌耗氧量或扩张冠状动脉、促进侧支循环的形成，以改善缺血区冠脉供血，从而缓解心绞痛。该类药物可分为：①硝酸酯、亚硝酸酯类：可松弛血管平滑肌，扩张动、静脉，使心脏的前、后负荷降低，心肌耗氧量减少。同时可扩张冠状动脉，增加缺血区血流灌注，此外，还可降低左心室充盈压，保护缺血的心肌细胞。②β受体阻断药：主要减少心肌耗氧量，这是由于其可阻滞心绞痛发作时体内过多释放的儿茶酚胺兴奋β受体，从而使心率减慢、心肌收缩力减弱，降低血压，达到减少心肌耗氧量的目的。此外还可改善心肌缺血区的供血。③钙拮抗药：阻滞钙通道，抑制钙离子内流，使血管扩张，血压下降，心脏负荷减轻，心肌收缩力减弱，耗氧量减少。同时可扩张冠状动脉血管，改善缺血区的供血、供氧，保护缺血心肌细胞。④抗血小板及抗凝血药：血小板聚集和血栓形成是诱发心绞痛的重要因素之一，临床常将抗血小板、抗凝血药用于心绞痛的防治。

一、硝酸酯、亚硝酸酯类药

(一)硝酸甘油（Nitroglycerin）

1. 剂型规格

注射液剂：1mL：1mg；1mL：2mg；1mL：10mg。

2. 适应证

用于冠心病心绞痛的治疗及预防，低血压或治疗充血性心力衰竭。也可用于降低血压或治疗充血性心力衰竭。

3. 用法用量

注射液：用5%葡萄糖注射液或氯化钠注射液稀释后静脉滴注，开始剂量为5μg/min，最好用输液泵恒速输入。用于降低血压或治疗心力衰竭，可每3～5分钟增加5μg/min，如在20μg/min时无效可以10μg/min递增，以后可20μg/min。患者对本药的个体差异很大，静脉滴注无固定适合剂量，应根据个体的血压、心率和其他血流动力学参数米调整用量。

4. 注意事项

①应使用能有效缓解急性心绞痛的最小剂量，过量可能导致耐受现象。②小剂量可能发生严重低血压，尤其在直立位时。③应慎用于血容量不足或收缩压低的患者。④发生低血压时可合并心动过缓，加重心绞痛。⑤加重肥厚梗阻型心肌病引起的心绞痛。⑥易出现药物耐受性。⑦如果出现视力模糊或口干，应停药。⑧剂量过大可引起剧烈头痛。⑨静脉滴注本品时，由于许多塑料输液器可吸附硝酸甘油，因此应采用非吸附本品的输液装置，如玻璃输液瓶等。⑩静脉使用本品时须采用避光措施。

5. 不良反应

头痛：可于用药后立即发生，可为剧痛和呈持续性；偶可发生眩晕、虚弱、心悸和其他体位性低血压的表现，尤其在直立、制动的患者；治疗剂量可发生明显的低血压反应，表现为恶心、呕吐、虚弱、出汗、苍白和虚脱；晕厥、面红、药疹和剥脱性皮炎均有报道。

6. 禁忌证

禁用于心肌梗死早期（有严重低血压及心动过速时）、严重贫血、青光眼、颅内压增高和已知对硝酸甘油过敏的患者。还禁用于使用枸橼酸西地那非（万艾可）的患者，后者增强硝酸甘油的降压作用。

7. 药物过量

过量可引起严重低血压、心动过速、心动过缓、传导阻滞、心悸、循环衰竭导致死亡、晕厥、持续搏动性头痛、眩晕、视力障碍、颅内压增高、瘫痪和昏迷并抽搐、脸红、出汗、恶心与和呕吐、腹部绞痛与腹泻、呼吸困难与高铁血红蛋白血症。

(二)硝酸异山梨酯（Isosorbide Dinitrate）

1. 剂型规格

片剂：5mg；10mg。缓释片：20mg；40mg。乳膏剂：10g：1.5g。气雾剂：12.5g（含硝酸异山梨酯0.125g）。注射剂：5mL：5mg；10mL：10mg；50mL：50mg。

2. 适应证

主要适用于心绞痛和充血性心力衰竭的治疗。

3. 用法用量

口服：预防心绞痛，一次5～10mg，一日2～3次。一日总量10～30mg，由于个体反应不同，需个体化调整剂量。舌下给药：一次 5 mg，缓解症状。静脉滴注：最适浓度：1 支 10 ml 安瓿注入 200 mL 0.9% 氯化钠注射液或 5% 葡萄糖液中，或者 5 支 5 mL 安瓿注入 500 mL 0.9% 氯化钠注射液或 5% 葡萄糖液中，振摇数次，得到 50 μg/mL 的浓度；亦可用 10 mL 安瓿 5 支注入 500 mL 输液中，得到 100 μg/mL 的浓度。药物剂量可根据患者的反应调整，静脉滴注开始剂量 30 μg/min，观察 0.5 ~ 1 小时，如无不良反应可加倍，一日 1 次，10 天为一疗程。

4. 注意事项

使用过程中应严密观察患者的心率和血压。对甲状腺功能减退，营养不良，严重的肝或肾脏疾病及体重过低者也应谨慎注意。

5. 不良反应

和其他硝酸盐类药物一样，在使用过程中特别是在给药初期可能会因血管扩张，出现头痛、恶心等症状。

6. 禁忌证

禁用于贫血、头部创伤、脑出血、严重低血压或血容量不足和对硝酸盐类药物敏感的患者。

7. 药物过量

与血管过度扩张有关的反应有颅内压增高、眩晕、心悸、视力模糊、恶心与呕吐、晕厥、呼吸困难、出汗伴皮肤潮红或湿冷、传导阻滞与心动过缓、瘫痪、昏迷、癫痫发作或死亡，无特异的拮抗剂可对抗 ISDN 的血管扩张作用，用肾上腺素和其他动脉收缩剂可能弊大于利，处理方法包括抬高患者的下肢以促进静脉回流以及静脉补液。也可能发生高铁血红蛋白血症，治疗方法是静注亚甲蓝 1 ~ 2 mg/kg。

（三）戊四硝酯（Pentaerithrityl Tetranitrate）

1. 剂型规格

片剂：10 mg；20 mg。

2. 适应证

心绞痛的防治。

3. 用法用量

口服，一次 10 ~ 30 mg，一日 3 ~ 4 次。

4. 注意事项

有严重肝肾功能损害的患者慎用；用药期间从卧位或坐位突然站起时须谨慎，以免突发体位性降压；如发生晕厥或低血压，应采用卧姿并使头部放低，吸氧并辅助呼吸；交叉过敏反应，对其他硝酸酯或亚硝酸酯过敏患者也可能对本品过敏，但属罕见。

5. 不良反应

常见的有：由体位性低血压引起的眩晕、头晕、昏厥、面颊和颈部潮红；严重时可出现持续的头痛、恶心、呕吐、心动过速、烦躁、皮疹、视力模糊，口干则少见。逾量时的临床表现，按发生率的多少，依次为：口唇指甲青紫、眩晕欲倒、头胀、气短、高度乏力、心跳快而弱、发热甚至抽搐。

6. 禁忌证

对本品过敏者、严重低血压、血容量减少、严重贫血、心衰、青光眼和因脑出血或头部创伤而致颅内压增高的患者禁用。

7. 药物过量

过量可引起严重低血压、心动过速、心动过缓、传导阻滞、心悸、循环衰竭导致死亡、晕厥、持续搏动性头痛、眩晕、视力障碍、颅内压增高、瘫痪和昏迷并抽搐、脸红与出汗、恶心和呕吐、腹部绞痛与腹泻、呼吸困难与高铁血红蛋白血症。如发生本品严重毒性反应，应给予血浆扩容剂及适当的电解质溶液以维持循环功能，如发生高铁血红蛋白血症，应静脉注射亚甲蓝。

二、β 受体阻断药

卡维地洛（Carvedilol）

（一）剂型规格

片剂：6.25 mg、10 mg、12.5 mg、20 mg、25 mg。

（二）适应证

①原发性高血压：可单独用药，也可和其他降压药合用，尤其是噻嗪类利尿剂。②心功能不全：轻度或中度心功能不全（NYHA 分级 Ⅱ 或 Ⅲ 级），合并应用洋地黄类药物、利尿剂和血管紧张素转换酶抑制剂（ACEI）。也可用于 ACEI 不耐受和使用或不使用洋地黄类药物、肼屈嗪或硝酸酯类药物治疗的心功能不全者。

（三）用法用量

剂量必须个体化，需在医师的密切监测下加量。

1. 高血压

推荐起始剂量 6.25 mg/ 次，一日 2 次口服，如果可耐受，以服药后 1 小时的立位收缩压作为指导，维持该剂量 7 ~ 14 天，然后根据血药谷浓度时的血压，在需要的情况下增至 12.5 mg/ 次，一日 2 次。同样，剂量可增至 25 mg/ 次，一日 2 次。一般在 7 ~ 14 天内达到完全的降压作用。总量不得超过 50 mg/d。本品须和食物一起服用，以减慢吸收，降低体位性低血压的发生。在本品的基础上加用利尿剂或在利尿剂的基础上加用本品，预计可产生累加作用，扩大本品的体位性低血压作用。

2. 心功能不全

在使用本品之前，洋地黄类药物、利尿剂和 ACEI（如果应用）的剂量必须稳定。推荐起始剂量

3. 125 mg/ 次，一日 2 次，口服 2 周，如果可耐受，可增至 6.25 mg/ 次，一日 2 次。此后可每隔 2 周剂量加倍至患者可耐受的最大剂量。每次应用新剂量时，需观察患者有无眩晕或轻度头痛 1 小时。推荐最大剂量：体重 <85 kg 者，25 mg/ 次，一日 2 次；体重 ≥ 85 kg 者，50 mg/ 次，一日 2 次。本品须和食物一起服用，以减慢吸收，降低体位性低血压的发生。每次增加剂量前，经评估心功能不全情况，如心功能恶化、血管扩张（眩晕、轻度头痛、症状性低血压）或心动过缓症状，以确定对卡维地洛的耐受性。一过性心功能不全恶化可通过增加利尿剂剂量治疗，偶尔需要卡维地洛减量或暂时停药。血管扩张的症状对利尿剂或 ACEI 减量治疗有反应，如果症状不能缓解，可能需卡维地洛减量。心功能不全恶化或血管扩张的症状稳定后，才可增加本品剂量。如果心功能不全患者发生心动过缓（脉搏 <55 次 / 分），必须减量。

（四）注意事项

1. 肝损害：当出现肝功能障碍的首发症状（如瘙痒、尿色加深、持续食欲缺乏、黄疸、右上腹部压痛、不能解释的"流感"样症状）时，必须进行实验室检查。如果实验室检查证实存在肝损害或黄疸，必须立即停药。

2. 外周血管疾病：β 受体阻断药诱发或加重外周血管疾病患者的动脉血流不足症状。此类患者需小心使用。

3. 麻醉和重大手术：如果周期性长期使用卡维地洛，当使用对心脏有抑制作用的麻醉剂如乙醚、三甲烯和三氯乙烯时，须加倍小心。

4. 糖尿病和低血糖：β 受体阻断药可能掩盖低血糖症状，尤其是心动过速。

5. 甲状腺功能亢进中毒症状：β 受体阻断药可能掩盖甲状腺功能亢进的症状，如心动过速。突然停用 β 受体阻断药可能加重甲状腺功能亢进的症状或诱发甲状腺危象。

6. 不能突然停药，尤其是缺血性心脏病患者。必须 1 ~ 2 周以上逐渐停药。

7. 临床试验中卡维地洛可导致心动过缓，当脉搏小于 55 次 / 分，必须减量。

8. 低血压：体位性低血压和晕厥在首次服药 30 天内发生的危险最高，为减少这些事件的发生，心

功能不全患者的开始治疗剂量为 3.125 mg/ 次，一日 2 次；高血压患者为 6.25 mg/ 次，一日 2 次；缓慢加量，并且与食物同时服用。起始治疗期，患者必须小心，避免如驾驶或危险操作等情况。

9. 罕见心功能不全患者肾功能恶化，尤其是低血压 [收缩压 <13.3 kPa（100 mmHg）]、缺血性心脏病和弥漫性血管疾病，和（或）潜在肾功能不全者，停药后肾功能恢复至基线水平，此类患者在加量时建议监测肾功能，如肾功能恶化，停药或减量。

10. 卡维地洛加量期可能出现心功能不全恶化或体液潴留，必须增加利尿剂，卡维地洛不加量直到临床稳定。偶尔需要卡维地洛减量或暂时停药。

11. 嗜铬细胞瘤患者在使用 β 受体阻断药之前应先使用 α 受体阻断药。虽然卡维地洛具有 β 受体和 α 受体阻断活性，但尚无在这类患者中使用的临床经验。因此，怀疑嗜铬细胞瘤的患者使用卡维地洛时须小心。

12. 变异型心绞痛患者使用非选择性 β 受体阻断药时可能诱发胸痛。虽然卡维地洛的 α 受体阻断活性可能预防心绞痛的发生，但尚无在这类患者中使用的临床经验。

13. 变态反应的危险。

14. 非过敏性气管痉挛（如慢性支气管炎和肺气肿）、支气管痉挛疾病的患者一般禁止使用 β 受体阻断药。

（五）不良反应

1. 高血压

发生率 ≥ 1% 的不良反应有：乏力、心动过缓、体位性低血压、体位依赖性水肿、下肢水肿、眩晕、失眠、嗜睡、腹痛、腹泻、血小板减少、高脂血症、背痛、病毒感染、鼻炎、咽炎、呼吸困难、泌尿道感染。发生率 >0.1% 且 <1% 的不良反应有：四肢缺血、心动过速、运动功能减退、胆红素尿、转氨酶增高、胸骨下疼痛、水肿、焦虑、睡眠紊乱、抑郁加重、注意力不集中、思维异常、情绪不稳定、哮喘、男性性欲下降、皮肤瘙痒、红斑、斑丘疹、光过敏反应、耳鸣、尿频、口干、多汗、低钾、糖尿病、高脂血症、贫血、白细胞减少。发生率 ≤ 0.1%，但很重要：三度房室传导阻滞、束支传导阻滞、心肌缺血、脑血管障碍、惊厥、偏头痛、神经痛、脱发、剥脱性皮炎、健忘症、胃肠道出血、气管痉挛、肺水肿、听力下降、呼吸性碱中毒、尿素氮增高、高密度脂蛋白下降及全血细胞减少。

2. 心功能不全

发生率 >2%，不考虑因果关系的不良事件：多汗、乏力、胸痛、疼痛、水肿、发热、下肢水肿、心动过缓、低血压、晕厥、房室传导阻滞、心绞痛恶化、眩晕、头痛、腹泻、恶心、腹痛、呕吐、血小板减少、体重增加、痛风、尿素氮增加、高脂血症、脱水、高血容量、背痛、关节痛、肌痛、上呼吸道感染、感染、鼻窦炎、气管炎、咽炎、泌尿道感染、血尿、视觉异常。发生率 >1%，<2%：过敏、突然死亡、低血容量、体位性低血压、感觉减退、眩晕、黑便、牙周炎、谷丙转氨酶、谷草转氨酶升高、高尿酸尿、低血糖、低血钠、碱性磷酸酶增加、尿糖呈阳性、紫癜、嗜睡、肾功能异常及清蛋白尿。

（六）禁忌证

① NYHA 分级 Ⅳ 级失代偿性心功能不全，需要静脉使用正性肌力药物患者；②气管痉挛（2 例报道持续性哮喘患者服用单剂卡维地洛死亡）或相关的气管痉挛状态；③Ⅱ度或Ⅲ度房室传导阻滞；④病态窦房结综合征；⑤心源性休克；⑥严重心动过缓；⑦临床严重肝功能不全患者；⑧对本品过敏者禁用；⑨糖尿病酮症酸中毒、代谢性酸中毒。

（七）药物过量

药物过量可能导致严重低血压、心动过缓、心功能不全、心源性休克和心跳骤停，也可能出现呼吸系统问题、气管痉挛、呕吐、神志丧失和抽搐。患者应平卧位，如果需要可予重病特别护理。可能使用洗胃和催吐剂。可能使用下列药物：①严重心动过缓：阿托品 2 mg 静脉注射。②支持心血管功能：每隔 30 秒高血糖素 5 ~ 10 mg iv，随后 5 mg/h 静脉点滴。应及时给予心血管支持治疗，包括心肺监测、抬高下肢、注意循环血容量和尿量。根据体重和疗效使用拟交感神经药（如多巴胺、异丙肾上腺素、肾上腺素）。③如果外周血管扩张明显，在持续循环监测的条件下，可能需要使用异丙肾上腺素、肾上腺素。

对于药物治疗无效的心动过缓，应安装起搏器。对于气管痉挛，应给予 β 拟交感神经药（气雾剂或静脉用药）或静脉用氨茶碱。抽搐时，缓慢静推地西泮或氯硝西泮。④严重药物过量致休克时，解救药物过量的治疗药物必须持续使用至卡维地洛的 7 ~ 10 个半衰期。

三、钙拮抗剂

盐酸地尔硫䓬（Diltiazem）

（一）剂型规格

片剂：30 mg、60 mg、90 mg。缓释片：30 mg、60 mg、90 mg。缓释胶囊：90 mg。注射剂：10 mg、50 mg。

（二）适应证

治疗心绞痛、高血压。由冠状动脉痉挛所致的心绞痛，包括静息时心绞痛或变异型心绞痛，或是冠状动脉阻塞所致的劳力性心绞痛，静脉注射可用于控制心房颤动时心室率。亦用于治疗肥厚性心肌病。

（三）用法用量

静脉注射：成人用量，初次为 10 mg，临用前用氯化钠注射液或葡萄糖注射液溶解、稀释成 1% 浓度，在 3 分钟内缓慢注射，或按体重 0.15 ~ 0.25 mg/kg 计算剂量，15 分钟后可重复，也可按体重每分钟 5 ~ 15 μg/ 始静脉滴注。

（四）注意事项

①用于治疗室上性心动过速，须心电图监测。②肝肾功能不全患者如需应用，剂量应特别谨慎。③本品在肝内代谢由肾和胆汁排泄，长期给药应定期实验室监测。在肝、肾功能受损患者用本品应谨慎。④皮肤反应可为暂时的，继续用可以消失，但皮疹进展可发展到多形红斑和（或）剥脱性皮炎，如皮肤反应持续应停药。

（五）不良反应

最常见的不良反应和发生率为：水肿（2.4%）、头痛（2.1%）、恶心（1.9%）、眩晕（1.5%）、皮疹（1.3%）、无力（1.2%）。不常有的（小于 1%）有以下情况：

1. 心血管系统

心绞痛、心律失常、房室传导阻滞（Ⅰ、Ⅱ、Ⅲ度）、心动过缓、束支传导阻滞、充血性心力衰竭、心电图异常、低血压、心悸、晕厥、心动过速、室性期前收缩。①本品延长房室交界不应期，除病窦综合征外并不明显延长窦房结恢复时间，罕见情况下此作用可异常减慢心率（特别在病窦综合征患者）或致Ⅱ度或Ⅲ度房室传导阻滞。本品与 β 受体阻断药或洋地黄同用可导致对心脏传导的协同作用。②虽本品有负性肌力作用，但在心室功能正常的人血流动力学研究无心脏指数降低或对收缩性（dp/dt）持续负性作用。在心室功能受损的患者单用本品或与 β 阻断药同用的经验有限，因而这些患者应用本品须谨慎。③低血压者用本品治疗偶可致症状性低血压。

2. 神经系统

多梦、遗忘、抑郁、步态异常、幻觉、失眠、神经质、感觉异常、性格改变、嗜睡、震颤。

3. 消化系统

畏食、便秘、腹泻、味觉障碍、消化不良、口渴、呕吐、体重增加。应用本品时急性肝损害为罕见情况，有碱性磷酸酶、乳酸脱氢酶、门冬氨酸氨基转移酶、丙氨酸氨基转移酶明显增高和其他伴有急性肝损害现象，停药可以恢复。

4. 皮肤

瘀点、光敏感性、瘙痒、荨麻疹、注射局部发红。

5. 其他

弱视、呼吸困难、鼻出血、易激惹、高血糖、高尿酸血症、阳痿、肌痉挛、鼻充血、耳鸣、夜尿增多、多尿、骨关节痛。

6. 不常有的不良反应

有脱发、多形性红斑、锥体外系综合征、齿龈增生、溶血性贫血、出血时间延长、白细胞减少、紫癜、视网膜病和血小板减少，亦有报道发生剥脱性皮炎。

（六）禁忌证

①注射剂孕妇禁用；②病窦综合征；③Ⅱ度或Ⅲ度房室传导阻滞（以上两种情况安置心室起搏器则例外）；④低血压，小于 12 kPa（小于 90 mmHg）；⑤对本品过敏者；⑥急性心肌梗死和肺充血者。

（七）药物过量

本品过量反应有：心动过缓、低血压、心脏传导阻滞和心力衰竭。过量反应可考虑应用以下方法：①心动过缓，给予阿托品 0.6 ~ 1 mg，如无迷走阻滞反应，谨慎应用异丙肾上腺素。②高度房室传导阻滞，应用起搏器治疗。③心力衰竭，给予正性肌力药物（多巴胺或多巴酚丁胺）和利尿药。④低血压，给予升压药（多巴胺或去甲肾上腺素）。

四、抗血小板及抗凝血药

（一）双嘧达莫（Dipyridamole）

1. 剂型规格

片剂：25 mg。注射剂：2 mL ∶ 10 mg。

2. 适应证

①本品目前主要利用其抗血小板聚集作用，与阿司匹林合用用于短暂性脑缺血发作（TIA）和缺血性脑卒中患者预防脑卒中的发作（二级预防）及冠心病的治疗。②本品与华法林合用，防止人工瓣膜置换术后血栓形成。③本品静脉注射剂利用其血管扩张作用，用于超声心动图负荷试验及核素心肌灌注扫描时的"双嘧达莫试验"诱发心肌缺血，作为冠心病的一种辅助检查手段，并确定心肌缺血范围。可作为不能进行运动试验患者的一种替代性检查方法。

3. 用法用量

①用于血栓栓塞性疾病时：在短暂性脑缺血发作（TIA）和缺血性脑卒中患者，推荐应用本品 25 ~ 100 mg，一日 3 ~ 4 次，并联合应用小剂量阿司匹林。②冠心病患者可应用 25 ~ 50 mg，一日 3 次。③本品静脉注射用于双嘧达莫实验。

4. 注意事项

①可引起外周血管扩张，故低血压患者应慎用。②不宜与葡萄糖以外的其他药物混合注射。③与肝素合用可引起出血倾向。④有出血倾向患者慎用。⑤已有的研究未发现本品有致畸作用。在孕妇限用于有明确适应证者。⑥本品排入乳汁，故用于哺乳期妇女应谨慎。⑦在儿童中应用的安全性未确立。

5. 不良反应

常见的不良反应有头晕、头痛、呕吐、腹泻、面部潮红、皮疹和瘙痒，罕见心绞痛和肝功能不全。不良反应持续或不能耐受者少见，停药后可消除。

6. 禁忌证

对双嘧达莫过敏者禁用。

7. 药物过量

如果发生低血压，必要时可用升压药。急性中毒症状在啮齿动物有共济失调、运动减少和腹泻. 在狗中有呕吐、共济失调和抑郁。双嘧达莫与血浆蛋白高度结合，透析可能无益。

（二）曲美他嗪（Trimetazidine）

1. 剂型规格

片剂：20 mg。

2. 适应证

临床适用于冠脉功能不全、心绞痛、陈旧性心肌梗死等。对伴有严重心功能不全者可与洋地黄并用。

3. 用法用量

口服：一次 20 mg，一日 3 次，饭前服。

4. 注意事项

①可有头晕、食欲不振、皮疹等。②新近心肌梗死患者忌用。

（三）卡波罗孟（Carbocromen）

1. 剂型规格

片剂：75 mg。注射剂：40 mg。气雾剂：14 g，内含本品 350 mg（可供揿吸 200 次左右）。

2. 适应证

对冠状血管有选择性的扩张作用。作用开始慢，持续时间长。长期服用能促使侧支循环形成。此外又能抑制血小板的聚集。防止血栓形成。可用于慢性冠脉功能不全及预防心绞痛的发作。还可用于预防手术、麻醉时引起的冠脉循环障碍及心律失常。

3. 用法用量

口服：一次 75 ~ 150 mg，一日 3 次。重症于开始时可一次口服 150 mg，一日 4 次，待症状改善后减至一次口服 75 mg，一日 3 ~ 4 次。肌注或静注：一次 20 ~ 40 mg，一日 1 ~ 2 次。必要时可静滴，一次 40 ~ 80 mg。喷雾吸入：每次揿吸 2 ~ 3 次（相当于本品 3 ~ 5 mg），一日 3 次。

4. 注意事项

①可产生食欲不振、恶心、呕吐、失眠、头痛等反应。②静注过快可引起短暂面部潮红、胸部热感、心悸等，静注液宜以 5% 葡萄糖 10 ~ 20 mL 稀释后慢推（3 ~ 5 分钟推完）。

（郭英雪）

第五节　调节血脂药

人体血液中脂肪主要有 3 种：三酰甘油、胆固醇及磷脂，它们都在不同程度上与载脂蛋白结合成微粒状的脂蛋白；人体血浆中的脂蛋白有 4 种：①高密度脂蛋白（HDL），对冠状动脉有保护和免遭粥样硬化作用：②低密度脂蛋白（LDL），运转外源性胆固醇，其增高可产生高胆固醇血症；③极低密度脂蛋白（VLDL），主要运转内源性三酰甘油，其增高则产生高三酰甘油血症和高胆固醇血症；④乳糜微粒（CM），主要运转外源性三酰甘油，血浆中 CM 升高可引起明显的高三酰甘油血症、高脂血症是一种常见的心血管疾病，系人体脂代谢失调所致，主要是指血清总胆固醇（TC），三酰甘油（TG）水平过高，血低密度脂蛋白胆固醇（LDL-C）水平过高或血高密度脂蛋白胆固醇（HDL-C）水平过低。高脂血症是构成动脉粥样硬化的一个重要因素，是公认的高血压、冠心病和脑血管意外的主要危险因素，同时它又与许多疾病相关。因此，纠正脂代谢紊乱，对改善冠心病、高血压及相关疾病的症状，降低脑血管意外的发生具有十分重要的意义、临床上将高脂血症分为高胆固醇血症、混合型高脂血症，高三酰甘油血症和低密度脂蛋白血症 4 类。

凡能使 LDL、VLDL、TC、TG 降低，或使 HDL 升高的药物，都有抗动脉粥样硬化作用，统称为调节血脂药。

一、抑制肝脏胆固醇合成药

抑制肝脏胆固醇合成药有洛伐他汀（美降之）、普伐他汀（普拉同）、辛伐他汀（舒降之）、氟伐他汀等，属羟甲基戊二酰辅酶 A 还原酶抑制剂，又称他汀类。本类药对降低 TC 及 LDL 十分有效，对 TG 也有降低作用，适用于高胆固醇血症。

（一）体内过程

除氟伐他汀外，本类药物吸收皆不完全，洛伐他汀和普伐他汀的吸收可受食物干扰。

（二）作用

1. 降低血浆胆固醇

他汀类竞争性抑制羟甲基戊二酰辅酶 A 还原酶（肝合成胆固醇的限速酶），使肝内胆固醇合成减少；还可通过自身调节机制，代偿性刺激低密度脂蛋白受体合成和数量的增加，从而增加 VLDL 和 LDL 的消除，升高 HDL 水平，降低血浆 TC 水平。降低 LDL-C 作用以洛伐他汀最强，普伐他汀最弱。

2. 降低血小板活性

普伐他汀能抑制血小板血栓烷素 B，并抑制血小板的聚集功能，从而阻止血栓形成。

（三）用途

适用于原发性高胆固醇血症、继发性高胆固醇血症，预防冠心病的发生，防止经皮穿刺冠状动脉内球囊成形术后再狭窄。对纯合子家族性高胆固醇血症无效，因肝细胞表面缺乏低密度脂蛋白受体。

（四）不良反应及应用注意

1. 肌毒性

有肌触痛、肌无力、肌酸磷酸激酶（CK）升高，最严重的是骨骼肌溶解和急性肾衰竭，普伐他汀发生率较低。

2. 肝毒性

偶见血清转氨酶（ALT）升高。

3. 其他不良反应

有恶心、腹痛等胃肠道反应，以及失眠、头痛、视觉障碍等神经系统反应。

4. 药物相互作用

与苯氧酸类、烟酸类、红霉素、环孢素合用骨骼肌溶解症状可加重。

5. 禁忌证

肾功能不全患者、孕妇及哺乳期妇女禁用。

二、促进胆固醇排泄药

促进胆固醇排泄药考来烯胺（消胆胺）和考来替泊（降胆宁）皆为季胺阴离子交换树脂，不溶于水，不易被消化酶破坏。

（一）作用和用途

利用其阴离子交换树脂的功能，在肠道中与胆汁酸结合形成络合物随粪便排泄，阻断了胆汁酸的重吸收，从而激活 7-α 羟化酶，促使胆固醇变为胆汁酸，降低了 TC 及 LDL，适用于纯合子家族性高胆固醇血症以外的任何类型的高胆固醇血症。对高三酰甘油血症无效，对混合型高脂血症，需合用其他类型的调血脂药。

（二）不良反应及应用注意

1. 胃肠道反应

常致恶心、呕吐、腹胀、便秘或腹泻等。

2. 药物相互作用

与羟甲基戊二酰辅酶 A 还原酶抑制剂合用，减弱肝脏合成胆固醇的能力，增强降脂作用；和阿司匹林、保泰松、洋地黄毒苷、地高辛、华法林、甲状腺素等合成难溶性复合物，从而妨碍这些药物的吸收；与香豆素类药物竞争血浆蛋白结合，增强后者疗效，引起出血；可减少脂溶性维生素 A、D、K、E 及钙盐的吸收。若合并用药需在用本药前 1 小时或用药后 4 小时服用。

3. 长期应用

应适当补充脂溶性维生素和钙盐。

三、降低三酰甘油药

降低三酰甘油药主要是苯氧酸类，又称贝特类，常用药有吉非贝齐、苯扎贝特（必降脂）、非诺贝特（立平脂）、环丙贝特等。

（一）体内过程

口服吸收迅速而完全，tmax 为 2 ~ 4 小时，血浆蛋白结合率高达 95% 以上。各药 $t_{1/2}$ 不全相同，吉非贝齐为 1.1 小时，苯扎贝特为 2 小时，非诺贝特为 20 小时，环丙贝特为 17 ~ 42 小时。大部分以葡萄糖醛酸形式经尿排出。

（二）作用和用途

贝特类药物的基本作用是增加脂蛋白脂肪酶的活性，从而促进 VLDL 的降解，抑制肝对 VLDL 的合成和分泌，进而减少 LDL。适用于以 VLDL 升高为主的高脂蛋白血症，可降低冠心病发生率及病死率。

（三）不良反应及应用注意

1. 胃肠道反应：轻度腹泻、恶心等。
2. 其他反应：脱发，血常规及肝功能异常等。
3. 药物相互作用：与羟甲基戊二酰辅酶 A 还原酶抑制剂合用时，有引起心肌病的危险。
4. 本类药可引起胆石病，故胆管疾病患者、肥胖症者慎用，肝、肾功能不良者，以及孕妇禁用。

四、防止动脉内膜下胆固醇沉积药

（一）抗氧自由基药

抗氧自由基药可中断 LDL 被氧自由基氧化为 VLDL，因而影响粥样斑块的形成及动脉粥样硬化、常用药有维生素 E、维生素 C、普罗布考、泛硫乙胺等。

（二）保护动脉内膜的药

吡醇氨酯是一种抗动脉粥样硬化药，有抗炎、抗凝血和抗缓激肽的作用，尚能降低二磷腺苷（ADP）引起的血小板聚集。

（三）其他调整血脂药

1. 亚油酸

能够与胆固醇结合为酯，进而促进其降解为胆汁酸而随胆汁排泄。也有一定降低 TG 的作用。

2. 烟酸及其衍生物

烟酸可降低心肌梗死发生率及冠心病病死率，但不良反应多，限制其临床应用。但新一代烟酸类制剂阿昔莫司（乐脂平）能抑制脂肪组织释放脂肪酸，减少血中 VLDL 和 LDL，从而使血中 TG 和 TC 水平降低，并促进 HDL-C 增加，用于各型高脂血症患者及伴有糖尿病和痛风的患者。

药物不良反应少，发展前景好。孕妇和哺乳期妇女慎用，肾功能不全者应酌情减量。消化性溃疡者禁用。

第六节　抗动脉粥样硬化药

动脉粥样硬化是缺血性心脑血管病的病理基础。在我国，心脑血管病发病率与死亡率近年也明显增加。因而，抗动脉粥样硬化药的研究日益受到重视。动脉粥样硬化病因、病理复杂，本类药物涉及面较广。主要介绍调血脂药、抗氧化药、多烯脂肪酸类及保护动脉内皮药等。

血脂以胆固醇酯（CE）和三酰甘油（TG）为核心，胆固醇（Ch）和磷脂（PL）构成球形颗粒。再与载脂蛋白（apo）相结合，形成脂蛋白溶于血浆进行转运与代谢。脂蛋白可分为乳糜微粒（CM）、极低密度脂蛋白（VLDL）、中间密度脂蛋白（IDL）、低密度脂蛋白（LDL）和高密度脂蛋白（HDL）等。

一、HMG-CoA 还原酶抑制药

羟基甲基戊二酸单酰辅酶 A（HMG-CoA）还原酶抑制药，又称为他汀类药（statins），从真菌培养液中提取，用于临床的有洛伐他汀、普伐他汀、辛伐他汀以及人工合成的氟伐他汀、阿伐他汀等。

（一）体内过程

除氟伐他汀口服吸收完全而迅速，不受食物的影响外，其他药物口服均吸收不完全，且易受食物的影响。药物大部分经肝代谢灭活，小部分经肾原形排泄。

（二）药理作用

HMG-CoA 还原酶是合成胆固醇的限速酶，因此能在肝脏竞争抑制 HMG-CoA 还原酶，从而阻碍内源性胆固醇的合成，降低血浆总胆固醇水平。此外，他汀类药物还具有提高血管平滑肌对扩张血管物质的反应性、抑制血管平滑肌细胞增殖、迁移和促进其凋亡、减少动脉壁泡沫细胞的形成、抑制巨噬细胞和单核细胞的黏附和分泌功能、抑制血小板聚集等作用。

（三）临床应用

是原发性高胆固醇血症、杂合子家族性高胆固醇血症，以及糖尿病和肾性高脂血症的首选药。

（四）不良反应

该类药物不良反应轻，少数患者可有：①轻度胃肠道反应、头痛和皮疹。②血清转氨酶升高，肝病患者慎用或禁用。③无力、肌痛、肌酸磷酸激酶（CPK）升高等骨骼肌溶解症状，普伐他汀不易进入骨骼肌细胞，此反应轻，与苯氧酸类、烟酸类、红霉素、环孢素合用则症状加重。

二、胆汁酸结合树脂

胆汁酸结合树脂是碱性阴离子交换树脂，不溶于水，不易被消化酶破坏，常用药物有考来烯胺（消胆胺）和考来替泊（降胆宁）。胆固醇在肝脏经 7-α 羟化酶转化为胆汁酸排入肠道，95% 被肠道重吸收形成肝肠循环，胆汁酸可反馈抑制 7-α 羟化酶而减少胆汁酸的合成，肠道胆汁酸有利于胆固醇的吸收。这类药物与胆汁酸结合而妨碍胆固醇的吸收，达到降血脂的目的，主要用于治疗高胆固醇血症。常见的不良反应是恶心、腹胀、便秘等；长期使用可引起水溶性维生素缺乏；该药以氯化物形式出现，可引起高氯性酸中毒；可妨碍噻嗪类、香豆素类、洋地黄类药物吸收。

三、烟酸

烟酸是广谱调血脂药，用药 1~4 d 可使 VLDL 和 TG 下降，与考来烯胺合用作用增强。其调血脂作用可能与抑制脂肪酶活性，肝脏合成 TG 的原料减少而使 VLDL 合成减少，继而引起 LDL 生成较少有关。可用于高脂血症和心肌梗死的治疗。可引起皮肤潮红、瘙痒等，服药前 30 min 服用阿司匹林可缓解；也可引起恶心、呕吐、腹泻等胃肠刺激症状；大剂量可引起高血糖和高尿酸血症及肝功能异常。

四、苯氧酸类

苯氧酸类常用药物有吉非罗齐（吉非贝齐）、苯扎贝特、非诺贝特、环丙贝特等。此类药物可明显降低血浆 TG、VLDL，中度降低 TC 和 LDL-C，升高 HDL。此外还具有抑制血小板聚集、抗凝血、降低血浆黏度、增加纤溶酶活性作用。该类药物主要用于高脂血症。不良反应有恶心、腹痛和腹泻等，偶见皮疹、脱发、视力模糊、血常规和肝功能异常等。

五、多烯不饱和脂肪酸类

多烯不饱和脂肪酸类（PUFAs），主要存在于玉米、葵花子等植物油中，也存在于海洋生物藻、鱼及贝壳类中。此类药物使血浆 TC 和 LDL-C 下降，TG、VLDL 明显下降，HDL-C 升高；也有抑制血小板聚集、使全血黏度下降、红细胞可变性增加、抑制血管平滑肌向内膜增殖和舒张血管等作用。上述作用均有利于防治动脉粥样硬化。该类药物能竞争性地抑制花生四烯酸利用环氧酶，减少 TXA$_2$ 的生成，其抗血小板作用可能与此有关。临床除用于降血脂外，也可用于预防血管再造术后的再梗阻。

六、抗氧化剂

氧自由基可对 LDL 进行氧化修饰，形成氧化修饰的 LDL，有细胞毒性，通过以下途径促进动脉粥样硬化形成：①抑制 LDL 与其受体结合和巨噬细胞游走，使 LDL 不能被清除而沉积在动脉内壁下。②可损伤血管内皮。③促进血小板、白细胞与内皮细胞黏附。④分泌生长因子，造成血管平滑肌过度生长。

（一）维生素 E

维生素 E 苯环的羟基失去电子或 H^+，可清除氧自由基和过氧化物，也可抑制磷酯酶 A_2 和脂氧酶，减少氧自由基的生成，中断过氧化物和丙二醛生成。本身生成的生育醌又可被维生素 C 或氧化还原系统复原而继续发挥作用。能防止动脉粥样硬化病变过程。

（二）普罗布考（丙丁酚）

普罗布考口服吸收率低于 10%，且不规则，餐后服用吸收增加。降血脂作用弱，抗氧化作用强。主要与其他调血脂药合用治疗高胆固醇血症。用药后少数患者有消化道反应和肝功能异常；偶见嗜酸性粒细胞增加、感觉异常、血管神经性水肿；个别患者心电图 Q-T 间期延长。禁用于 Q-T 间期延长、心肌损伤的患者。

七、保护动脉内皮药

在动脉粥样硬化的发病过程中，血管内皮损伤有重要意义。机械、化学、细菌毒素因素都可损伤血管内皮，改变其通透性，引起白细胞和血小板黏附，并释放各种活性因子，导致内皮进一步损伤，最终促使动脉粥样硬化斑块形成。所以保护血管内皮免受各种因子损伤，是抗动脉粥样硬化的重要措施。硫酸多糖是一类含有硫酸基的多糖，从动物脏器或藻类中提取或半合成的硫酸多糖如肝素、硫酸类肝素、硫酸软骨素 A、硫酸葡聚糖等都有抗多种化学物质致动脉内皮损伤的作用。对血管再造术后再狭窄也有预防作用。这类物质具有大量阴电荷，结合在血管内皮表面，能防止白细胞、血小板以及有害因子的黏附，因而有保护作用，对平滑肌细胞增生也有抑制作用。

微信扫码
- 临床科研
- 医学前沿
- 临床资讯
- 临床笔记

第八章 抗心律失常药物

第一节 心律失常的发病机制

一、心律失常概述

心律失常（Arrhythmia）是指心脏兴奋功能或电生理活动的异常，一般包括心率及心动节律的改变、心脏冲动形成和（或）冲动传导的异常。

临床上根据心动频率的变化将其分为两种类型：缓慢型心率失常和快速型心律失常。前者包括窦性心动过缓、房室传导阻滞等，可应用阿托品及异丙肾上腺素治疗；后者的形成机制则较复杂，常见的有房性期前收缩、房性心动过速、心房扑动、心房颤动以及室性期前收缩等。

二、心律失常发生机制

心律失常是由冲动形成障碍和冲动传导障碍或二者兼有所引起的。导致前者的原因是自律性增高和后除极与触发活动，后者是单纯性传导障碍和折返激动。

第二节 抗心律失常药的分类及基本作用

一、抗心律失常药物的分类

抗心律失常药临床主要用于治疗快速型心律失常。根据其药物作用的电生理学特点，可将药物分为四大类：①钠通道阻滞药，如奎尼丁、利多卡因、普罗帕酮等；②β肾上腺素受体阻断药，如普萘洛尔等；③选择地延长复极过程的药，如胺碘酮等；④钙拮抗药，如维拉帕米等。

二、抗心律失常的基本作用

抗心律失常药通过改变心肌细胞膜的离子通透速度来改善病变细胞电生理特性，从而达到治疗目的。其基本作用是降低自律性，减少后除极与触发活动，以及改变膜反应性而改变传导性。

第三节 抗心律失常药物

一、钠通道阻滞药

奎尼丁（Quinidine）

奎尼丁是广谱抗心律失常药，是茜草科植物金鸡纳树皮所含的一种生物碱。它是奎宁的右旋体，对心脏的作用比奎宁强 5 ~ 10 倍。

（一）体内过程

口服吸收迅速而完全。治疗血药浓度为 3 ~ 6 μg/mL，超过 6 ~ 8 μg/mL 时，即为中毒浓度。在肝中代谢成羟化物，仍有一定活性，终经肾脏排泄，原形排泄约 10% ~ 20%，酸化尿液可使肾脏排泄增加。

（二）药理作用

基本作用是与钠通道蛋白质相结合而阻滞之，适度抑制 Na⁺ 内流。除这种对钠通道的直接作用外，还能通过植物神经发挥间接作用，如降低其自律性、减慢传导速度及延长不应期等。

（三）临床应用

治疗多种快速型心律失常，如频发性室上性和室性期前收缩、室上性和室性心动过速、心房扑动、心房颤动等，是重要的心律失常转复药物之一。

（四）不良反应

不良反应较多，安全范围小。

1. 胃肠反应。表现为食欲不振、恶心、呕吐、腹痛、腹泻等。

2. 金鸡纳反应。表现为胃肠不适、头痛、头晕、耳鸣、视觉障碍和眩晕、晕厥等症状。

3. 心血管反应。可导致低血压、房室及室内传导阻滞、心衰，甚至室性心动过速或室颤，严重者可发展为奎尼丁晕厥。因该药能扩张血管和减弱心肌收缩力而导致低血压，故用药前应检查心率、血压等。

普鲁卡因胺（Procainamide）

普鲁卡因胺为局麻药普鲁卡因的酰胺型衍生物。

（一）体内过程

口服易吸收，生物利用度 80%，血浆蛋白结合率约 20%。在肝中约一半被代谢成仍具活性的 N–乙酰普鲁卡因胺，剩下的以原形经肾脏排泄。

（二）药理作用

对心肌的直接作用与奎尼丁相似但较弱，能降低浦肯野纤维自律性，减慢传导速度。它仅有微弱的抗胆碱作用，不阻断 α 受体。

（三）临床应用

主要用于室性心律失常如室性心动过速的治疗，也可用于治疗急性心肌梗死等。静脉注射可抢救危急病例。长期口服不良反应多，现已少用。

（四）不良反应

长期应用可出现胃肠道反应，皮疹、药热及粒细胞减少等。大量可致窦性停搏，房室阻滞。久用数月或一年，有 10% ~ 20% 患者出现红斑性狼疮样综合征。肝肾功能不全及原有房室传导阻滞者慎用或禁用。

利多卡因（Lidocaine）

此药属局部麻醉药，是治疗室性心律失常及急性心肌梗死的常用药物。

（一）体内过程

口服吸收具有明显的首关效应，故一般采用静脉注射给药，常用静脉滴注来维持、体内分布广泛，在肝脏代谢，经肾脏排泄。

（二）药理作用

轻度阻滞 Na⁺ 通道，促进 K⁺ 外流。其基本作用是降低自律性和改善传导性。

（三）临床应用

窄谱抗心律失常药，主要用于治疗室性心律失常，一般作为首选药物应用，如急性心肌梗死或强心苷中毒所致室性心律失常等。特别适用于危急案例。

（四）不良反应

主要表现有中枢神经系统症状，多发生在静脉给药时，出现头晕、兴奋、嗜睡及吞咽障碍，甚至抽搐和呼吸抑制等。剂量过大时引起心率减慢、房室传导阻滞和血压下降等。眼球震颤为利多卡因中毒的早期信号之一。严重房室传导阻滞患者禁用。

普罗帕酮（Propafenone，心律平）

此药主要抑制 Na^+ 内流，减慢传导速度，降低浦肯野纤维的自律性，延长 APD 和 ERP。此外，还具有较弱的 β 受体阻断作用。临床上适用于室上性和室性心律失常。常见的不良反应有胃肠道反应；房室传导阻滞、直立性低血压等心血管系统反应；还可能加重心力衰竭。一般不宜与其他抗心律失常药物合用，以免加重心脏抑制。

二、β 肾上腺素受体阻断药

普萘洛尔（Propranolol，心得安）

（一）药理作用

1. 降低自律性。对窦房结和心房传导纤维都能降低自律性，特别是在运动及情绪激动时作用明显。也能降低儿茶酚胺所致的迟后除极而防止触发活动。

2. 减慢传导。在较高浓度时，本药可抑制房室结，减慢传导速度，并延长 ERP，这是降低 0 相 Na^+ 内流的结果。

（二）临床应用

主要用于治疗室上性心律失常，如心房颤动、心房扑动及阵发性室上性心动过速，尤其对交感神经兴奋或儿茶酚胺释放过多所致的窦性心动过速疗效更佳。也可用于治疗由于运动或情绪激动所致的室性心律失常。

（三）不良反应

可致窦性心动过缓、房室传导阻滞、低血压等，并可诱发心力衰竭和哮喘。高脂血症和糖尿病患者慎用。

三、选择地延长复极过程药

本类抗心律失常药又称为钾通道阻滞药，能阻断电压依赖性钾通道，延长 APD 和 ERP，对室颤具有较好的防治作用。

胺碘酮（Amiodarone）

（一）体内过程

口服吸收缓慢而不完全，服药 1 周左右出现作用，静脉注射 10 min 起效，可维持数小时。药物分布至各组织器官中，在肝脏代谢。

（二）药理作用

可显著延长房室结和心房肌，有利于消除折返激动。同时阻滞 Na^+ 通道及 Ca^{2+} 通道从而减慢房室结的传导，降低窦房结的自律性。还能阻断 α、β 肾上腺能受体，扩张血管，减少心肌耗氧量。

（三）临床应用

治疗心房扑动、心房颤动和室上性心动过速疗效好。对反复发作，常规药无效的顽固性室性心动过速也有效。

（四）不良反应

可引起胃肠道反应、光敏反应等。本药含碘，部分患者可引起甲状腺功能亢进或减退。少数患者出现间质性肺炎或肺纤维化，虽少见但为最严重的不良反应，长期用药应监测肺功能，定期进行肺部 X 线检查等，一旦发现应立即停药，可采用肾上腺皮质激素治疗。

索他洛尔（Sotalol）

此药为非选择性 β 受体阻断药，并能阻滞 K^+ 通道。口服吸收快，无首关消除，生物利用度达 90% ~ 100%。临床主要用于各种严重室性心律失常的治疗，也可治疗阵发性室上性心动过速及心房颤动。不良反应较少，少数 Q–T 间期延长者应用，偶可出现尖端扭转型室性心动过速。

四、钙离子通道阻滞药

此类药通过阻滞钙离子通道而抑制 Ca^{2+} 内流，在治疗心律失常中以维拉帕米最为常用。

维拉帕米（Verapalmil）

（一）药理作用

阻滞心肌细胞膜 Ca^{2+} 通道，抑制 Ca^{2+} 内流，主要作用于窦房结和房室结的慢反应细胞，可降低自律性，减慢传导，延长 ERP，消除折返。

（二）临床应用

可作为治疗阵发性室上性心动过速的首选药，也可用于减慢房颤患者的心室率。忌用于预激综合征患者。

（三）不良反应

静脉注射给药可引起低血压，严重者或注射速度过快可导致心动过缓、房室传导阻滞甚至心力衰竭。老年人和肾功能减退者慎用。

第九章

呼吸系统用药

第一节　呼吸系统疾病常见症状

一、呼吸系统疾病常见症状

咳嗽、咳痰、哮喘是呼吸系统疾病的常见症状。三者可单独出现，亦可同时出现或相互加重。所以，在治疗呼吸系统疾病时，除了针对病因的抗感染、抗炎、抗过敏等治疗外，还应积极配合使用镇咳药、平喘药或祛痰药以缓解症状，防止病情发展，以减轻患者的痛苦。

二、呼吸系统疾病常见症状发病机制

（一）咳嗽的发病机制

咳嗽是人体的一种保护性呼吸反射动作。通过咳嗽反射能有效地清除呼吸道内的分泌物或进入气道的异物。但咳嗽也有不利的一面，剧烈咳嗽可导致呼吸道出血，如长期、频繁、剧烈咳嗽会影响工作、休息，甚至引起喉痛、声哑和呼吸肌痛，此属病理现象。

（二）咳痰的发病机制

咳痰主要来源是气管、支气管腺体和杯状细胞的分泌物。在正常情况下，呼吸道的腺体不断有小量分泌物排出，形成一层薄的黏液层，保持呼吸道的湿润，并能吸附吸入的尘埃、细菌等微生物，借助于柱状上皮纤毛的摆动，将其排向喉头，随咳嗽咳出，或被咽下。所以，一般不感觉有痰。咳痰是呼吸道内的病理性分泌物，借助咳嗽动作排出体外。

（三）哮喘的发病机制

哮喘主要表现为突然的反复发作性喘息、气促、胸闷或咳嗽等呼吸困难症状。很多患者在哮喘发作时可闻及喘鸣音。

第二节　镇咳药

镇咳药是作用于咳嗽反射弧中的某一环节而发挥作用的药物。镇咳药既可作用于中枢，抑制延脑咳嗽中枢；也可作用于外周，抑制咳嗽反射弧中的感受器和传入神经纤维的末梢。可将其分为中枢性镇咳药和外周性镇咳药两类。

一、中枢性镇咳药

可待因（Codeine，甲基吗啡）

阿片生物碱之一，作用与吗啡相似，但弱于吗啡。具有镇咳、镇痛作用。

（一）体内过程

口服后吸收快且完全，生物利用度为40%~70%，易通过血脑屏障，又能通过胎盘屏障，血浆蛋白结合率一般在25%左右。口服约1 h后血药浓度达高峰，半衰期为3~4 h，主要以葡萄糖醛酸结合物的

形式经肾脏排出。

（二）药理作用

强效中枢性镇咳药，直接抑制延脑的咳嗽中枢而产生较强的镇咳作用，起效快但不宜用于多痰患者。当其与脑中的阿片受体结合时，可激活脑内抗痛系统，阻断痛觉传导，产生中枢镇痛作用。

（三）临床应用

1. 镇咳作用。其镇咳强度是吗啡的 1/4，多用于无痰干咳及剧烈、频繁的咳嗽。对于有少量痰液的患者，宜与祛痰药合用。

2. 镇痛作用。其镇痛强度是吗啡的 1/10 ~ 1/7，强于一般解热镇痛药。主要用于中等强度的疼痛。其镇痛效果部分源于代谢产物吗啡，与吗啡有交叉耐受性。

（四）不良反应

少数患者出现恶心、呕吐、便秘等不良反应，大剂量可致兴奋、烦躁不安。连续应用产生耐受性和依赖性，不宜长期应用。呼吸功能不良、痰多患者和孕妇禁用，哺乳期女性慎用。

右美沙芬（Dextromethorphan，右甲吗喃）

此药是人工合成非依赖中枢性镇咳药，强度与可待因相似或略强，但无成瘾性，无镇痛作用。治疗剂量无呼吸抑制作用。临床上用于治疗呼吸道感染引起的无痰干咳。不良反应少，偶有头晕、嗳气。哮喘患者和孕妇慎用。中毒剂量时有中枢抑制作用。

氯哌斯汀（Cloperastine，咳平）

氯哌斯汀是苯海拉明的衍生物，有中枢性和外周性双重镇咳作用，并且兼有 H_1 受体阻断和轻度松弛支气管平滑肌作用，还能解除支气管痉挛，减轻黏膜充血和水肿。临床上用于治疗急性上呼吸道感染及急慢性支气管炎引起的干咳。不良反应少，偶有口干、嗜睡等。

二、外周性镇咳药

（一）苯佐那酯（Benzonatate，退嗽）

苯佐那酯是局麻药丁卡因的衍生物，具有较强的局麻作用。口服 10 ~ 20 min 起效，作用维持 3 ~ 4 h。临床主要用于治疗刺激性干咳，镇咳，也可用于支气管镜检查或支气管造影前以预防检查时出现咳嗽。不良反应较轻，有嗜睡、头晕等，偶有过敏性皮炎。服用时不可嚼碎药片，以免引起口腔黏膜麻醉。

（二）苯丙哌林（Benproperine）

该药为非成瘾性镇咳药。能抑制咳嗽中枢，又有局麻作用，也能抑制肺及胸膜牵张感受器引起的肺—迷走神经反射，且有平滑肌解痉作用。该药是中枢性和外周性双重作用的强效镇咳药，其镇咳作用比可待因强 2 ~ 4 倍，无呼吸抑制作用。口服 10 ~ 25 min 后生效，镇咳作用维持 4 ~ 7 h。临床可用于各种原因引起的刺激性干咳。副作用有轻度口干、头晕、胃部烧灼感和皮疹等。

第三节　祛痰药

祛痰药促进呼吸道分泌，使痰液变稀；或通过裂解痰中黏性成分，降低痰液黏稠度而利于痰液咳出；或加速呼吸道黏膜纤毛运动，改善痰液排出功能的药物。根据作用机制的不同，祛痰药可分为痰液稀释药、黏痰溶解药和黏痰调节药三类。

一、痰液稀释药

氯化铵（Ammonium Chloride）

（一）体内过程

口服吸收完全，在体内几乎全部转化降解，仅 1% ~ 3% 随粪便排出。

（二）药理作用

1. 祛痰作用。口服后刺激胃黏膜的迷走神经末梢，引起轻度的恶心，反射性地引起气管、支气管腺体分泌增加。只有部分氯化铵吸收入血液后经呼吸道排出，由于盐类的渗透压作用而带出水分，使痰液稀释，易于咳出。

2. 利尿作用。增加肾小管氯离子浓度，从而增加钠和水的排出，具有利尿作用。

3. 酸化体液和尿液。用于治疗代谢性碱中毒和酸化尿液，促进碱性药物的排泄。

（三）临床应用

用于急性呼吸道炎症初期痰少不易咳出者。由于本品祛痰作用较弱，常与其他止咳祛痰药物配成复方制剂使用。还可用于酸尿液及某些碱血症。

（四）不良反应

大剂量服用易引起恶心、呕吐、胃痛等，餐后服用可减轻反应；过量可引起酸中毒。消化性溃疡病患者、代谢性酸血症及严重肝肾功能不全者禁用。

愈创甘油醚（Guaifenesin）

本药有恶心性祛痰作用，并且兼有轻度镇咳作用和较弱的消毒防腐作用，主要用于祛痰和镇咳。多配成复方制剂用于治疗呼吸道感染引起的咳嗽、多痰患者。不良反应较轻，可见恶心、胃肠不适、头晕、嗜睡和过敏等。禁用于肺出血、肾炎和急性胃肠炎患者，妊娠 3 个月内妇女也应禁用。

二、黏痰溶解药

（一）乙酰半胱氨酸（Acetylcysteine，痰易净）

本药具有较强的黏痰溶解作用，使黏痰液化而易于排出，对白色黏痰和脓性痰均有效。临床应用于大量黏痰阻塞气道引起呼吸困难的紧急情况，或因手术咳痰困难者，采用气管滴入或注入给药；非紧急情况的痰液黏稠、咳痰困难者，采用雾化吸入给药。可引起恶心、呕吐，且对呼吸道有刺激作用，易引起呛咳，甚至支气管痉挛。与异丙肾上腺素交替应用或合用可减少不良反应的发生，并提高疗效。哮喘患者禁用。

（二）溴己新（Bromhexine，必嗽平）

口服本药后刺激胃黏膜，反射性引起呼吸道腺体分泌增加，稀释痰液；加快呼吸道纤毛运动，促进排痰。临床主要用于急、慢性支气管炎，肺气肿，支气管扩张，哮喘等伴黏痰不易咳出者。脓痰需加用抗菌药物。其不良反应少，个别患者有恶心、胃部不适及转氨酶升高等不良反应。消化性溃疡、肝功不良者慎用。

三、黏痰调节药

羧甲司坦（Carbocisteine，痰之保克）

本药主要是调节支气管腺体分泌，增加低黏度的唾液黏蛋白的分泌，减少高黏度的岩藻黏蛋白合成。另外，也能裂解痰液中连接黏蛋白多肽链的二硫键，降低痰液黏滞性而利于痰液咳出。可用于小儿非化脓性中耳炎，以防耳聋。不良反应少，偶有头晕、胃部不适、恶心、呕吐、胃肠出血等。有消化道溃疡病史者慎用。

第四节 平喘药

平喘药是松弛支气管平滑肌，缓解或预防哮喘发作的药物。哮喘是支气管哮喘和喘息性支气管炎的主要症状。其基本病理变化是炎症细胞浸润，释放炎症介质，引起气道黏膜下组织水肿，增加微血管通透性，增多气管分泌物，从而导致支气管平滑肌痉挛，按作用方式可将其分为支气管扩张药、抗炎平喘药和抗过敏平喘药三类。

一、支气管扩张药沙丁胺醇（Salbutamol，舒喘灵）

（一）体内过程

口服 30 min 起效，作用维持 4 ~ 6 h。气雾吸入 5 min 起效，作用维持 3 ~ 4 h。大部分在肠壁和肝脏代谢，进入循环的原形药物少于 20%。主要经肾脏排泄。

（二）药理作用

选择性 β_2 受体激动剂，有较强的支气管扩张作用。其抑制肥大细胞等致敏细胞释放过敏反应介质亦与其支气管平滑肌解痉作用有关。

（三）临床应用

1. 主要治疗哮喘。用于喘息型支气管炎、支气管哮喘、肺气肿所致的支气管痉挛。
2. 用于治疗心力衰竭。慢性充血性心力衰竭的治疗。
3. 治疗先兆早产。在妇产科临床上已经用于治疗先兆早产，却一直没有被记入药品说明书。

（四）不良反应

1. 较常见的有震颤、恶心、心率增快或心搏异常强烈。
2. 较少见的有头晕、目眩、口咽发干。
3. 偶见逾量中毒表现为胸痛、头晕，持续心率增快或心搏强烈，情绪烦躁不安等。高血压、心功能不全、糖尿病和甲亢患者慎用。

氨茶碱（Aminophylline）

（一）体内过程

口服吸收较好，生物利用度 96%，用药 1 ~ 3 h 血药浓度达峰值，静注 10 ~ 15 min 可达最大疗效。还可直肠给药。主要经肝代谢，半衰期为 3 ~ 9 h，但个体差异较大，老人及肝硬化患者半衰期会明显延长。大部分以代谢物形式通过肾脏排出，10% 以原形排出。

（二）药理作用

对支气管平滑肌有较强的松弛作用，但弱于 β 受体激动药。作用机制有抑制磷酸二酯酶，阻断腺苷受体，促进内源性儿茶酚胺释放，激动 β_2 受体，间接松弛支气管平滑肌以及抑制支气管平滑肌内质网释放 Ca^{2+}。

（三）临床应用

1. 主治哮喘。适用于支气管哮喘、喘息型支气管炎、阻塞性肺气肿等缓解喘息症状；也可用于心力衰竭的哮喘（心源性哮喘）。
2. 其他作用。能松弛胆管平滑肌，解除胆道痉挛，用于治疗胆绞痛，还能扩张外周血管和兴奋中枢。

（四）不良反应

静注过速或剂量过大，可引起心悸、血压骤降，严重时心律失常，甚至出现心脏突然停搏或猝死等中毒反应，故需使用安全剂量，且注射液必须稀释后缓慢注射。老年人及心、肝、肾功能不全者用量酌减。低血压、休克、急性心肌梗死患者禁用。

异丙阿托品（Ipratropine，爱喘乐）

本药是阿托品的季胺盐类衍生物，口服不易吸收，需气雾吸入给药。它是对支气管平滑肌有较高选择性的强效抗 M 胆碱受体药，对呼吸道腺体和心血管系统的作用不明显。临床上主要应用于防治支气管哮喘和哮喘型慢性支气管炎，尤其适用于因用 β 受体激动剂产生肌肉震颤、心动过速而不能耐受此类药物的患者。全身不良反应少，大剂量应用可有口干、干咳、喉部不适等反应，青光眼患者禁用。前列腺肥大引起的尿道梗阻者、妊娠及哺乳期妇女慎用。

二、抗炎平喘药倍氯米松（Beclomethasone，丙酸倍氯米松）

（一）体内过程

其气雾剂喷吸后，药物可达口腔黏膜进入下呼吸道，引起局部的抗非特异炎症；被吸收进入循环的少量药物，经代谢或以结合或以游离的代谢物形式自尿中和粪便排出。

（二）药理作用

本药是地塞米松衍生物合成的糖皮质激素，具有强大的抗非特异炎症作用。不引起糖皮质激素的周身典型反应。

（三）临床应用

主要治疗支气管哮喘，可长期低剂量或短期高剂量应用于中度或重度哮喘患者。起效慢，不宜用作哮喘急性发作和持续状态的抢救药物，可用作哮喘发作间歇期及慢性哮喘的治疗药。还可用于过敏性鼻炎、过敏性皮炎等过敏性疾病的治疗。

（四）不良反应

吸入给药，药液易在咽部残留，长期吸入者会有声音嘶哑和口腔、咽部白色念珠菌感染等不良反应。妊娠早期者及婴儿慎用。

布地奈德（Budesonide，普米克）

本药和氟替卡松均为局部应用糖皮质激素，药理作用、临床应用及不良反应与倍氯米松相似。布地奈德不含卤素，局部抗炎作用强，是口服糖皮质激素用量较大的哮喘患者的理想药物。

两药除用于哮喘患者外，还可用于治疗过敏性鼻炎等过敏性疾病。

三、抗过敏平喘药

色甘酸钠（Sodium Cromoglycate，咽泰）

（一）体内过程

口服吸收仅 1%，治疗支气管哮喘主要用其微粒粉末（直径约 6 μm）吸入给药。约 10% 达肺深部组织并吸收入血液，15 min 达血药浓度峰值。血浆蛋白结合率为 60% ~ 75%。以原形从胆汁和尿中排出。

（二）药理作用

该药无松弛支气管及其他平滑肌的作用，也没有对抗组胺、白三烯等过敏介质的作用。但在接触抗原前用药，可预防 I 型变态反应所致的哮喘，也能预防运动或其他刺激所致的哮喘，并且还能逆转哮喘患者白细胞功能改变。

（三）临床应用

主要用于气管哮喘的预防性治疗，能防止变态反应或运动引起的速发和迟发性哮喘反应。应用 2 ~ 3 天能降低支气管的较高反应性。也可用于治疗过敏性鼻炎、溃疡性结肠炎及其他胃肠道过敏性疾病。

（四）不良反应

毒性很低。少数患者因粉末的刺激可引起呛咳、气急，甚至诱发哮喘，与少量异丙肾上腺素合用可以预防此不良反应。

酮替芬（Ketotifen，噻哌酮）

口服用药后，迅速由胃肠道吸收，1h 后即可在血中测得药物的原形及其代谢物，3 ~ 4 h 达血药浓度峰值，一部分经肝脏代谢，血药浓度缓慢降低，最终由尿液、粪便及汗液排出体外。临床主要应用于预防各型支气管哮喘发作，对儿童效果尤佳，对正在发作的哮喘无效。此外，还可用于治疗过敏性鼻炎、过敏性眼炎、荨麻疹及接触性皮炎等。其不良反应少，用药初期偶有疲倦、嗜睡、头晕等，继续用药可自行缓解，成人多见，儿童较少发生。长期使用未见有耐受性。妊娠早期及哺乳期女性禁用，长期用药需定期检查肝功能。

第十章　消化系统用药

消化系统用药包括两大类：抗消化性溃疡药和消化功能调节药，主要通过调节胃肠道功能和影响消化液分泌发挥疗效。常见的症状主要有恶心、呕吐、腹痛、腹胀、反酸、嗳气、腹泻以及便秘等。但有这些症状并不一定全是患有消化系统的疾病，其他系统疾病也可能出现一些消化系统的症状。

第一节　消化系统疾病常见症状

消化系统疾病常见的症状主要有恶心、呕吐、腹痛、腹胀、反酸、嗳气、腹泻、便秘等。但有这些症状并不一定全是患有消化系统的疾病，其他系统疾病也可出现一些消化系统的症状。

（一）恶心

指上腹部不适，紧迫想吐的感觉，同时可能伴有出汗、面色苍白、流口水、血压下降、心动过缓等迷走神经兴奋的表现。

（二）呕吐

有胃内容物（黏液、食物或胆汁等）经食道、口腔排出体外。恶心与呕吐两者可单独发生也可同时出现。多数人呕吐前有恶心表现。

（三）腹痛

是临床最常见的症状之一，表现为腹部疼痛，多数是腹部器官疾病引起的，也有全身疾病所致。临床上也分为急性腹痛与慢性腹痛、器质性腹痛与功能性腹痛等。腹痛的部位、性质（如钝痛、胀痛、绞痛、烧灼痛、刀割样痛）、程度（如隐痛、剧痛、持续性、阵发性）、诱因特别是与饮食的关系（如餐前、餐后）、发作时间（如白天，夜间）、体位（如平卧、立位、侧卧位）以及伴随症状（如发热、寒战、休克等），对疾病的诊断有着很重要价值。

（四）腹胀

是病人主观上感觉到的腹部胀大或胀满不适，可以是腹部的一部分或全腹部胀满，常伴有相关的症状，如呕吐、腹泻、嗳气等；也可以是在医生检查时发现腹部一部分或全腹部膨隆。腹胀的原因主要见于胃肠道胀气、各种原因所致的腹水、腹腔肿瘤等。

（五）反酸

指有酸味的液体不由自主地从食管反流入口腔中，咽部有种被醋淹呛的感觉。如果胃内容物反流回食管时（如反流性食管炎）病人就会出现剑突下（心窝部）乃至胸骨后向上传导的一种好像进食大量生蒜的感觉——灼热感。

（六）嗳气

是胃中气体上出咽喉所发出的声响，其声长而缓。嗳气是中医学名词，俗称"打饱嗝""饱嗝"，亦属胃气失和而上逆的一种表现。尤其是反流性食管炎、慢性胃炎、消化性溃疡和功能性消化不良，多伴有嗳气症状。

（七）腹泻

指排便次数增多。正常人排便一般为每天 2～3 次至 2～3 天一次。腹泻次数多而且便质稀薄甚至如水样，有时带有黏液、脓血或未消化的食菌物等有形成分。临床上腹泻常分为急性与慢性，病程超过两个月的则属慢性腹泻了。

（八）便秘

排便习惯比正常时有明显延迟，一般超过 3 天甚至更长时间才解大便 1 次，粪便坚硬且不易排出，即可称为便秘。主要表现为排便次数减少、粪便量减少、粪便干结、排便费力等。便秘分为功能性的和器质性的，功能性便秘指饮食不当缺乏纤维素、工作紧张、环境改变及精神心理障碍引起的便秘；器质性便秘指由神经肌肉异常、肠道狭窄梗阻、黏膜异常等引起的。

第二节 抗消化性溃疡药

消化性溃疡是指发生在胃和十二指肠的溃疡，其发病与黏膜局部损伤和保护机制之间的平衡失调有关。损伤因素（胃酸、胃蛋白酶和幽门螺旋杆菌）增强或保护因素（黏液 /HCO_3^- 屏障和黏膜修复）减弱，均可引起消化性溃疡。现代治疗消化性溃疡主要是减少胃酸和增强胃黏膜的保护作用。

一、抗酸药

抗酸药是一类弱碱性药物，口服后直接中和过多的胃酸，降低胃液酸度，降低胃蛋白酶活性，减弱其分解胃壁蛋白的能力，进而减轻或消除胃酸对溃疡面的刺激和腐蚀作用，迅速缓解消化性溃疡病的症状，为溃疡愈合创造有利条件。

（一）碳酸氢钠（Sodium Bicarbonate，小苏打）

本品口服易吸收，直接中和胃酸，作用强、显效快，但药效维持时间短。可产生 CO_2 气体。未被中和的碳酸氢钠几乎全部被吸收，能引起碱血症。其口服和静脉滴注还可用于解救巴比妥类、阿司匹林等酸性药物中毒，目的是碱化尿液以加速其排泄。

（二）碳酸钙（Calcium Carbonate）

本品中和胃酸作用较强，但慢于碳酸氢钠，药效维持时间长。可产生 CO_2 气体。进入小肠的 Ca^{2+} 可促进胃泌素分泌，引起反跳性胃酸分泌增多。有收敛作用，易引起便秘。

（三）氢氧化铝（Aluminum Hydroxide）

本品抗酸作用较强，起效缓慢。作用后产生氧化铝有收敛、止血和引起便秘作用，但无继发性胃酸分泌增多及产生 CO_2 气体等不良反应。其凝胶剂对溃疡面具有保护作用，还可影响磷酸盐、四环素、地高辛、异烟肼、强的松等的吸收。

二、抑制胃酸分泌药

（一）H_2 受体阻断药

H_2 受体阻断药临时常用的有：西咪替丁、雷尼替丁、法莫替丁等。

西咪替丁（Cimetidine，甲氰咪胍、泰胃美）

1. 体内过程

口服吸收迅速，1 h 左右血药浓度达峰值，半衰期为 2 ~ 3 h，作用持续 5 ~ 6 h。生物利用度为 60% ~ 70%，血浆蛋白结合率低。年轻患者对本品的吸收情况往往较老年患者好。本品广泛分布于全身组织（除脑以外），在肝脏内代谢，主要经肾脏排泄。

2. 药理作用

高度选择性阻断 H_2 受体，除了显著抑制组胺引起的胃酸分泌外，对胰岛素、五肽胃泌素、M 受体激动剂以及咖啡因等刺激引起的胃酸分泌均有抑制作用。还能促进胃黏液分泌，改善黏液凝胶附着物的质量，有促进溃疡愈合作用。另外，还具有收缩血管作用，对皮肤黏膜血管的收缩作用更好。

3. 临床应用

主要用于治疗消化性溃疡、反流性食道炎和上消化道出血等，对十二指肠溃疡疗效优于胃溃疡，较大剂量用于治疗卓 – 艾氏综合征（胃泌素瘤）。停药后易复发，延长用药时间可降低复发率。另外，具有部分对抗组胺引起的舒张血管和降血压作用。

4. 不良反应

不良反应较多，但均较轻。主要有头痛、乏力、失眠、口干、便秘或腹泻、腹胀、皮疹等。长时间大量服用，偶见转氨酶升高，造成严重肝损害。

（二）胃壁细胞质子泵抑制药（H^+-K^+-ATP 酶抑制药）

奥美拉唑（Omeprazole，洛赛克）

1. 体内过程

口服易吸收，$1 \sim 3\ h$ 达血药浓度高峰，血浆半衰期为 $30 \sim 60\ min$，胃内食物可减少其吸收，宜空腹服用。生物利用度为 35%，重复给药可能因胃内 pH 降低，使生物利用度上升到 60%。主要在肝脏代谢，大约 80% 以代谢物的形式经尿排泄，其余从粪便排泄。

2. 药理作用

第一代质子泵抑制药，弱碱性化合物，选择性地作用于胃黏膜壁细胞，抑制处于胃壁细胞顶端膜构成的分泌性微管和胞浆内的管状泡上的 H^+-K^+-ATP 酶的活性，从而有效地抑制胃酸的分泌，起效迅速且持久。

3. 临床应用

适用于治疗胃及十二指肠溃疡、反流性食道炎和上消化道出血等。对十二指肠溃疡疗效优于对胃溃疡，较大剂量用于治疗卓—艾氏综合征（胃泌素瘤）。

4. 不良反应

较轻，少数患者出现头痛、头晕、恶心、腹胀、腹痛、失眠、口干、皮疹等反应。长期应用可持续抑制胃酸分泌，使胃内细菌过度滋生和亚硝酸物质增多，故用药期间要定期检查胃黏膜有无肿瘤样增生。

（三）M1 胆碱受体阻断药

哌仑西平（Pirenzepine）

该药口服吸收不完全，生物利用度为 25%，食物会影响其吸收，宜餐前服用。对胃壁细胞 M1 胆碱受体亲和力较高，抑制胃酸及胃蛋白酶分泌，而对唾液腺、平滑肌、心房的 M 胆碱受体亲和力低。临床主要用于治疗十二指肠溃疡、胃溃疡、卓-艾氏综合征、高酸性胃炎及急性胃黏膜出血等。其不良反应轻微，仅有轻微的口干、视力调节障碍、心动过速等。

（四）胃泌素受体阻断药

丙谷胺（Proglumide）

此药竞争性阻断胃泌素受体，能明显抑制胃泌素引起的胃酸和胃蛋白酶的分泌，但对组胺和迷走神经刺激引起的胃酸分泌作用不明显，并且对胃黏膜有保护和促进愈合作用。临床上主要用于治疗胃溃疡、十二指肠溃疡和胃炎，也可用于治疗消化性溃疡引起的急性上消化道出血。无明显副作用，偶有口干、便秘、瘙痒、失眠、腹胀、下肢酸胀等不良反应，一般不需要做特殊处理。

三、增强胃黏膜保护药

临床常用的增强胃黏膜保护药有枸橼酸铋钾、硫糖铝、米索前列醇等。

枸橼酸铋钾（Bismuth Potassium Citrate，丽珠得乐）

（一）体内过程

口服后在胃中形成不溶性沉淀，仅有少量铋被吸收，与分子量 5 万以上的蛋白质结合而转运。铋主要分布在肝、肾组织中，通过肾脏从尿中排泄。

（二）药理作用

1. 增强胃黏膜防御功能。在酸性环境下形成氧化铋胶体覆盖于溃疡表面和基底肉芽组织，形成一层坚固的不溶性保护薄膜，阻隔胃酸、胃蛋白酶等对溃疡面的刺激和腐蚀；此外，还能抑制胃蛋白酶活性，促进胃黏液分泌，保护溃疡面，有利于溃疡修复和愈合。

2. 抑制幽门螺杆菌作用。具有改善胃黏膜血流与清除幽门螺杆菌的作用。

（三）临床应用

适用于胃及十二指肠溃疡的治疗，也用于治疗复合溃疡、多发溃疡、吻合口溃疡和糜烂性胃炎等。使用本品治疗有 80% 以上的愈合率。其复发率明显低于 H_2 受体拮抗药。还可用于治疗慢性胃炎及缓解胃酸过多引起的胃痛、胃灼热感和反酸。

（四）不良反应

不良反应较少，服药期间口中可能有氨味，并可使口腔、舌及大便染黑，偶有恶心、呕吐，停药后可消失。抗酸药和牛奶可干扰其作用，降低其疗效，故不宜同服。肾功能不良者及孕妇禁用。

四、抗幽门螺杆菌药

幽门螺杆菌是慢性胃窦炎的主要病因，它能产生有害物质，分解黏液，引起组织炎症。临床上抗幽门螺杆菌的药物分为抗菌药（阿莫西林、罗红霉素和甲硝唑等）和抗消化性溃疡药（枸橼酸铋钾和奥美拉唑）两类，作用弱，单用疗效差。为增强疗效，常采用两类联合用药。

第三节　消化功能调节药

一、助消化药

助消化药指能促进胃肠消化过程的药物，多数含消化液的主要成分，如盐酸和多种消化酶等，可用于消化道分泌功能不足。也有一些药物能促进消化液的分泌，并增强消化酶的活性，达到帮助消化的目的。常用的助消化药有胃蛋白酶、胰酶、乳酶生、多酶片、干酵母、稀盐酸以及康胃素等。

（一）胃蛋白酶（Pepsin）

此药常用于食用蛋白质食物后，因缺乏胃蛋白酶而引起的消化不良、病后恢复期消化功能减退与慢性萎缩性胃炎等，但它必须在酸性条件下才能发挥作用，故常与盐酸合用。它有散剂、合剂、糖浆剂及片剂等，于饭前或饭时服用。但不宜与硫糖铝、碱性药物同服。应密闭贮存于干燥避光处。

（二）胰酶（Pancreatin）

此药含有多种消化酶，如胰蛋白酶、胰淀粉酶及胰脂肪酶等，主要用于治疗食欲不振及胰腺疾病、糖尿病引起的消化不良，于饭后服用。与碳酸氢钠同服可提高活性，但片剂不可嚼碎，也不可与酸性药物并用。

（三）稀盐酸（Dilute Hydrochloric Acid）

服用此药可增加胃内酸度，有利于胃蛋白酶原转化为胃蛋白酶，并增强其活性，从而消化蛋白质。当稀盐酸进入十二指肠后，可促进胰液和胆汁分泌，使十二指肠的内容物呈酸性，有利于铁和钙的吸收。适用于治疗多种原因引起的胃酸缺乏症，如萎缩性胃炎及发酵性消化不良等。于饭前或饭时服用，常与胃蛋白酶合用。

二、止吐药与促胃肠动力药

（一）止吐药

止吐药指防止或减轻恶心和呕吐的药物，可通过不同环节抑制呕吐反应。止吐药包括以下几类。

1. 噻嗪类药物。如氯丙嗪、异丙嗪、奋乃静和三氟拉嗪等，主要抑制中枢催吐化学感受区，对各种呕吐均有效。

2. 抗组胺药。常用于晕动病呕吐，如敏克静、安其敏、苯海拉明和乘晕宁等。

3. 抗胆碱能药。如阿托品、山莨菪碱、溴丙胺太林（普鲁本辛）和丁溴东莨菪碱（解痉灵）等。

（二）促胃肠动力药

甲氧氯普胺（Metoclopramide，灭吐灵、胃复安）

1. 体内过程

易自胃肠道吸收，主要吸收部位在小肠。由于本药促进胃排空，故吸收和起效迅速，静脉注射 1 ~ 3 min、肌注后 10 ~ 15 min 以及口服 30 ~ 60 min 后起效，作用持续时间一般为 1 ~ 2 h。其代谢后的药物经肾脏排泄，约口服量的 85% 以原形及葡萄糖醛酸结合物形式随尿排出，也可随乳汁排泄。还容易透过血脑脊液屏障和胎盘屏障。

2. 药理作用

（1）多巴胺受体阻断作用。对多巴胺 D2 受体有阻断作用，具有强大的中枢性镇吐和胃肠道兴奋作用。本药主要通过抑制中枢催吐化学感受区（CTZ）中的多巴胺受体提高 CTZ 的阈值，使传入自主神经的冲动减少，从而呈现强大的中枢性镇吐作用。

（2）抑制胃平滑肌松弛。抑制胃平滑肌松弛，使胃肠平滑肌对胆碱能的反应增加，加快胃排空，从而增加胃窦部时相活性。

（3）催乳作用。具有刺激催乳激素释放的作用。

3. 临床应用

（1）促胃肠动力作用。主要用于治疗慢性功能性消化不良、反流性食管炎、胆汁反流性胃炎以及糖尿病性胃轻瘫等。

（2）止吐作用。用于肿瘤化疗或放疗、胃部疾病（胃炎、胃肠功能紊乱等）、脑部疾病（脑震荡、脑肿瘤等）、痛经、术后、药物（洋地黄、左旋多巴等）、妊娠等因素引起的恶心、呕吐。

（3）催乳作用。可应用于产后少乳症患者。

4. 不良反应

常见的不良反应有头晕、嗜睡、乏力，偶见便秘、腹泻及皮疹；大剂量或久用可引起锥体外系反应，主要表现为帕金森综合征，也可引起高泌乳素血症。孕妇慎用。

多潘立酮（Domperidone，吗丁啉）

1. 体内过程

口服后吸收迅速，15 ~ 30 min 可达血药浓度峰值。分布以胃肠局部药物浓度最高，血浆次之，脑内几乎没有。本品几乎全部在肝内代谢。半衰期为 7h。约 70% 通过粪便排泄，剩余的经尿液排泄。

2. 药理作用

对中枢多巴胺受体无明显影响，能选择性阻断外周多巴胺受体，对胃肠道选择性高，阻断其多巴胺受体，加强胃肠道推动作用，防止十二指肠 – 胃反流，具有胃肠促动和高效止吐作用。

3. 临床应用

（1）促胃肠动力作用。主要用于胃排空缓慢导致的功能性消化不良、反流性食管炎、慢性萎缩性胃炎、胆汁反流性胃炎以及胃轻瘫等。

（2）止吐作用。用于痛经、偏头痛、颅脑外伤或颅内病灶、肿瘤化疗或放疗及食物等因素引起的恶心、呕吐。

（3）其他。食管镜、胃镜检查前用药，防止检查时发生恶心、呕吐等。

4. 不良反应

其副作用少，偶见短暂的腹痛、腹泻、口干、皮疹、头痛、乏力等，无锥体外系副作用，可升高血清催乳素水平，停药后可自行恢复正常。注射给药可引起心律失常。孕妇及对本药过敏者禁用，婴幼儿慎用。

三、泻药

泻药能增加肠内水分，促进蠕动，软化粪便或润滑肠道促进排便。临床主要用于功能性便秘。分为容积性泻药、刺激性泻药和润滑性泻药三类。

（一）容积性泻药

容积性泻药为非吸收的盐类和食物性纤维素等物质。

硫酸镁（Magnesium Sulfate）

1. 体内过程

属于盐类泻药。在肠道难以吸收，一般空腹服用，并大量饮水，1～3 h 即发生下泻作用，排出液体性粪便。

2. 药理作用

口服后 Mg^{2+} 和 SO_4^{2-} 不被肠道吸收，在肠腔内形成高渗压而阻止肠内水分吸收，使肠内容积扩大，刺激肠壁，反射性地引起肠蠕动加强，产生导泻作用，作用强大且迅速。

3. 临床应用

（1）局部作用

主要用于治疗急性便秘，排除肠内毒物和配合驱虫药导出肠内寄生虫体，以及外科手术前和结肠镜检查前的肠道清洁。还可用于治疗慢性胆囊炎、阻塞性疸和胆石症。

（2）全身作用

主要应用于高血压危象、高血压脑病和妊娠高血压综合征。也可用于治疗破伤风所引起的惊厥。

4. 不良反应

（1）中毒现象。静脉注射过快或过量，血中 Mg^{2+} 过高易引起中毒，表现为血压急剧下降、肌键反射消失、呼吸抑制，甚至心脏骤停而死亡。

（2）药物禁忌。其导泻时作用剧烈，刺激肠壁引起盆腔充血，孕妇、月经期女性及急腹症患者禁用。

乳果糖（Lactulose）

本药是半乳糖和果糖的双糖。在小肠内不被消化吸收，故能导泻。未被吸收部分进入结肠后被细菌代谢成乳酸等，进一步提高肠内渗透压，发生轻泻作用。可用于治疗慢性门脉高压及肝性脑病。应注意因腹泻而造成水、电解质丢失，可使肝性脑病恶化。

（二）刺激性泻药

这是一类刺激结肠黏膜，能促进结肠蠕动的药物。

酚酞（Phenolphthalein，果导）

口服此药后在肠道内与碱性肠液相遇形成可溶性钠盐，刺激结肠黏膜，从而促进结肠蠕动。服药 6～8 h 后排出软便，作用温和，适用于慢性便秘。约有 15% 被吸收，经尿液排出，部分由胆汁排泄，并有肝肠循环而延长其作用时间，故一次服药作用可维持 3～4 天。偶有过敏性反应，发生肠炎、皮炎及出血倾向等。该药不宜长期使用，以免损伤肠壁黏膜。婴儿禁用，幼儿和孕妇慎用。

蒽醌类（Anthroquinones）

口服此药后被大肠内细菌分解为蒽醌，能增加结肠推进性蠕动。用药 6～8 h 后排便，常用于治疗急、慢性便秘。蒽醌类药含有鞣酸成分，具有收敛作用，故久用易产生继发性便秘。

（三）润滑性泻药

此类药通过局部滑润并软化粪便而发挥作用。

液体石蜡（Liquid Paraffin）

口服此药后在肠内不被消化和吸收，可润滑肠壁，并妨碍肠内水分吸收，软化粪便，有利于其排出j适用于治疗慢性便秘及体弱、高血压、动脉瘤、痔疮、腹部及肛门术后等患者的便秘，也用于治疗老人及儿童的便秘。久用会减少脂溶性维生素 A、D、K 及钙、磷的吸收。

甘油（Glycerin）

以 50% 浓度的液体或栓剂经肛门给药。由于高渗压刺激肠壁引起排便反应，并有局部润滑作用，数分钟内引起排便。适用于治疗儿童及老年人便秘。

四、止泻药

此类药通过抑制肠蠕动或保护肠道免受刺激，发挥止泻作用。

洛哌丁胺（Loperamide，苯丁哌胺、易蒙停）

此药作用于肠壁的阿片受体，阻止乙酰胆碱和前列腺素的释放，从而抑制肠蠕动，延长肠内容物的滞留时间。还可增加肛门括约肌的张力，抑制大便失禁和便急。临床应用于肛门直肠手术的患者以及各种病因引起的急、慢性腹泻。不良反应轻微。

药用炭（Medicinal Charcoal，活性炭）

此药为不溶性粉末，颗粒小，总面积大，吸附性强，能吸附肠内大量气体、毒物、病毒和细菌毒素，阻止毒物吸收，减轻其对肠的刺激而达到止泻的目的。用于治疗腹泻、食物或药物中毒及胃肠胀气等。大量久用可引起便秘。

双八面体蒙脱石散（Dioctahedral Smectite，思密达）

其覆盖于消化道黏膜，加强黏膜屏障作用，对消化道内的细菌、病毒及其释放的毒素具有非常强的抑制和固定作用，同时也能提高胃肠黏膜对胃酸、胃蛋白酶、胆盐、酒精等的防御功能。临床上用于治疗急、慢性功能性腹泻，对儿童急性腹泻疗效尤佳。也用于治疗反流性食道炎、胃炎及肠道菌群失调症等。

五、利胆药

利胆药是刺激肝脏增加胆汁分泌的药物，按其病理作用的不同分为固体利胆药和水分利胆药两大类。

（一）固体利胆药

此类药除有利胆作用外，还有改善肝功能的作用。

胆维他（Anethol Trithione）

此药能增加胆盐、胆色素及胆固醇的分泌，尤其是胆色素的分泌，并能改善肝脏的解毒功能；它还能促进尿素的生成与排泄，具有明显的利尿作用。临床应用于利胆治疗、保肝治疗以及促消化治疗。不良反应少，偶有荨麻疹样红斑出现，停药即消失。胆道完全梗阻患者禁用。

利胆醇（Livonalum，苯丙醇）

此药具有促进胆汁分泌的作用，服后可减轻腹胀、腹痛、恶心厌油等症状，有帮助消化、增加食欲、排除小胆结石等效用。适用于治疗胆囊炎、胆道感染、胆石症、胆道手术后的综合征、消化不良以及高胆固醇血症等。还可用于治疗肝脏的慢性炎症及肝硬化等。偶有胃部不适的不良反应，减量或停药后立即消失。妊娠最初的 3 个月孕妇应慎用。

（二）水分利胆药

此类药是促使肝脏分泌富有水分的胆汁的药物。

去氢胆酸（Dehydrocholic Acid）

此药能增加胆汁的分泌，使胆汁变稀，对脂肪的消化吸收也有促进作用。临床用于治疗胆囊及胆道功能失调、胆囊切除术后综合征、慢性胆囊炎及某些肝脏疾病；也可用于排除胆结石。长期服用此药会出现胆汁分泌减少，即产生所谓"肝脏疲劳"现象。不良反应为皮肤瘙痒，还可出现呼吸困难，特别严重的可出现心搏骤停。胆道完全梗阻及严重肝肾功能减退者禁用。

熊脱氧胆酸（Ursodeoxycholic Acid，护肝素）

此药可减少普通胆酸和胆固醇吸收，抑制胆固醇合成与分泌，从而降低胆汁中胆固醇含量，不仅可阻止胆石形成，长期应用还可促进胆石溶解，但对胆色素结石、混合性结石无效。对胆囊炎、胆道炎也有治疗作用。

| 第十一章 | 抗菌药 |

第一节　抗生素概述

抗生素（Antibiotics）是指某些微生物产生的具有抗病原体作用和其他活性的一类物质，可通过微生物发酵培养或人工合成等方法获得。自第一个抗生素——青霉素问世以来，目前已发现了千余种抗生素，其中临床使用的有 200 多种。

化学治疗（Chemotherapy）简称化疗，是应用化学药物对病原体和肿瘤所致疾病进行预防或治疗，化疗药物主要包括抗病原微生物药、抗寄生虫药和抗肿瘤药，其中抗微生物药又包括抗生素、人工合成抗菌药物及抗病毒药，是一类可用来防治感染性疾病的重要药物。

感染性疾病的发生和发展是微生物与机体相互斗争的过程，除了病原微生物外，人体的反应性、免疫状态和防御功能对病程也有重要影响。抗菌药物作为影响病程的外在因素，可为机体战胜病原体创造有利条件，但使用不当则会产生耐药性或其他不良反应，影响患者健康，甚至使治疗失败。抗微生物药、机体和病原体三者之间的相互关系见图 11-1。

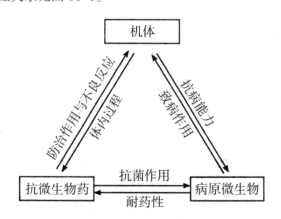

图 11-1　抗微生物药、机体及病原体三者之间的相互关系

细菌感染性疾病的治疗，既要利用抗微生物药物抑杀病原体的作用，又要充分发挥机体自身的免疫防御功能，因此，理想的抗菌药应在干扰细菌重要功能的同时不会对宿主造成负面影响。

一、常用术语

（一）抗菌谱

抗菌谱指抗菌药抑制或杀灭病原微生物的范围。抗菌范围小的药物属窄谱抗菌药，如异烟肼仅对结核杆菌有效；广谱抗菌药对多数细菌，甚至包括衣原体、支原体等病原体均有效。

（二）抗菌活性

抗菌活性指药物抑制或杀灭细菌的能力。常用最低抑菌浓度和最低杀菌浓度进行评价，前者是指药物在体外能够抑制培养基内细菌生长的最低浓度，后者是指药物在体外能够杀灭培养基内细菌的最低浓度；仅能抑制细菌生长和繁殖的药物称为抑菌药（如磺胺类和四环素类），能同时抑制细菌生长并杀灭细菌的药物称为杀菌药（如青霉素类、氨基糖苷类和喹诺酮类）。

（三）抗菌后效应

抗菌药物作用于细菌并产生抑制作用后，抗菌药浓度降至最低抑菌浓度以下或消失，对细菌的抑制作用依然存在一段时间，这种现象称为抗菌后效应或抗生素后效应（简称"PAE"）。通常来说，PAE时间越长，药物的抗菌活性越强。抗菌后效应作为评价抗菌药物活性的重要指标之一，还可用于指导临床给药方案的设计和合理用药。

二、抗菌药作用机制

抗菌药通过作用于病原微生物靶点而干扰其正常生理功能，达到抑制或杀灭病原微生物的作用（见图 11-2）。根据作用靶点不同，抗菌机制主要有以下几种：

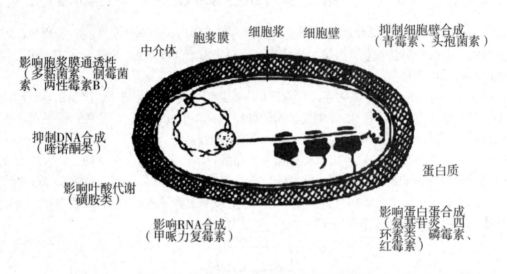

图 11-2　细菌结构与抗菌药物作用部位示意图

1. 抑制细菌细胞壁合成。如 β–内酰胺类（包括青霉素类和头孢菌素类），通过结合细菌胞浆膜上的青霉素结合蛋白，使转肽酶失活，阻止葡聚糖形成，造成细胞壁缺损。万古霉素、杆菌肽、磷霉素、环丝氨酸等分别作用于细胞壁合成的不同阶段，从而抑制细菌细胞壁的合成，细菌细胞壁缺损，菌体内的高渗透压将导致水分不断渗入菌体内，致使细菌膨胀变形，加上自溶酶的激活，引起细菌破裂死亡。

2. 抑制细菌蛋白质合成。细菌细胞为原核细胞，其核糖体亚基与哺乳动物及人体的细胞不同，这为寻找特异性抑制细菌蛋白质合成的抗菌药提供了机会。

3. 影响细菌核酸代谢。喹诺酮类抗菌药可抑制脱氧核糖核酸（DNA）螺旋酶，通过阻断细菌 DNA 复制而起到杀菌作用。利福平（甲哌力复霉素）通过结合 DNA 依赖的核糖核酸（RNA）多聚酶 β–亚基，抑制信使核糖核酸（mRNA）合成而产生杀菌作用。

4. 影响细菌叶酸代谢。人和哺乳动物细胞可直接利用环境中的叶酸进行代谢，而细菌必须自身合成叶酸。磺胺类抗菌药通过抑制二氢叶酸合成酶，起到干扰叶酸代谢、抑制细菌生长和繁殖的作用。

5. 影响胞浆膜通透性。细菌胞浆膜由类脂质和蛋白质分子构成，具有渗透屏障和运输物质的作用。多黏菌素类药物可与胞浆膜中磷脂的磷酸基形成复合物，多烯类抗真菌药则与真菌胞浆膜上的麦角固醇结合。两种作用均可使胞浆膜的通透性增加，引起菌体内容物泄漏，造成菌体死亡。

三、细菌的耐药性及其机制

细菌耐药性又称抗药性，分为固有耐药性与获得耐药性两种。前者是由染色体介导而代代相传的天然耐药性，如肠道革兰阴性杆菌对青霉素耐药；后者则主要由质粒或染色体介导，当细菌与药物多次接触后可通过改变自身代谢途径使得对药物的敏感性下降甚至消失。获得耐药性是抗菌药临床应用中遇到的最严重问题。

对药物产生耐药性的病原菌称为耐药菌，有些耐药菌同时对几种作用机制不同的抗菌药产生耐药性，称多药耐药性；有些耐药菌在对一种抗菌药产生耐药作用后，对其他作用机制类似的抗菌药也产生耐药性，称为交叉耐药性。

第二节　β–内酰胺类抗生素

β–内酰胺类抗生素在结构上均含有 β–内酰胺环，临床常用的有青霉素类和头孢菌素类，以及一些新型的 β–内酰胺制剂，如碳青霉烯类、头孢霉素类、氧头孢烯类和单环 β–内酰胺类等。

1. 抗菌作用机制及影响因素

β–内酰胺类抗生素的作用机制主要是抑制细胞壁粘肽合成酶（即青霉素结合蛋白PBPs），通过阻碍细胞壁粘肽合成而使细菌胞壁缺损，菌体膨胀裂解死亡由于哺乳动物无细胞壁，因此该类药物对人体毒性很小。

革兰阳性菌与阴性菌的结构差异较大，β–内酰胺类药必须能进入菌体并作用于细胞膜上的靶位点才能发挥作用。影响其抗菌作用的因素有：①药物透过革兰阳性菌细胞壁或阴性菌脂蛋白外膜屏障的难易；②对 β–内酰胺酶的稳定性；③对PBPs靶位点的亲和力。

目前临床应用的 β–内酰胺类抗生素对细菌的作用大致有以下六种类型。

Ⅰ类　包括青霉素和口服青霉素 V，易透过革兰阳性菌细胞胞壁粘肽层，不能透过革兰阴性菌糖蛋白磷脂外膜，仅对革兰阳性菌有效。

Ⅱ类　包括氨苄西林、羧苄西林、酰脲类青霉素、亚胺培南及若干头孢菌素，能适度透过革兰阳性菌的细胞壁粘肽层，对革兰阴性菌外膜透过性好，属广谱抗菌药。

Ⅲ类　包括青霉素类，易被革兰阳性菌的胞外 β–内酰胺酶破坏灭活，对产酶菌表现出耐药性。

Ⅳ类　包括异噁唑类青霉素、一代和二代头孢菌素和亚胺培南等，对青霉素酶稳定，对革兰阳性的产酶菌有效，但染色体突变引起的PBPs结构变化可使得药物失效。

Ⅴ类　包括酰脲类青霉素（阿洛西林与美洛西林）、羧苄青霉素，以及一代和二代头孢菌素，仅存在少量 β–内酰胺酶时有抗菌效果，大量酶存在时则失效。

Ⅵ类　包括第三代头孢菌素、氨曲南和亚胺培南，对 β–内酰胺酶十分稳定，但对于PBPs结构变化的菌体，即使加用氨基糖苷类抗生素也无效。

2. 细菌耐药机制

细菌对 β–内酰胺类抗生素的耐药机制主要有：

（1）细菌产生 β–内酰胺酶使易感抗生素水解失活。

（2）β–内酰胺酶虽然不能水解广谱青霉素和第二、三代头孢菌素，但却能与之迅速、牢固结合，让其停留于胞膜外间隙，无法进入靶位点发挥抗菌作用。

（3）PBPs靶蛋白与抗生素亲和力降低，PBPs增多或结构变化，均可使抗生素失去抗菌作用。

（4）细菌细胞壁或外膜的通透性改变，使抗生素不能或很少进入细菌体内到达作用靶位点。革兰阴性菌的外膜是限制 β–内酰胺类抗生素透入菌体的第一道屏障。

（5）抗生素抑菌作用正常，但由于细菌缺少自溶酶使得其杀菌作用减弱。

一、青霉素类抗生素

β–内酰胺环是影响青霉素类（Penicillins）抗生素抗菌活性的重要结构，其破坏后抗菌活性即消失。侧链 R 基团经结构改造可得到各种半合成青霉素，后者在抗菌谱、耐酸、耐酶等性质方面均发生较大改变。青霉素的基本结构见图 11-3。

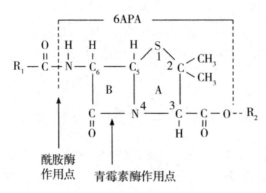

图 11-3　青霉素的基本结构

（一）天然青霉素

青霉素 G

该药是临床应用最早的抗生素，杀菌作用强、毒性小、价格低廉，一直以来均作为处理敏感菌感染的首选药物。青霉素 G 盐的干燥粉末在室温中保存数年仍有活性，但溶于水后则很不稳定，因此使用时必须新鲜配制并立即使用。

1. 体内过程

口服易被胃酸破坏，肌肉注射则吸收迅速，注射后约 0.5h 达血药浓度峰值。青霉素脂溶性低，能广泛分布于全身各组织，脑脊液中浓度较低，但有炎症时则较易进入脑脊液中。绝大部分以原型迅速经肾脏排泄，为延长作用时间可采用复合混悬剂，如普鲁卡因青霉素（双效西林）和苄星青霉素（长效西林）。

2. 药理作用

青霉素主要作用于革兰阳性菌、革兰阴性菌、嗜血杆菌属以及各种致病螺旋体。革兰阳性杆菌、白喉杆菌、炭疽杆菌及革兰阳性厌氧杆菌如产气荚膜杆菌、破伤风杆菌、难辨梭菌、丙酸杆菌、真杆菌、乳酸杆菌等皆对青霉素敏感。革兰阴性菌中脑膜炎球菌对青霉素高度敏感，耐药者罕见。百日咳杆菌对青霉素敏感。致病螺旋体，如梅毒螺旋体、钩端螺旋体对青霉素高度敏感。

3. 临床应用

青霉素为治疗 A、B 组溶血性链球菌感染、敏感葡萄球菌感染、气性坏疽、梅毒的首选药，肺炎球菌感染和脑膜炎也可采用。青霉素还是治疗草绿色链球菌心内膜炎、放线菌病、钩端螺旋体病、回归热等的首选药。肌肉注射局部可发生周围神经炎，鞘内注射和全身大剂量应用可引起青霉素脑痛，严重感染时宜静脉滴注给药，大剂量静注应监测血清离子浓度，以防发生高血钠、高血钾症。

4. 不良反应

青霉素毒性很低，最常见的过敏反应如过敏休克、药疹、血清病型反应、溶血性贫血及粒细胞减少等。为防止过敏，应详细询问病史，包括用药史、药物过敏史、家属过敏史，并进行皮肤过敏试验，青霉素皮试时应做好急救准备，一旦发生过敏休克能及时治疗。用青霉素治疗梅毒或钩端螺旋体病时可能发生症状加剧的"赫氏反应"，表现为全身不适、寒战、发热、咽痛、心跳加快等，严重时危及生命。

（二）半合成青霉素

异恶唑类

该类药耐酸、耐酶、可口服，常用有苯唑西林（新青霉素 Ⅱ）、氯唑西林、双氯西林和氟氯西林。

1. 体内过程

胃肠道易吸收，食物残渣会影响其吸收，应在饭前 1h 空腹服药，大约 1～1.5h 血药浓度达峰值，有效浓度可维持 2～3h。吸收效果以双氯西林最好、氯唑西林次之、苯唑西林最差。血浆蛋白结合率达 95% 以上，主要以原型从尿液排泄，速度较青霉素慢。

2. 药理作用

对甲型链球菌和肺炎球菌灭杀效果好，但作用不及青霉素，对耐药金葡菌的效力以双氯西林最强，对革兰阴性肠道杆菌或肠球菌无明显作用。

3. 临床应用

用于治疗耐药金葡菌感染或需长期用药的慢性感染等。

4. 不良反应

胃肠道反应，个别有皮疹或荨麻疹。

（三）广谱青霉素

对革兰阳性及阴性菌都有杀菌作用，可口服，耐酸但不耐酶。

氨苄西林（Ampicillin）

该药对金葡菌的效力不及青霉素，对肠球菌作用优于青霉素。对革兰阴性菌作用较强，对绿脓杆菌无效。

1. 体内过程

口服后2h达血药浓度峰值，经肾脏排泄。脑膜炎时脑脊液浓度较高。

2. 临床应用

主要用于治疗伤寒、副伤寒、革兰阴性杆菌败血症，以及肺、尿路及胆道感染等。

3. 不良反应

可出现轻微胃肠反应。

阿莫西林（Amoxycillin）

该药的抗菌谱、抗菌活性与氨苄西林相似，对肺炎双球菌与变形杆菌的杀菌作用比氨苄西林强。经胃肠道吸收良好，血中浓度约为口服同剂量氨苄西林的2.5倍。阿莫西林用于治疗下呼吸道感染（尤其是肺炎球菌所致）效果优于氨苄西林。

匹氨西林（Pivampicillin）

该药为氨苄西林的双酯，口服吸收较氨苄西林好，能迅速水解为氨苄西林而发挥抗菌作用。其血、尿浓度较相当剂量的氨苄西林分别高3倍和2倍。

（四）抗绿脓杆菌广谱青霉素

羧苄西林（Carbenicillin）

该药的抗菌谱与氨苄西林相似，对绿脓杆菌及变形杆菌作用较强。口服吸收差，需注射给药，肾功能损害时作用延长，主要用于绿脓杆菌及大肠杆菌所引起的各种感染。单用时易产生耐药性，常与庆大霉素合用，但不能混合静脉注射。毒性低，偶发粒细胞缺乏及出血等不良反应。

磺苄西林（Sulbenicillin）

该药的抗菌谱与羧苄西林相似，抗菌活性较强。口服无效，胆汁中药物浓度为血药浓度的3倍，尿中浓度尤高。主要用于治疗泌尿生殖道及呼吸道感染。有胃肠道反应，偶有皮疹、发热等不良反应。

替卡西林（Ticarcillin）

该药的抗菌谱与羧苄西林相似，抗绿脓杆菌活性较其强2～4倍。对革兰阳性球菌活性杀灭不及青霉素，口服不吸收，肌注后0.5～1h达血药浓度峰值。分布广泛，胆汁中药物浓度高，大部分经肾脏排泄，主要用于治疗绿脓杆菌所致各种感染。

呋布西林（Furbenicillin）

该药抗绿脓杆菌较羧苄西林强6～10倍，对金葡菌、链球菌、痢疾杆菌等也有强大抗菌作用。副作用同羧苄西林。

阿洛西林（Azlocillin）

该药的抗菌谱和羧苄西林相似，抗菌活性与哌拉西林相近，强于羧苄西林。对多数肠杆菌科细菌、肠球菌和绿脓杆菌有较强作用，对耐羧苄西林和庆大霉素的绿脓杆菌也有较好作用。主要用于治疗绿脓杆菌、大肠杆菌及其他肠杆菌科细菌所致的感染。

哌拉西林（Piperacillin）

该药的抗菌谱与羧苄西林相似，抗菌作用更强，对各种厌氧菌均有一定作用。与氨基苷类合用对绿脓杆菌和某些脆弱拟杆菌及肠杆菌科细菌有协同作用。不良反应较少，可肌注或静脉给药，在临床上应用广泛。

二、头孢菌素类抗生素

此类抗生素是一类半合成抗生素，具抗菌谱广、抗菌作用强、耐青霉素酶、疗效高、毒性低、过敏反应发生率较青霉素类低等优点。按发现的先后顺序可分为四代。

（一）临床应用

1. 第一代头孢菌素。主要品种有头孢噻吩、头孢唑林、头孢氨苄、头孢羟氨苄、头孢拉啶等。对产酶金黄色葡萄球菌的抗菌作用优于第二、三、四代。抗革兰阴性杆菌作用弱，对铜绿假单胞菌和厌氧菌无效。注射品种头孢唑林可用于敏感细菌引起的呼吸道、尿路、皮肤等中度感染；口服品种头孢拉啶、头孢氨苄和头孢羟氨苄可用于敏感菌引起的轻度感染。

2. 第二代头孢菌素。主要品种有头孢孟多、头孢呋辛、头孢呋辛酯、头孢尼西、头孢克洛等。抗革兰阴性杆菌作用加强，对革兰阳性球菌包括产酶耐药金黄色葡萄球菌的作用强于第三、四代。主要用于一般产酶耐药革兰阴性杆菌和其他敏感菌引起的胆道感染、肺炎、菌血症、尿路感染，可作为一般革兰阴性杆菌感染的首选药物。肾毒性比第一代低。

3. 第三代头孢菌素。主要品种有头孢噻肟、头孢唑肟、头孢曲松、头孢他啶、头孢哌酮、头孢克肟等。对革兰阳性杆菌产生的广谱 β-内酰胺酶高度稳定，抗革兰阴性杆菌作用强大，明显超过第一、二代；抗菌谱扩大，对铜绿假单胞菌和厌氧菌有不同程度抗菌作用；对革兰阳性球菌抗菌作用不如第一、二代。首选用于治疗由肠杆菌、克雷伯菌、变形杆菌、嗜血杆菌等引起的严重感染；还能有效控制严重的铜绿假单胞菌感染。头孢曲松可作为治疗性病的首选药物。

4. 第四代头孢菌素。主要品种有头孢吡肟、头孢匹罗。比第三代头孢菌素抗菌谱更广，对 β-内酰胺酶稳定性提高。可治疗对第三代头孢菌素耐药的需氧革兰阳性杆菌感染，对第三代头孢菌素耐药的菌株对第四代头孢菌素仍然敏感。临床用于耐第三代头孢菌素细菌感染的治疗。

第一代头孢菌素头孢噻吩的化学结构和作用特点见图 11-4 和表 11-1。

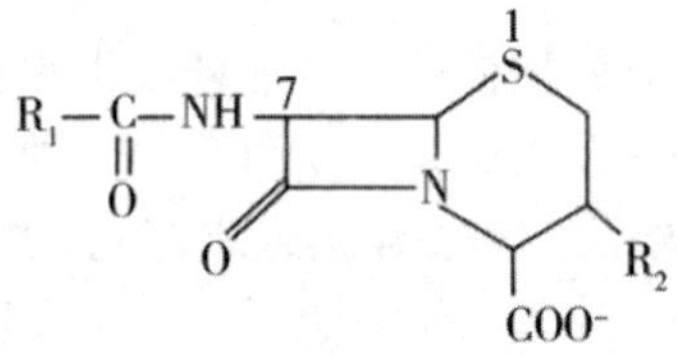

图 11-4 头孢噻吩的化学结构

表 11-1 头孢噻吩的特点

药名	R1	R2	作用特点				
			给药途径	药物血浆半衰竭 $t_{1/2}$/h	蛋白质结合率 /%	尿排泄 /%	酶稳定性 G+·G-
第一代头孢菌素头孢噻吩	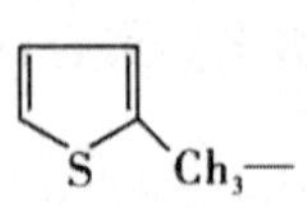 S CH₃—	$-CH_2OC\overset{O}{\underset{CH_3}{}}$	1M·1V	0.5～0.7	65	50～75	3

（1）体内过程多数品种需注射给药，吸收后能透入各种组织，易透过胎盘，在滑囊液、心包积液中可达较高浓度。第三代头孢菌素能分布至房水和胆汁中。主要通过肾脏排泄，肾功能不全患者应调整剂量。多数头孢菌素的半衰期较短，仅 0.5～2h。

（2）药理作用抗菌谱广，多数革兰阳性菌和阴性菌均对其敏感，但肠球菌、绿脓杆菌和厌氧菌常耐药。与青霉素类、氨基糖苷类抗生素之间有协同抗菌作用。头孢菌素类的作用机制与青霉素类相似，也能与细胞壁上的青霉素结合蛋白（PBPs）结合抑制细菌细胞核的合成。

（3）不良反应

①过敏反应。头孢菌素类毒性较低，常见过敏反应多为皮疹、荨麻疹，偶见过敏性休克、骨髓抑制。与青霉素类有交叉过敏现象，对青霉素过敏者有 5% ~ 10% 对头孢菌素类也过敏。

②肾毒性。第一代头孢菌素大剂量使用时有一定肾脏毒性，不宜与氨基糖苷类抗生素、利尿药合用，尤对 60 岁以上老年人慎用。

③凝血障碍。大剂量头孢盂多、头孢哌酮可引发低凝血酶原症或血小板减少，严重者可导致出血。

三、新型 β - 内酰胺类抗生素

新型 β - 内酰胺类抗生素包括 β - 内酰胺酶抑制剂、碳青霉烯类、氧头孢烯类、头孢霉素类和单环 β - 内酰胺类。

（一）β - 内酰胺酶抑制剂

克拉维酸（ClavulanicAcid，棒酸）

此药是由链霉菌产生的广谱 β - 内酰胺酶抑制剂。已上市的复方制剂有奥格门汀（克拉维酸 + 阿莫西林）、替门汀（克拉维酸 + 替卡西林），临床主要用于治疗耐药金黄色葡萄球菌感染。

舒巴坦（SulbaCtam，青霉烷砜）

此药是半合成 β - 内酰胺酶抑制剂，对金葡菌与革兰阴性杆菌产生的 β - 内酰胺酶有很强的不可逆抑制作用，抗菌作用略强于克拉维酸，同样需要与其他 β - 内酰胺类抗生素合用以增强活性。已上市的复方制剂有优立新（舒巴坦 + 氨苄西林）和舒巴哌酮（舒巴坦 + 头孢哌酮）。

他唑巴坦（Tazohactam，三唑巴坦）

此药是舒巴坦衍生物，已上市的制剂有他唑星（他佐巴坦 + 哌拉西林）。

（二）碳青霉烯类

此类药临床使用的有亚胺培南和美罗培南。该类药物抗菌谱广、抗菌作用强，对 β - 内酰胺酶高度稳定，缺点是易被肾脏脱氢酶水解，故常与脱氢酶抑制剂西司他丁合用，商品名泰能（亚胺培南 + 西司他丁）。临床用于治疗多重耐药菌引起的严重感染、严重需氧菌和厌氧菌混合感染。

（三）氧头孢烯类

此类药临床使用的有拉氧头孢与氟氧头孢，其抗菌谱和抗菌活性与第三代头孢菌素相似，对厌氧菌尤其是脆弱类杆菌的作用甚至超过第三代头孢菌素。临床用于治疗尿路、呼吸道、妇科、胆道感染，以及脑膜炎和败血症。

（四）头孢霉素类

此类药是从链霉菌提取的 β - 内酰胺抗生素，有 A、B、C 三型，C 型最强。其抗菌谱广，对革兰阴性菌作用较强，对多种 β - 内酰胺酶稳定。临床常用的为头孢西丁，抗菌谱与抗菌活性与第二代头孢菌素相同，对厌氧菌包括脆弱拟杆菌有良好作用，适用于治疗盆腔感染、妇科感染及腹腔等需氧与厌氧菌混合感染。

（五）单环 β - 内酰胺类

此类药临床常用的有氨曲南与卡芦莫南，前者是第一个成功用于临床的单环 β - 内酰胺类抗生素，对需氧革兰阴性菌抗菌作用强大，兼具低毒、耐酶、与青霉素等无交叉过敏性等优点，用于治疗产酶耐药阴性杆菌包括铜绿假单胞菌引起的各种感染。后者抗菌谱和抗菌作用与氨曲南相似，对绿脓杆菌、黏质沙雷菌及需氧性革兰阴性杆菌有强的抗菌活性。用于严重革兰阴性需氧杆菌引起的下呼吸道感染、有并发症的尿路感染、胆管炎、胆囊炎、腹膜炎等腹内感染和菌血症等。偶有皮疹、药物热、荨麻疹等变态反应，恶心、腹泻等胃肠道反应。孕妇、哺乳期妇女及少儿、老年患者、全身状态差者慎用，肾功能衰竭时须调整剂量。

第三节　大环内酯类抗生素

大环内酯类（Macrolides）抗生素因分子中含有一个大环内酯结构而得名，按内酯环上碳原子数可分14、15 和 16 元环。1952 年问世的红霉素，以及 20 世纪 70 年代出现的 16 元环大环内酯（包括麦迪霉素、乙酰螺旋霉素和吉他霉素等），因不良反应等问题使得临床应用受限。

20 世纪 90 年代上市的第二代大环内酯类抗生素，如克拉霉素、罗红霉素和阿奇霉素，抗菌活性增强、抗菌谱更广、口服易吸收、对酸稳定、半衰期延长、不良反应少，已成为治疗呼吸道感染的主要药物。以泰利霉素为代表的第三代大环内酯类抗生素的出现，可治疗耐红霉素类肺炎链球菌引起的感染，克服了与红霉素交叉耐药的问题。

大环内酯类抗生素的特点表现为：①抗菌谱略广于青霉素，主要作用于杀灭需氧革兰阳性菌和阴性球菌、厌氧菌，以及军团菌、衣原体和支原体等；②碱性环境中抗菌活性较强，治疗尿路感染时常需碱化尿液；③口服不耐酸，酯化衍生物可增加口服吸收；④血药浓度低，皮下、胆汁等组织中浓度相对较高；⑤不易透过血脑屏障，主要经胆汁

排泄，进行肝肠循环；⑥毒性低，口服主要副作用为胃肠道反应，静脉注射易引起血栓性静脉炎。

一、红霉素（Erythromycin）

红霉素是提取自链霉菌培养液的 14 元环大环内酯类抗生素，在酸性环境中易降解。

体内过程不耐酸，口服用糖衣片。无味红霉素是其丙酸酯的十二烷酸盐，耐酸、无味，适合儿童服用。红霉素口服吸收快，2h 血药浓度达到高峰，可维持 6～12h。红霉素吸收后可迅速分布于组织、腺体，易透过胎盘和滑膜囊腔等。体内大部分经肝破坏，胆汁中的浓度约为血浆浓度的 10 倍，仅少量由尿液排泄。

（一）药理作用

红霉素对革兰阳性细菌抗菌作用强大，对革兰阴性菌如脑膜炎球菌、淋球菌、流感杆菌、百日咳杆菌和布氏杆菌也有明显抑制作用。金葡菌对红霉素可产生耐药性，大环内酯类抗生素之间有部分交叉耐药性。其抗菌机制是结合细菌核蛋白体 50S 亚基，抑制转肽和信使核糖核酸（mRNA）移位步骤，从而抑制细菌蛋白质合成。

（二）临床用途

临床治疗支原体肺炎、军团菌病、白喉、百日咳的首选药，是治疗耐青霉素金黄色葡萄球菌感染和对青霉素过敏患者的替代药物。还可用于治疗革兰阳性菌引起的各种感染，如扁桃体炎、肺炎、猩红热、丹毒和眼耳鼻喉科感染，红霉素是白喉带菌者、支原体肺炎、沙眼衣原体所致婴儿肺炎及结肠炎、弯曲杆菌所致败血症或肠炎的首选药。

（三）不良反应

大剂量口服或静脉注射可出现胃肠道反应，如恶心、呕吐、腹泻等。不宜肌注，静脉滴注浓度不宜过大，防止血栓性静脉炎的发生。大剂量、长期应用易引起肝损伤，表现为转氨酶升高、肝大、胆汁淤积性黄疸。少数患者出现过敏性药疹、药热、耳鸣、暂时性耳聋等。

二、克拉霉素（Clarithromycin，甲红霉素）

体内过程第二代大环内酯药物，对酸稳定、口服易吸收、不受进食影响、首关消除明显，生物利用度仅有 55%，广泛分布于扁桃体、皮肤、鼻黏膜组织中，主要经肾脏排泄。

（一）药理作用

对需氧革兰阳性球菌与嗜肺军团菌抗菌活性最强，对革兰阴性杆菌也有很强的抗菌活性。

（二）临床用途

治疗敏感菌引起的泌尿道生殖系统感染、皮肤软组织感染、颌面部感染及眼部感染、小儿呼吸道感

染，以及预防幽门螺杆菌感染。

（三）不良反应

不良反应发生率低于红霉素，常见恶心、呕吐、腹泻、食欲不振等胃肠道反应。

三、罗红霉素（Roxithromycin）

其抗菌谱与红霉素相似，对酸稳定，口服吸收良好，半衰期平均12h，分布较广，肺、扁桃体等组织内浓度较高。用于治疗呼吸道感染、耳鼻喉感染、生殖器及皮肤组织感染，以及支原体肺炎、军团病及沙眼衣原体感染等。

四、阿奇霉素（Azithromycin）

此药是第二代大环内酯药物，抗菌谱广，对革兰阳性菌、多数革兰阴性菌、厌氧菌及支原体、衣原体、螺旋体等敏感。对革兰阴性菌作用强于红霉素。主要用于病情较重的呼吸道、皮肤、软组织及泌尿道感染患者。不良反应如轻度胃肠道反应，绝大多数患者均能耐受。

五、泰利霉素（Telithromycin）

此药是第三代大环内酯药物，抗菌谱与红霉素相似。抗肺炎链球菌活性为红霉素的100倍，对引起呼吸道感染的多重耐药肺炎链球菌、葡萄球菌、链球菌和流感嗜血杆菌活性疗效显著。

六、乙酰螺旋霉素（Acetylspiramycin）

其抗菌活性较弱，耐酸，口服吸收后脱乙酰基转为螺旋霉素，体外抗菌作用低于红霉素，但体内作用较强，组织浓度较高，维持时间也较长。主要用于治疗革兰阳性菌引起的呼吸道和软组织感染。

七、麦迪霉素（Medemycin）

此药由链丝菌产生，抗菌性能与红霉素接近。口服吸收后分布于各组织，以肝、肺、脾、肾较高，胆汁浓度也高。主要在体内代谢，少量经尿液排出，不能透过正常脑膜。主要替代红霉素治疗咽部、呼吸道、皮肤和软组织、胆道等部位感染。

第四节　氨基糖苷类抗生素

氨基糖苷类（Aminoglycosides）抗生素主要包括天然来源和人工合成两大类，前者主要来自链霉菌和小单孢菌，如链霉素、庆大霉素、卡那霉素、妥布霉素、巴龙霉素、大观霉素、新霉素、小诺米星、西索米星和阿司米星等；后者包括奈替米星、依替米星、异帕米星、卡那霉素B、阿米卡星和地贝卡星等。

一、共同特性

1. 体内过程

（1）吸收。体内解离度大，口服难吸收，可用于胃肠道感染的治疗。肌注吸收迅速且完全，但为了避免血药浓度过高导致不良反应，通常不主张静脉注射给药。

（2）分布。主要分布于细胞外液，在肾皮质和内耳内、外淋巴液中浓度较高，具有肾毒和耳毒性。可透过胎盘屏障并聚积在胎儿血浆和羊水中，但不能渗入机体细胞或血脑脊液屏障。

（3）代谢与排泄。主要以原型经肾小球滤过，尿中药物浓度高，有利于治疗尿路感染，半衰期2~3h，但肾衰竭患者可延长2~30倍，因此肾衰竭患者应减小剂量或延长给药间隔时间。

2. 药理作用

该类抗生素对各种需氧革兰阴性菌活性显著，对沙雷菌属、产碱杆菌属、布氏杆菌、沙门菌、痢疾杆菌、嗜血杆菌及分枝杆菌也具有抗菌作用。对革兰阴性球菌如淋球菌、脑膜炎球菌的作用较差。

3. 临床用途

主要用于治疗需氧革兰阴性杆菌所致的全身感染，如脑膜炎、呼吸道感染、泌尿道感染、皮肤软组织感染、胃肠道感染、烧伤、创伤及骨关节感染等。还可治疗败血症、肺炎、脑膜炎等革兰阴性杆菌引起的严重感染。

4. 不良反应

（1）耳毒性。氨基糖苷类抗生素均有不同程度耳毒性，可损伤前庭神经和耳蜗听神经，这与其在内耳淋巴液中浓度较高有关。临床表现为眩晕并伴有头昏、视力减退、眼球震颤、恶心、呕吐，甚至永久性耳聋。用药期间应经常询问患者是否有眩晕、耳鸣等先兆症状，有条件应定期做听力检查，儿童和老人用药更要谨慎。

（2）肾毒性。本类药物对肾组织的亲和力极高，可大量积聚在肾皮质和髓质，导致肾小管尤其是近曲小管上皮细胞溶酶体破裂，线粒体损害，钙调节转运过程受阻，轻则引起肾小管肿胀，重则产生急性坏死。新霉素的肾毒性最强，其次是妥布霉素、卡那霉素、庆大霉素和阿米卡星，链霉素的肾毒性相对最轻。为减少肾毒性的发生，应定期检查肾功能，如出现管型尿、蛋白尿、血清尿素氮等现象应立即停药，有条件还应做血药浓度监测。

（3）过敏反应。常见皮疹、发热、血管神经性水肿、口周麻木等过敏反应。接触性皮炎是局部应用新霉素最常见的反应。偶见过敏性休克，其中链霉素过敏性休克发生率仅次于青霉素，死亡率较高，故使用前应询问过敏史，也应做皮试，对链霉素过敏者禁用。

二、常用氨基糖苷类抗生素

庆大霉素（Gentamicin）

1. 体内过程

可肌注或静脉给药，肌注后吸收完全，约60min达到血药浓度峰值，静脉给药30min达峰值。肾功能正常的成人和6个月以上婴儿使用该药物的半衰期为2～3h。

2. 药理作用

该药对需氧革兰阴性杆菌及革兰阳性菌中的金黄色葡萄球菌有效，通过结合30S和50S核糖体亚单位，影响肽链延伸，无法正常合成蛋白质，导致细菌死亡。其对厌氧菌无效。

3. 临床用途

各种革兰阴性杆菌感染的主要药物，适应证有：①革兰阴性杆菌引起的败血症、肺炎、骨髓炎、胆道及烧伤感染；②与羧苄西林等广谱半合成青霉素或头孢菌素联用，提高抗铜绿假单胞菌疗效；③与青霉素联合治疗肠球菌引起的心内膜炎，与羧苄西林、氯霉素联用治疗革兰阴性杆菌心内膜炎；④结肠手术前与克林霉素、甲硝唑合用可降低结肠手术后的感染率。

4. 不良反应

主要不良反应为肾毒性和耳毒性，肾功能不良者宜减量使用。

链霉素（Streptomycin）

链霉素提取自链丝菌培养液，常用其硫酸盐，性质稳定。口服不吸收，肌注吸收快，30～60min达血药峰值浓度，半衰期2～3h。主要分布于细胞外液，大部分经肾脏排泄，肾功不全时排泄减慢。链霉素对多数革兰阴性菌有强大的抗菌作用，但因毒性与耐药性问题临床应用受限。目前主要用于鼠疫与兔热病，以及布氏杆菌病、感染性心内膜炎、结核病的治疗。治疗时常出现头痛、头晕、呕吐、耳鸣、平衡失调和眼球震颤，严重者可致永久性耳聋，肾毒性较轻。

阿米卡星（Amikacin，丁胺卡那霉素）

此药抗菌谱广，对革兰阴性杆菌和金黄色葡萄球菌均有较强的抗菌活性。优点是对肠道革兰阴性杆菌和铜绿假单胞菌所产生的多种氨基糖苷类灭活酶稳定，故可有效控制一些氨基糖苷类耐药菌感染。

奈替米星（Netilmicin，乙基西梭霉素）

此药对一些革兰阴性杆菌如大肠杆菌、克雷白杆菌、沙雷杆菌、各型变形杆菌和绿脓杆菌都具有较强抗菌活性，对流感嗜血杆菌、沙门菌、志贺菌和奈瑟菌也有效。适用于治疗尿路、肠道、呼吸道、皮肤软组织、骨和关节、腹腔及创口部分的感染。耳、肾毒性较低。

卡那霉素（Kanamycin）

其抗菌谱类似链霉素，对多数常见的革兰阴性菌及结核菌有效，但对绿脓杆菌无效。该药毒性和耐药菌较明显，临床应用受限。

第五节 四环素类与氯霉素抗生素

四环素类（Tetracyclines）及氯霉素类（Chloramphenicols）属广谱抗生素。其对革兰阳性菌、革兰阴性菌、立克次体、支原体和衣原体等都具有较强的抑制作用，其中四环素类对某些螺旋体和原虫也有抑制作用。

一、四环素类抗生素

四环素类抗生素具有共同的基本母核，仅取代基有所不同。它们在碱性水溶液中易降解，在酸性水溶液中则较稳定，故临床一般用其盐酸盐。四环素类药物可分为天然和半合成两大类，天然品有四环素、土霉素、金霉素和地美环素，半合成品有美他环素、多西环素和米诺环素。抗菌活性由强到弱依次为米诺环素、多西环素、美他环素、地美环素、四环素、土霉素。由于耐药明显，四环素已不再作为首选药物。土霉素治疗阿米巴痢疾疗效优于其他四环素类药物。金霉素外用可治疗结膜炎和沙眼。

（一）四环素（Tetracycline）

1. 体内过程

口服吸收不完全，食物中的金属离子可干扰其吸收。吸收后广泛分布于组织及体液中，还可沉积于新形成的牙齿和骨骼中，也可进入胎儿血液和乳汁。胆汁中药物浓度为血药浓度的 10～20 倍，半衰期 6～12h，主要以原型经肾脏排泄，碱化尿液可增加药物排泄。

2. 药理作用

抗菌谱广，对革兰阳性菌抑制作用强于阴性菌，但不如 β-内酰胺类，对革兰阴性菌的作用不如氨基糖苷类和氯霉素类，对伤寒、副伤寒杆菌、铜绿假单胞菌、结核分枝杆菌、真菌和病毒无效。四环素类属快速抑菌剂，在高浓度时有杀菌作用，其抗菌机制主要是结合细菌核蛋白体 30S 亚基，阻断肽链延伸和蛋白质合成，以及改变细胞膜通透性，引起细胞内容物外漏。

3. 临床用途

四环素类药物临床应用广泛，对立克次体感染、斑疹伤寒、恙虫病和支原体引起的肺炎有良效，作为首选药物。对革兰阳性菌和革兰阴性菌感染，百日咳、痢疾、肺炎杆菌所致的尿道、呼吸道与胆道感染，可用新四环素类做次选药。

4. 不良反应

（1）局部刺激作用。口服可引起恶心、呕吐、腹胀、腹泻等症状，饭后服用可减轻。

（2）二重感染。常见真菌感染（表现为鹅口疮、肠炎）和四环素耐药株感染引起的假膜性肠炎（表现为剧烈腹泻、发热、肠壁坏死、体液渗出甚至休克死亡）。

（3）影响骨骼和牙齿生长。四环素与新形成的牙和骨组织中沉积的钙离子结合，造成恒齿永久性色素沉着和婴儿骨骼发育不全。

（4）其他。长期大剂量使用可引起严重肝损伤，加剧肾功能不全。偶见药热、皮疹等过敏反应，以及光敏和前庭反应。

（二）多西环素（Doxycycline，强力霉素）

1. 体内过程

脂溶性大，口服吸收快，分布于全身组织中，脑脊液中浓度也较高。其吸收不受食物影响，药物大部分经胆汁排入肠道又可再次被吸收，经肾小管时也可再次被吸收，半衰期长达 20h，可维持有效血药浓度 24h 以上。大部分药物由粪便排泄，故对肠道菌群无影响，肾功能不全时仍可使用。

2. 药理作用

抗菌谱和四环素相似，但抗菌作用强 2 ~ 10 倍，且对土霉素、四环素的耐药金葡菌有效。口服吸收迅速，2 ~ 3h 后血药浓度可达高峰，半衰期 10 ~ 20h，药物长时间存留于脂肪组织，给药后 10 天仍可从尿液中检出。

3. 临床应用

作用同四环素，用于治疗呼吸道感染如老年慢性气管炎、肺炎、麻疹肺炎，也用于泌尿道感染及胆道感染等。对肾功能不良患者的肾外感染也可使用。

4. 不良反应

常见胃肠道刺激性反应，如恶心、呕吐、腹泻、舌炎、口腔炎及肛门炎等，宜饭后服药。静脉注射可出现舌头麻木及口内特殊气味，个别有呕吐症状。能引起恶心、呕吐、头昏、眼花及运动失调等可逆性前庭反应，停药后 24 ~ 48h 症状可消失。

二、氯霉素（Chloromycin）抗生素

1. 体内过程

口服吸收良好，半衰期约 2.5h，有效血药浓度可维持 6 ~ 8h。氯霉素在组织与体液中分布广泛，脑脊液中的浓度达血药浓度的 45% ~ 99%，大部分药物经肾脏排泄，尿液中原型药物仅 5%。

2. 药理作用

广谱、速效抑菌药，高浓度时有杀菌作用。对革兰阴性菌作用强于革兰阳性菌，对伤寒沙门菌、副伤寒沙门菌、流感嗜血杆菌、脑膜炎奈瑟菌、肺炎链球菌有杀菌作用；对革兰阳性菌的活性不如青霉素类和四环素类；对立克次体、衣原体、支原体也有抑制作用；对结核分枝杆菌、真菌、原虫和病毒无效。氯霉素可结合细菌核糖体 50S 亚基，阻止肽链延伸，干扰蛋白质合成。

3. 临床用途

可引起严重的造血系统毒性反应，仅用于治疗威胁生命的感染，如不能使用青霉素类药物的脑膜炎、多药耐药的流感嗜血杆菌感染及立克次体感染。凡有其他抗菌药物替代者，不主张使用该药物。

4. 不良反应

抑制骨髓造血是最严重的不良反应，临床表现为可逆性血细胞减少和再生障碍性贫血，在治疗过程中应检测监测血象，发现异常立即停药。口服还可出现恶心、呕吐、腹泻、皮疹、药热、血管神经性水肿、二重感染等症状，偶见视神经炎、视力障碍、幻视、幻听等。婴儿、孕妇、哺乳期妇女慎用。

第六节　其他抗生素

一、林可霉素类抗生素

林可霉素（Lincomycin，洁霉素）

1. 体内过程

口服吸收较差，生物利用度仅 20% ~ 35%，且易受食物影响。半衰期约 4h。在全身组织和体液中分布广泛，特别是骨组织可达到更高浓度，能透过胎盘屏障，不易透过正常血脑脊液屏障，但有炎症时在脑组织中可达有效治疗浓度。

2. 药理作用

通过结合核糖体 50S 亚基阻止肽链延伸，抑制细菌细胞蛋白质合成。

3. 临床用途

主要用于治疗厌氧菌如脆弱类杆菌、产气荚膜梭菌、放线杆菌等引起的口腔、腹腔及妇科感染，也用于治疗需氧革兰阳性球菌引起的呼吸道感染、败血症、软组织感染、胆道感染、心内膜炎等。对金黄

色葡萄球菌引起的骨髓炎为首选药。

4. 不良反应

口服给药多见恶心、呕吐、腹泻等胃肠道反应，严重者可引起假膜性肠炎。有轻度皮疹、瘙痒或药热等过敏反应。偶见黄疸及肝损伤，肝功能不全者慎用。

克林霉素（Clindamycin，氯林可霉素或氯洁霉素）

抗菌谱类似林可霉素，但临床实用价值更高。口服吸收完全，抗菌活性更强，不良反应少。

二、万古霉素类抗生素

万古霉素类抗生素包括万古霉素、去甲万古霉素和替考拉宁，属于糖肽类抗生素。其化学性质稳定，但由于不良反应较多，一直以来较少使用。近年来因其具有杀灭耐甲氧西林金黄色葡萄球菌（MRSA）和耐甲氧西林表皮葡萄球菌（MRSE）的性质而得到广泛应用。

1. 体内过程

口服难吸收，大部分经粪便排泄，肌注可引起局部剧烈疼痛和组织坏死。替考拉宁肌注吸收良好，与静脉注射相当，可分布到机体各组织和体液中，也可透过胎盘，但难透过血脑脊液屏障，有炎症时透过增加。

2. 药理作用

万古霉素类仅对革兰阳性球菌、MRSA、MRSE、化脓性链球菌、草绿色链球菌、肺炎链球菌及大多数肠链球菌高度敏感，杀菌作用强大。它通过结合细菌细胞壁前体葡聚糖，阻断细胞壁合成，对分裂期的细菌杀菌作用明显。

3. 临床用途

仅用于严重革兰阳性球菌感染，特别是对其他抗生素耐药或疗效差的耐 MRSA、MRSE 和肠球菌属所致的感染，对败血症、心内膜炎、骨髓炎、肺部感染等治愈率高达 70%。与氨基糖苷类抗生素合用疗效更佳。

4. 不良反应

主要表现为耳毒性和肾毒性，血药浓度过高可引起耳鸣、听力减退，甚至耳聋和肾衰竭。其他不良反应有恶心、呕吐、金属异味感和眩晕，静注时偶发疼痛和血栓性静脉炎及过敏反应，偶致斑块皮疹和过敏性休克。

二、多黏菌素类抗生素

临床常用多黏菌素 B（PolymyxinB）和多黏菌素 E（PolymyxinE，抗敌素）。

1. 体内过程

多黏菌素口服不易吸收，肌注后 2h 血药浓度达峰值，有效血药浓度可维持 8～12h，半衰期约 6h。全身组织分布，以肝、肾中最高，并保持较长时间。不易进入胸、腹腔、关节腔，即使在脑膜炎症时也不易透入血脑脊液屏障，胆汁中浓度也较低。药物经肾脏缓慢排泄。

2. 药理作用

对绿脓杆菌、大肠杆菌、肺炎克雷白杆菌，以及嗜血杆菌、肠杆菌属、沙门菌、志贺菌、百日咳杆菌、巴斯德菌和弧菌等革兰阴性菌有抗菌作用。变形杆菌、奈瑟菌、沙雷菌、普鲁威登菌、革兰阴性菌和专性厌氧菌均对本类药物不敏感。

3. 临床应用

可用于对其他抗生素耐药而难以控制的铜绿假单胞菌所致的败血症、泌尿道感染，以及对其他抗菌药耐药的大肠埃希菌、克雷伯菌属等革兰阴性杆菌引起的脑膜炎、败血症等。口服可治疗肠炎和肠道手术前准备，还可局部用于治疗五官、皮肤等铜绿假单胞菌感染。

4. 不良反应

对肾及神经系统毒性较大，静脉注射和快速滴注时可因神经肌肉阻滞而导致呼吸抑制。还可出现皮疹、痰痒、药热等变态反应。

第七节　合成抗生素

一、氟喹诺酮类药物

萘啶酸是 1962 年临床应用的第一个喹诺酮类药，因抗菌谱窄且副作用多，现已不用。1979 年合成诺氟沙星，及后续新合成的系列含氟喹诺酮类药物，统称为氟喹诺酮类（Fluoroquinolones），该类药物在广泛应用后已出现耐药性。

（一）氟喹诺酮类药物共性

1. 体内过程

口服易吸收，食物不影响其吸收，血浆蛋白结合率一般低于40%，组织穿透力强、体内分布广，在前列腺、骨、肺脏、肾脏、尿液、胆汁、巨噬细胞和中性粒细胞的药物浓度均高于血浆。可经肝脏代谢，部分以原型从肾脏排泄。

2. 抗菌作用

第三代氟喹诺酮类属广谱抗菌药，对大多数革兰阳性菌和革兰阴性菌有较高的抗菌活性。20 世纪 90 年代后期研制的莫西沙星、吉米沙星和加替沙星等，对结核分枝杆菌、嗜肺军团菌、支原体及衣原体的杀灭作用进一步增强。其抗菌机制主要是抑制脱氧核糖核酸（DNA）回旋酶（抗革兰阴性菌的重要靶点）和拓扑异构酶（抗革兰阳性菌的重要靶点）。常见耐药菌有金黄色葡萄球菌、肠球菌、大肠埃希菌和铜绿假单胞菌等。

3. 不良反应

不良反应少，耐受良好。

（1）胃肠道反应。常见恶心、呕吐、腹泻、食欲减退、胃部不适等。

（2）中枢神经系统毒性。轻者表现为失眠、头昏、头痛，重者表现为精神异常、抽搐、惊厥等。

（3）皮肤反应及光敏反应。光照部位皮肤出现疹痒性红斑，严重者出现皮肤糜烂、脱落，停药可恢复，还可见血管神经性水肿、皮肤疹痒等症状。

（4）其他。包括肝、肾功能异常，跟腱炎、心脏毒性和眼毒性等，停药可恢复。

（二）常用氟喹诺酮类药物

诺氟沙星（Norfloxacin，氟哌酸）

此药是临床应用的第一个氟喹诺酮类药，抗菌谱广、抗菌活性强。对多数革兰阴性菌包括铜绿假单胞菌抗菌活性较强；对革兰阳性菌如金黄色葡萄球菌、肺炎球菌、溶血性链球菌以及厌氧脆弱杆菌也有效。主要用于敏感菌所致的泌尿生殖道、胃肠道感染和淋病。不良反应主要有胃肠道反应、过敏反应，偶见转氨酶升高，肾功能不良者慎用。

环丙沙星（Ciprofloxacin）

此药是抗菌谱最广的喹诺酮类药物之一，对铜绿假单胞菌、淋病奈瑟菌、流感嗜血杆菌、金黄色葡萄球菌、肠球菌、肺炎链球菌、嗜肺军团菌的抗菌活性明显高于多数氟喹诺酮类药物。对氨基糖苷类或第三代头孢菌素类耐药的革兰阴性及革兰阳性菌环丙沙星仍敏感，但对多数厌氧菌不敏感。常用于对其他抗菌药耐药的革兰阴性杆菌所致的呼吸道、泌尿生殖道、胃肠道感染的治疗，也用于治疗口腔、皮肤软组织、骨与关节等部位的感染。口服可见呕吐、头痛、腹痛、腹泻、失眠、皮疹等不良反应，偶见关节痛、癫痫及幻觉。可诱发跟腔炎和跟腱撕裂，老年人和运动员慎用。静脉滴注时对局部血管有刺激反应。

氧氟沙星（Ofloxacin）

此药口服生物利用度高，血药浓度高且持久，分布广泛，痰液、胆汁及尿液中药物浓度高。抗菌谱广，对结核分枝杆菌、沙眼衣原体、肺炎支原体、假单胞菌和部分厌氧菌都有良好效果。对多数耐药菌株，如耐甲氧西林金黄色葡萄球菌（MRSA）、耐氨苄西林的淋病奈瑟菌、耐庆大霉素的铜绿假单胞菌仍敏感。临床用途同环丙沙星。不良反应有胃肠道反应和转氨酶升高，偶见轻度中枢神经系统毒性反应。静脉滴注时对局部血管有刺激反应。

洛美沙星（Lomefloxacin）

此药对革兰阴性菌的抗菌活性与诺氟沙星和氧氟沙星相近，对 MRSA、表皮葡萄球菌、链球菌和肠球菌的抗菌活性与氧氟沙星相当；对多数厌氧菌的抗菌活性比氧氟沙星低。可用于呼吸道、泌尿生殖道、皮肤软组织、眼科感染的治疗，也用于衣原体感染和结核病的治疗。

加替沙星（Gatifloxacin）

此药对大部分革兰阳性菌作用强，活性为环丙沙星和氧氟沙星的 2 ~ 16 倍；对大部分革兰阴性菌的活性与环丙沙星和氧氟沙星相当。对厌氧菌、支原体、衣原体的活性均高于环丙沙星和氧氟沙星。临床主要用于呼吸道感染及泌尿道、皮肤、软组织和耳鼻喉等感染。不良反应主要有恶心、腹泻、头痛、眩晕、阴道炎等，静脉注射可见注射部位局部反应。

二、磺胺类和甲氧苄啶药物

（一）磺胺类药物共性

磺胺类药物属广谱抑菌药，具有使用方便、性质稳定、价格低廉的优点，对流行性脑脊髓膜炎、鼠疫等疗效显著。磺胺类药包括抗全身性感染药（肠道易吸收）、抗肠道感染药（肠道难吸收）和外用药三大类。氨苯磺胺的结构见图 11-5。

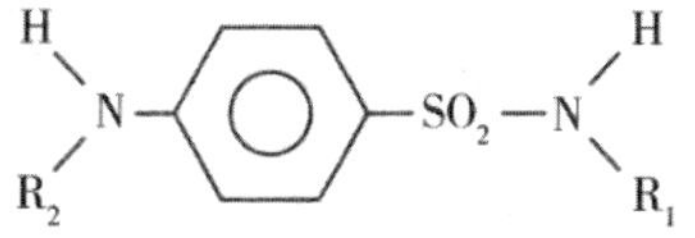

图 11-5　氨苯磺胺的结构

1. 体内过程

肠道易吸收的磺胺类药物在体内分布广泛，血浆蛋白结合率在 25% ~ 95% 之间。主要在肝脏代谢并经肾脏排泄。

（1）抗菌谱。属于广谱抗菌药，对大多数革兰阳性菌和阴性菌有良好的抗菌活性，其中对脑膜炎奈瑟菌、淋病奈瑟菌、鼠疫耶氏菌、A 群链球菌、肺炎链球菌和诺卡菌属最敏感；对大肠埃希菌、布鲁菌属、志贺菌属、变形杆菌属和沙门菌属次之；对沙眼衣原体、疟原虫、卡氏肺孢子虫和弓形虫滋养体也有抑制作用。

（2）抗菌机制。细菌在生长繁殖过程中不能直接利用环境中的叶酸，只能自身合成。磺胺类药物可竞争性结合二氢叶酸合成酶，阻碍细菌二氢叶酸合成，通过干扰核酸合成起到抑制细菌生长繁殖的作用。

（3）耐药性。细菌对磺胺类药物极易产生耐药性，且一旦耐药，通常为永久性不可逆。磺胺类药物之间也存在交叉耐药性。

2. 不良反应

磺胺类药物不良反应较多，常见恶心、呕吐、上腹部不适和食欲不振等。

（1）泌尿系统损害。可产生结晶尿、血尿、疼痛和尿闭等症状，造成对肾脏损害可采用同服等量碳酸氢钠、多饮水、定期检查尿液等措施预防。

（2）过敏反应。如药热和皮疹，偶见多形性红斑及剥脱性皮炎，严重者可致死。

（3）血液系统反应。长期用药可抑制骨髓造血功能，导致白细胞减少症、血小板减少症，甚至引起再生障碍性贫血。

（4）神经系统反应。如头晕、头痛、乏力、萎靡和失眠等症状。

（二）常用磺胺类药物

磺胺嘧啶（Sulfadiazine，SD）

此药属中效类磺胺，口服易吸收，血浆蛋白结合率较低，易透过血脑脊液屏障，脑脊液中的浓度达血药浓度的 50% ~ 80%，能达到治疗流行性脑脊髓膜炎的有效浓度，可作为脑膜炎奈瑟菌脑膜炎的预防用药。

磺胺甲噁唑（Sulfamethoxazole，SMZ，新诺明）

此药属中效类磺胺，血浆蛋白结合率为 60% ~ 80%。可用于预防流行性脑脊髓膜炎，以及大肠埃希菌等敏感菌引起的泌尿道感染。服药期间应适当增加饮水量并同服等量碳酸氢钠以碱化尿液，服药超过1 周的患者应定期检查尿液。

磺胺米隆（Sulfamylon，SML，甲磺灭脓）

其抗菌谱广，穿透力强，尤其是对铜绿假单胞菌作用强，对金黄色葡萄球菌及破伤风梭菌有效。适用于烧伤或大面积创伤感染。不良反应有局部疼痛及烧灼感，偶见过敏反应。

磺胺甲氧嘧啶（Sulfamethoxydiazine，SMD）

此药为长效磺胺药，血浆半衰期为 30 ~ 40h，抗菌力较弱，体内维持时间较长。

（三）甲氧苄啶及其复方

甲氧苄啶（Trimethoprim，TMP）

甲氧苄啶又称磺胺增效剂，抗菌谱与磺胺甲噁唑相似，属抑菌药。通过抑制二氢叶酸还原酶，阻碍细菌核酸合成，达到抑菌目的。其口服吸收迅速，给药后分布广泛，脑脊液中药物浓度较高，有炎症时脑脊液中药物浓度可接近血药浓度。

复方磺胺甲噁唑（Cotrimoxazole，复方新诺明）

此药是磺胺甲噁唑和甲氧苄啶按 5 : 1 比例制成的复方制剂，两药合用可起到协同作用（磺胺甲噁唑抑制二氢叶酸合成酶，甲氧苄啶抑制二氢叶酸还原酶），可减少耐药性的产生。

（四）硝基呋喃类

本类药物抗菌谱广，对多数革兰阳性和革兰阴性菌均有效。药物在血液和组织中的浓度低，尿中浓度高，主要用于泌尿系统、消化系统及局部感染的治疗，不易产生耐药性。

呋喃妥因（Furadantin）

此药口服吸收快而完全，50% 以原型自肾脏迅速排泄，半衰期约为 30min，血液中药物浓度低，不能用于全身性感染的治疗。抗菌谱广，对多数革兰阳性菌和革兰阴性菌有效。耐药菌株形成较缓慢，与其他抗菌药之间无交叉耐药性。主要用于肾盂肾炎、膀胱炎、前列腺炎和尿路炎等的治疗。常见不良反应有恶心、呕吐及腹泻等胃肠道反应，偶见皮疹、药热等过敏反应，长期大剂量可引起头痛、头晕和嗜睡等，甚至引起周围神经炎。

呋喃唑酮（Furazohdone，痢特灵）

其抗菌谱及不良反应与呋喃妥因相似，口服吸收差、肠内浓度高，主要用于治疗肠道感染如肠炎、痢疾及霍乱等，对幽门螺杆菌引起的胃、十二指肠溃疡疗效较好，栓剂可用于治疗阴道滴虫病。

参考文献

［1］杨宝峰. 药理学. 第 8 版. 北京：人民卫生出版社，2013.

［2］崔福德. 药剂学. 第 7 版. 北京：人民卫生出版社，2011.

［3］环孢素 A 在肾内科的应用专家协作组. 环孢素 A 治疗肾小球疾病的应用共识. 中华肾脏病杂志，2005.

［4］陈吉生. 新编临床药物学. 北京：中国中医药出版社，2013.

［5］马玲玲，孙燕. 中药黄芩药理作用的研究进展. 沈阳医学院学报，2016.

［6］俞仲毅. 中药四性对组织器官功能的影响的初步探讨. 中成药，2006.

［7］慢性乙型肝炎抗病毒治疗专家共识. 慢性乙型肝炎抗病毒治疗专家委员会. 中华实验和临床感染病杂志，2010.

［8］姜开运. 五味的理论探讨. 北京中医药，2008.

［9］杨世杰. 药理学. 第 2 版. 北京：人民卫生出版社，2012.

［10］于建玉，廖欣，丁厚伟，等. 中药大黄药理作用研究进展及其临床应用，中国现代药物应用，2016.

［11］中国高血压防治指南修订委员会. 中国高血压防治指南 2010. 中华心血管病杂志，2011.

［12］张玉. 临床药物手册. 第 2 版. 北京：人民卫生出版社，2012.

［13］苗彦霞. 升降浮沉药性理论发微. 陕西中医，2007.

［14］李泛珠. 药剂学. 北京：中国中医药出版社，2011.

［15］张守义. 控释及缓释药物制剂的临床应用及研究. 中国卫生标准管理，2015.

［16］侯世科，刘振华，刘晓庆. 抗菌药物临床应用指南. 北京：科学技术文献出版社，2012.

［17］杨藻宸. 医学药理学. 北京：人民卫生出版社，2005.

［18］孟晓丹. 探讨影响中药药理的相关影响因素. 中国继续医学教育，2016.

［19］李大魁，张石革. 药学综合知识与技能. 北京：中国医药科技出版社，2013.

［20］卫生部合理用药专家委员会. 中国医师药师临床用药指南. 重庆：重庆出版社，2009.

［21］洪庆成，王薇. 实用儿科新诊疗. 上海：上海交通大学出版社，2011.

［22］王潇. 浅谈儿科合理用药的临床研究. 中国医药指南，2015.

［23］阚全程. 医院药物高级教程. 北京：人民军医出版社，2015.

［24］姜远英. 临床药物治疗学. 第 3 版. 北京：人民卫生出版社，2011.

［25］程德云，等. 临床药物治疗学. 第四版. 北京：人民卫生出版社，2012.

［26］孔晓龙，郭梅红，范颖，等. 纳米靶向制剂的研究进展. 广西医科大学学报，2015.